日本の名薬

宗田一著

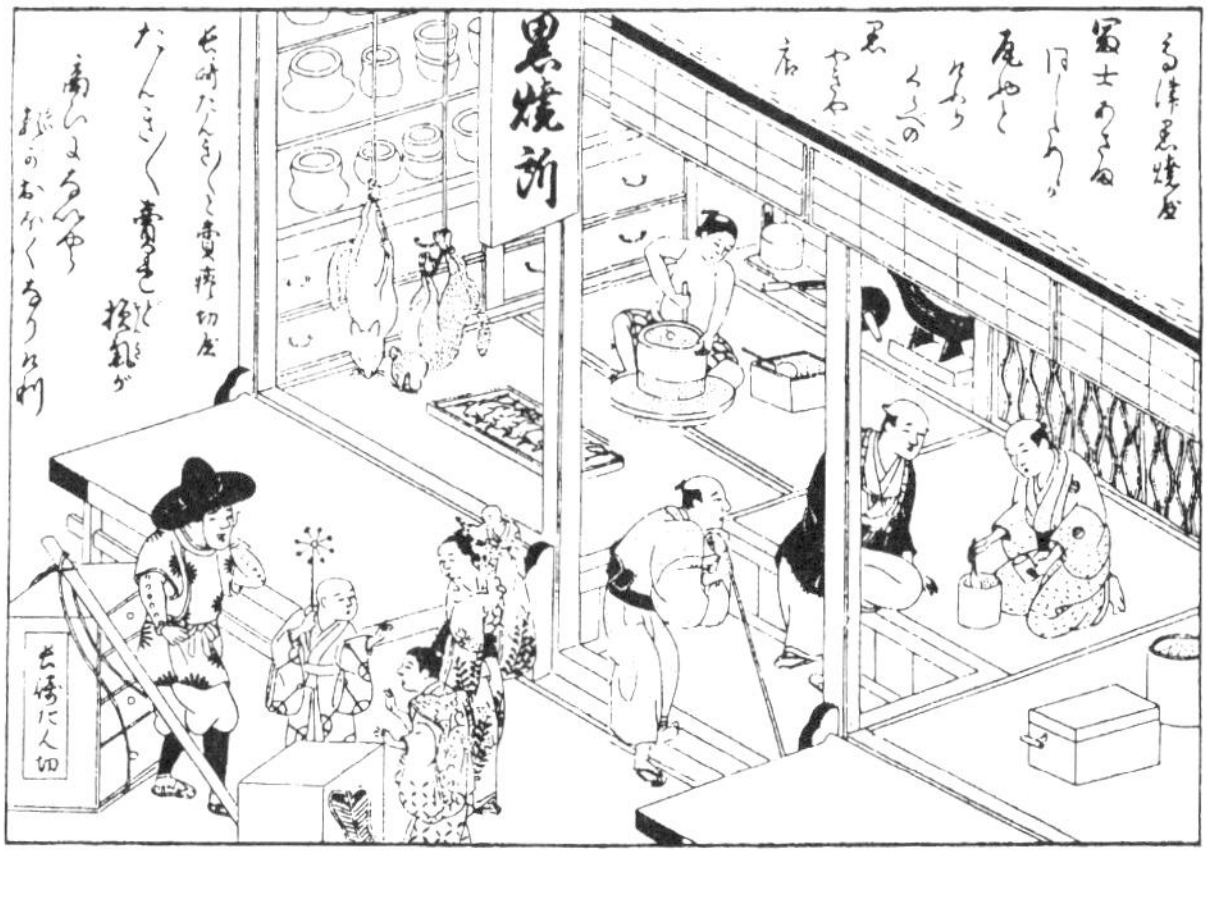

八坂書房

目次

日本の名薬

1 竜神が教えた神仙散

安芸守定

御池通といって、京都では珍しく広い東西に走る路がある。第二次大戦末期、五条通とともに防火のために疎開・拡張されたものだが、この地名は一四世紀中期（南北朝時代）に太政大臣・摂政・関白を勤めた二条良基の邸宅が大きな池を中心とした立派な庭園で知られ、この池を竜躍池と呼んでいたので、世人は二条殿を尊んで〝御池〟といったのに由来する。なお、地名として竜池町もあり、これも件の池水にちなむ名称である。

この二条殿の家司で足利三代将軍義満の誕生（一三五八）のとき産事の役を勤めたわが最初の産科専門医（当時は女科医といった）である安芸守定（大膳亮、従四位上）の邸宅が、この池の傍らにあった。

某日、一人の少女が守定の診療を求めて訪れ、針治と薬治で病気が回復したのを喜び、その御礼に霊薬を口授し、産前産後や金創（刀傷）のときの精神疲労・便秘・血の道の逆上などに妙験がある、と教えた。守定は件の少女の挙動に不審をいだき、家人にその帰り路の後をつけさせたところ、池の辺りで姿が消えてしまった。その報告を守定が聞いて、おかしなこともあるものよと、少女が座っていたあたりをふとみると、竜鱗三片が残っていた。さては、件の少女は池に住む竜神ならんと、その鱗を家宝とし、例の霊薬を用いてみたところ、治らぬ者がなかった。これが評判となり、世人は大膳亮をもじって〝大蛇の亮〟と字した、という。

のち安芸家は、足利六代将軍義教（一三九四〜一四四一）より居宅を洛北柳ノ土手に賜わって二条殿の亭内から移り、邸宅地に件の鱗を祀って歓喜宇賀弁財天女の祠と称し、代々祭祀を行なってきた、と同家の「弁財天祠記事」にみえる。

竜神信仰

弁財天は梵語のサラスヴァティで、妙音天、妙音楽天と訳され、その本源はインド神話の河川の神格化といわれるから、水に関係深く、弁財天を水神として祀る民俗信仰がある。水に関係あるところから、蛇神または竜女だともする。

安芸家はのち北小路と号し、その「神仙散由緒書」には、弁財天女は南海の八大竜王の姫とし、これが妙音歓喜宇賀弁財天女となった、と記されている。この宇賀神は梵語のウカヤで、弁財天と同神あるいは夫婦神だとされているし、白蛇神ともいわれる。妙音歓喜の歓喜は、歓喜天（聖天）に通じ、この神は竜神には関係ないが、夫婦和合の神として知られ、子宝をさずける神として信仰がある。そのシンボルは〝違い大根〟である。

　大根といえば、二股大根を供物とする大黒天信仰があり、三面大黒天像には、大黒・毘沙門に弁財天が加わり、一体の像となっているから、弁財天に無関係ではない。

　ところで、竜神信仰には、有名な日本神話の海幸彦、山幸彦物語がある。山幸彦が竜宮で綿津見神（海神）の娘、豊玉毘売と結婚して皇子ウガヤフキアエズノミコトを生むが、お産のとき産室で豊玉ヒメがワニ（古事記）あるいは竜（日本書紀）の姿になったとあり、豊玉ヒメは竜女であった。

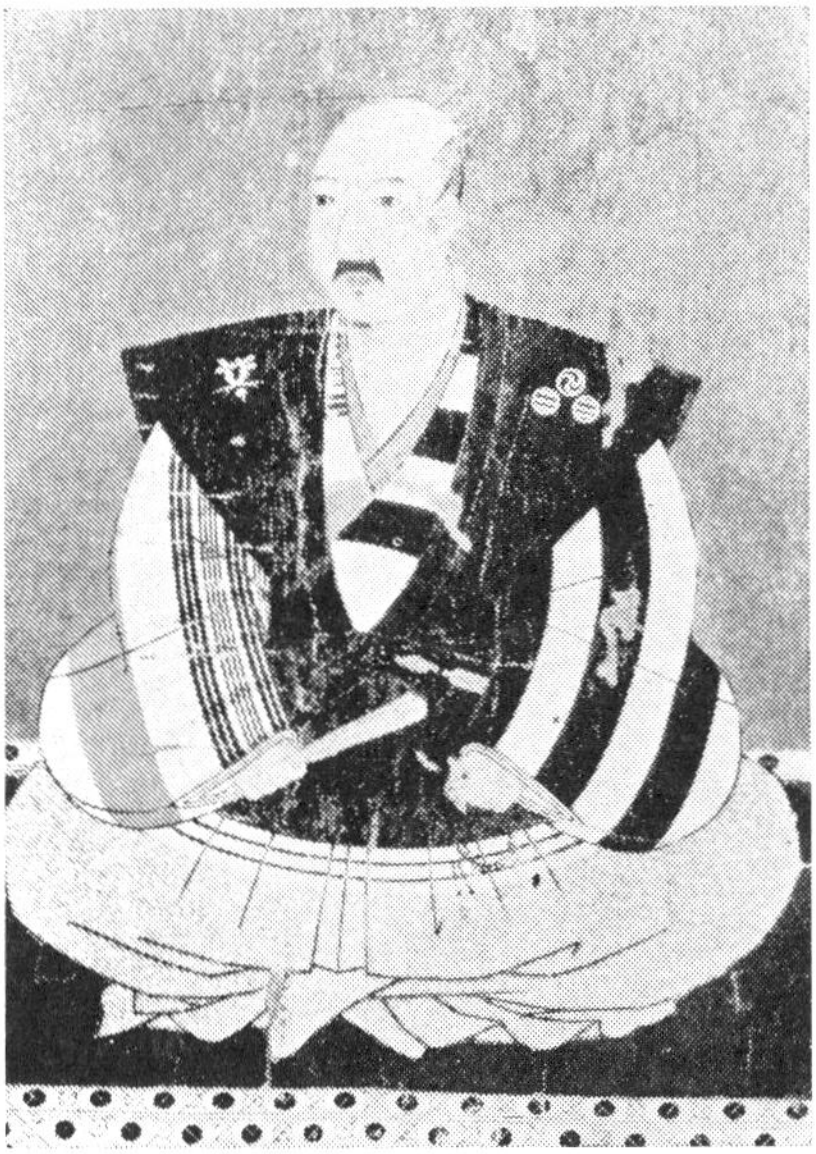

1　安芸守定像（桃山時代に描かれたもの）

　前述の歓喜天といい、この豊玉ヒメといい、妊娠・子宝・出産という点で一致点が見出せるし、それが竜神信仰とオーバーラップしてくるのだから、産科医としての北小路家にとって、竜神＝歓喜天（聖天）＝大黒天信仰はお産という一点に集約されてくる。これが北小路家の竜神伝授伝説の基本になっているのかもしれない。

　ちなみに、北小路（安芸）家の家紋は、もと〝三つ鱗〟であったのは前記の伝説にちなむものであり、また〝違い大根と槌〟の家紋も使っていて、これは歓喜天（聖天）と大黒神信仰にちなむもの、とされる。桃山時代に描かれた守定の遺像には後者の家紋がみえる。

神仙散の薬方

　北小路（安芸）家の神仙散は室町幕府から専売権の認可を受けていた。北小路家に現存する認可状（室町幕府評定人並奉行人連署奉書）は室町幕府の末期、足利一五代将軍義昭（一五三七〜九七）の時代の北小路（安芸）家九代貞種の代の永禄一二年（一五六九）のもので、同家の産前産後薬（神仙散）が家伝として代々伝えられてきたことを古文書の記録で認め、近ごろ他家からそれの類似薬が販売されるようになったのは、もってのほかであるから、そのような者は処罰す

2　神仙散能書

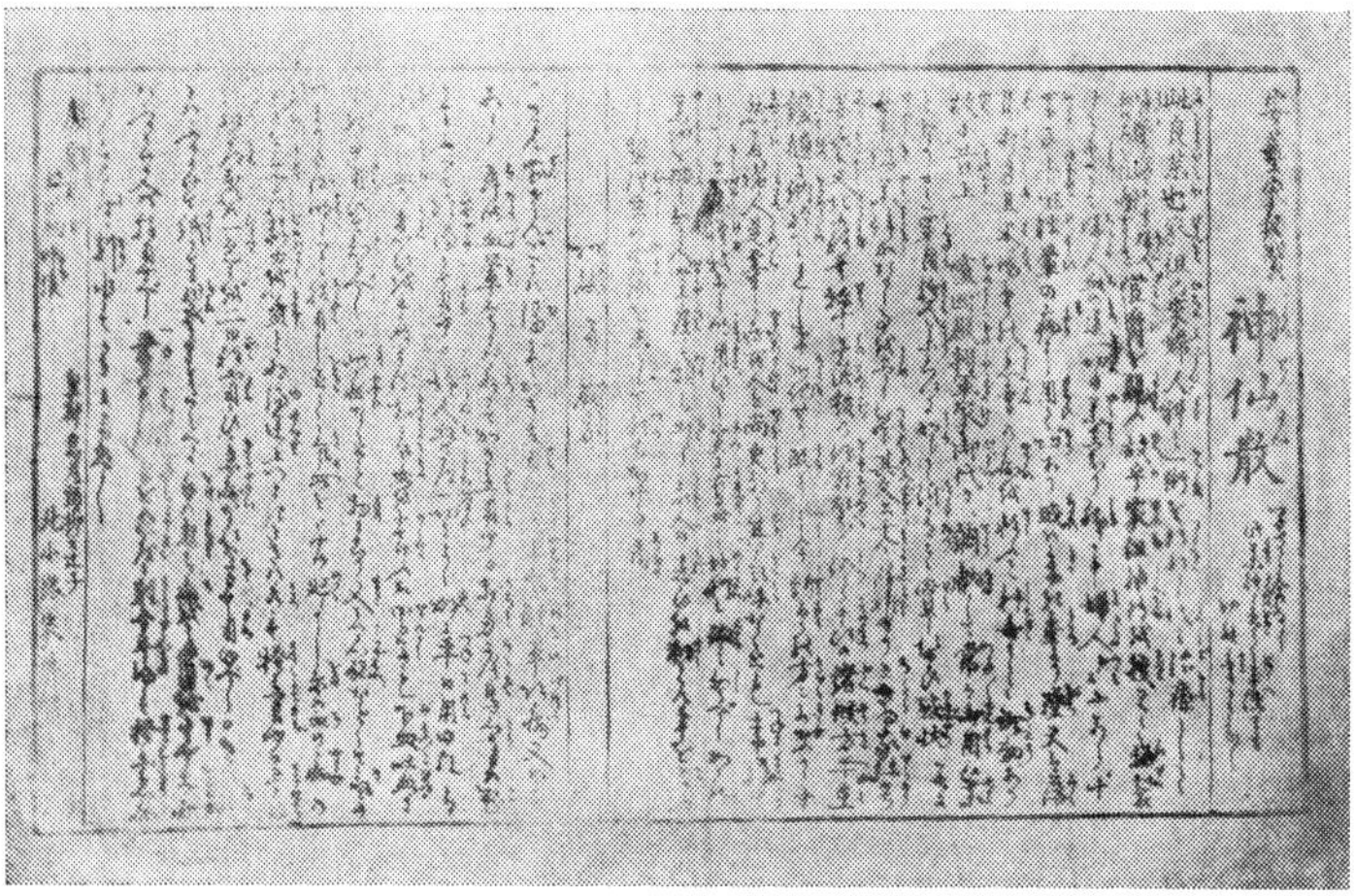

3　室町幕府奉行人連署奉書

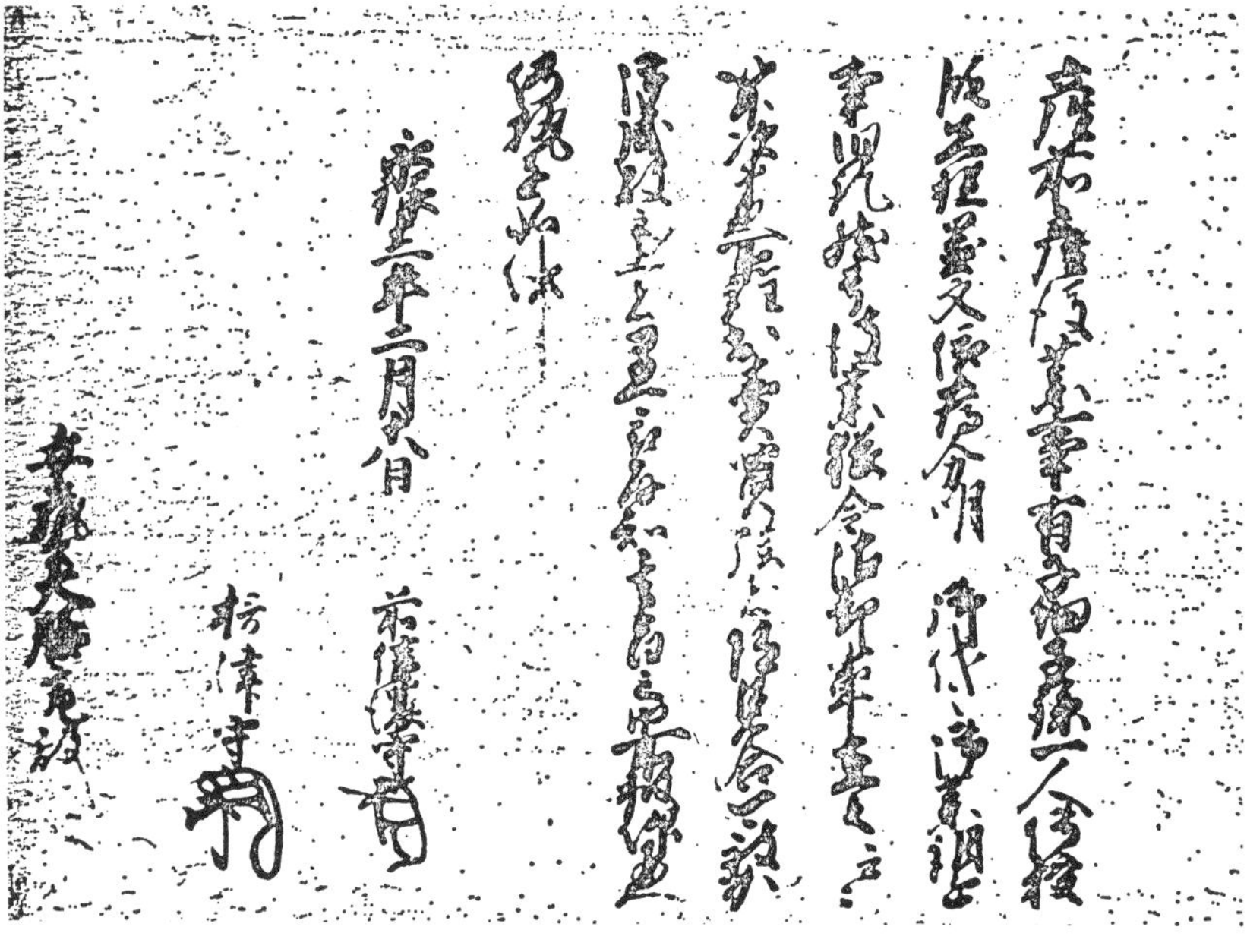

る、とある。

産前産後薬事子細アリ、子孫一人伝授ノ段先祖ノ置文依ッテ分明トナス。御代々御薬調進事旧オワンヌ、然ルニ彼薬ト号シテ猥ニ沽却ニ令セシムル輩コレアリ、シカジカ以テノ外ノ次第ナリ、所詮売買スル族ニオイテ見合ニ随イ(注・みつけしだい)御成敗加エラルベキノ上ハ早々其旨ヲ存知ラルベキノ由仰セ下サル所ナリ。

永禄十二年二月十八日

前信濃守　花押

摂津守　花押

安芸大膳亮殿

神仙散は北小路（安芸）家一子相伝の秘方として毎年御所・幕府へ調献していたが、応永年中（一三九四〜一四二八）に売薬として世上に売り弘めたとされる。

江戸期の『家伝預薬集』（一六六六）には半井通仙院（光成、一四六二〜一五七七、江戸半井家の祖）の秘方だとあり、散薬（こなぐすり）は神仙散というが、五薬は欝金丸、煉薬は延命丹という、とある。また『袖珍医便』（一六九〇）には赤松殿神仙散（産後並びに手負血の上りたるによし）がある。これらと北小路（安芸）家のそれとを比較のため表にしておく。（表—1）

方剤名／薬名	赤松殿神仙散	同右又方	半井通仙院方	北小路(安芸)家方
茜根	○	○	○	○
人参	○	○	○	○
大黄	○		○	○
甘草				○
升麻	○		○	○
黄柏	○	○	○	○
川芎		○	○	○
黄連		○	○	
白芷		○	○	
白朮		○	○	
蔓荊子		○		
沉香	○	○	○	○
白檀	○		○	○
紫檀	○	○	○	○
丁子	○	○	○	○
欝金		○		○
青木香	○		○	○
南木香			○	
麝香			○	
胡椒	○	○	○	
肉桂		○	○	
辰砂			○	

表—1

1)○印を付したものが薬方中に含まれていることを示す。ただし分量は略した(以下同)。
2)又方とあるのは同一名の別の薬方を示す。

2　金創薬・山田の振出し

振出し薬

刀傷などの軍陣外科を専門に扱う金創医の出現は、一四世紀南北朝のころにはじまり、室町・戦国時代を経て専門職の地位を確立した。戦乱が要求した医療技術の分科である。これら金創医のうちには、婦人の産後も腹の疵に同じものだとして、平時に助産の術を行なう者が出るようになり、金創薬を産前産後に用いた。そのような金創薬の一つに山田の振出しがある。

振出しは現在でいう浸剤で、薬草を細かく剉み、布袋に包んで熱湯で浸出して使う薬だから、煎じ薬より使用に便利で、軍中で手負の際、この剤型が好まれたのである。いわばティーバッグ方式の原形だと考えればよい。

ちなみに、海外でのティーバッグは二〇世紀の初頭（一九〇四）米国ニューヨークのトマス＝サリバンという茶の卸商人が、紅茶のサンプルを絹布袋に入れておいたところ、それをポットの熱湯に投じ飲んだ顧客がいた。それにヒントを得て、紅茶の一回分量を絹布袋に包んだものを売り出したのがはじまりだ、という。

山田の振出しは、濃州山田振薬、松永弾正の振薬ともいわれる。松永弾正（久秀、一五一〇〜七七）は京都西岡の人、三好長慶の右筆から身を起し、長慶の娘を娶り、長慶の代理として在京諸事を奉行し、すこぶる権勢があり、永禄二年（一五五九）大和へ入部、同三年二月室町幕府の伴衆に列し、従四位下、弾正少弼に任ぜられた戦国の武将である。

香月牛山の『婦人寿草』に「松永弾正の振り薬、此れ産前後の妙薬なり、安栄湯又は長栄湯とも云う、松永氏軍中に貯え手負を救いたる方なり」として安栄湯の別名が出てくる。黒川道祐の『雍州府志』には、さきの北小路（安芸）家の神仙散の竜神伝説を紹介して、神仙散と安栄湯を併記しているる。神仙散にあやかって安栄湯をこの類として折り込んだのかもしれない。三宅意安の『延寿和方彙函』には、山田振薬と安栄湯を別個に記載し、後者の俗称を〝持明寺血道薬〟とし北小路（安芸）家の竜神伝説を掲げ、一橋・吉益・中条など数家の金創婦科の名家はみな北小路家の余流だとしているが、安栄湯と神仙散の薬方は別掲するように異なっていて、

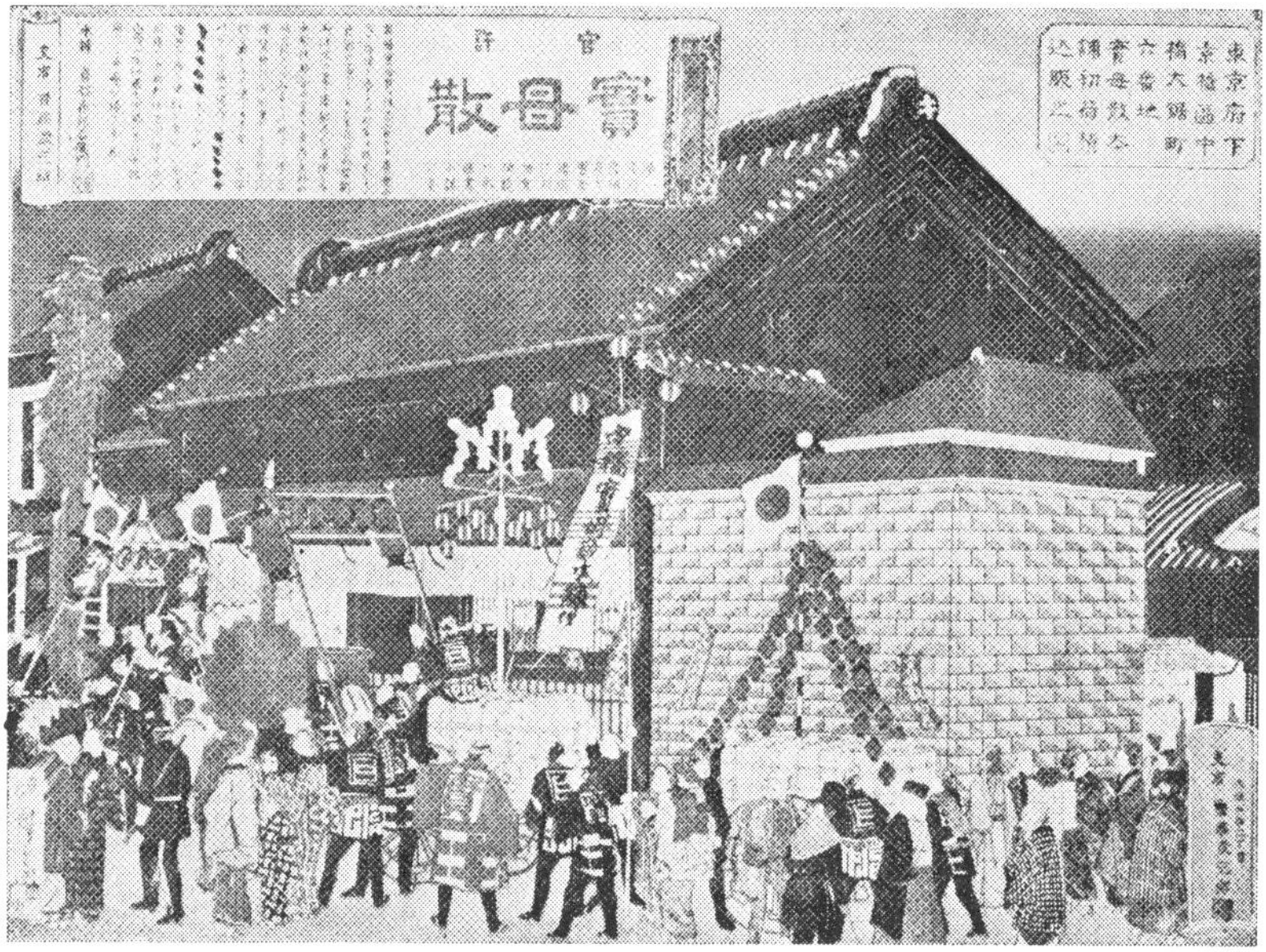

4　実母散初荷錦絵（明治期）

安栄湯（山田振薬）は後述のような実母散や竜王湯に近い系列の薬方である。

なお、香月牛山（一六五六～一七四〇）は山田振薬に莟菜湯あることをあげている。莟菜は川骨（こうほね）の別名である。

白朝散　白朝散は煎じ薬で不便なので山田の振出しを用いるとする書（『金瘡書』）もあるが、白朝散の別名を〝鷹取（たかとり）の振薬〟というように、振出し薬でもある。播磨の出身で織田信長の侍士となり、近世日本外科の一派をたてた鷹取秀次（甚右衛門尉）の鷹取流で使用した金創薬なのだが、秀次の著『外療新明集』（一六一〇序）や『外療細壍』（一六〇八）には収載されてない。尼子（あまこ）流の『三子集』（一五七四序）、元和年間（一六二〇代）の善鬼流の金瘡書、『万外集要』（一六一九序）などにみえ、『増補万外集要』には若干異なる薬方が増補されている。

『万外集要』には、二種の薬方（増補にはさらに別の薬方追加）があり、「秘方白朝散　一切金瘡打撲ニ用ユロ伝アリ」とするものには「湯散ニシテ用ユ……フリ薬ノ時ハキヌ袋ニイレテフリテ後ニハ天目ニ水八分入レ煎シ用ユ、煎薬之時モ常ノ如シ」とし、季節や症状による多くの加減方があげられている。

寺島良安はその著『済生宝』（一七二二）の中で、白朝散は四君子湯（人参・白朮・茯苓・甘草）に四物湯（当帰・川芎・白芍薬・熟地黄）を合した『和剤局方』の八物湯から白朮を抜いたものだとし、同じく八物湯から地黄・茯苓を減じたも

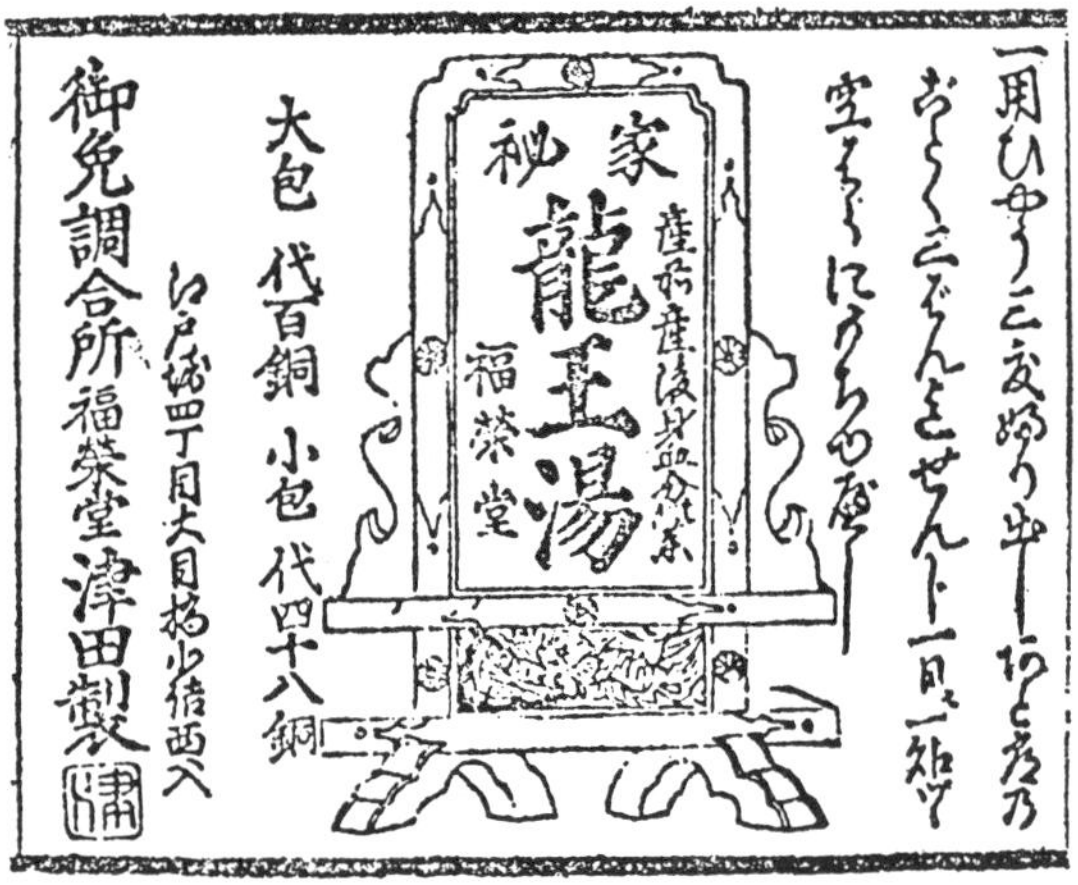

5　竜王湯の一例（江戸名所図会）

のが安栄湯だとしている。いずれも同じ効能をもっている和方である。

幕末から明治中期にかけての漢方の大家で明治天皇の侍医であった浅田宗伯（一八一五〜九四）の『勿誤薬室方函』に女神散の名であげているのが山田振薬で、「此方はもと安栄湯と名づけて軍中七気を治する方なり。余の家婦人血症に用いて特験あるを以て今の名とす。世に称する実母散、婦主湯、清心湯は皆一類なり」としてあげている薬方は『上池秘録』に実母散の名で掲げているのと同じ内容のものである。

実母散

江戸期の代表的産前産後の売薬実母散が山田振薬の系統に由来するものとすると、巷間伝えられている実母散の由緒書は訂正を要することになる。

千葉実母散は、四代千葉勘兵衛の母が産前に大病となり、産後も全快しなかったが、同家に先祖から伝わる十一面観音の霊夢によって実母散を授かったとし、その創業を室町期応仁の乱の文明二年（一四七〇）だとする。このころ実母散の名はなく、これはどうも山田振薬などの金創薬の出現を暗示する。

また、同家には徳川家康の真筆と伝える看板があり、これは同家の祖先が御典医であった慶長二年（一五九七）の作といい、さらに菊花紋章を包紙や看板に付けることを許可された書状があって、これは祖先が京都嵯峨御所の御典医だったときのもの（天正年代）というが、その文書には「南伝馬町壱丁目千葉堂、薬商売、勘兵衛」とあり、嵯峨御所渡辺安房守㊞と巳七月の年記があるので、江戸中橋に売薬業を営んだころのものである。年代の巳年については後述する。

同じく江戸中橋にあった喜谷実母散については、名奉行肥前守根岸守信の随筆『耳袋』（一七九九）の由来記がよく知られている。

初代市郎右衛門の養父藤兵衛光長が貞享年間に江州から江

戸に出て、中橋中通りに居を構え薪炭業を営んでいたが、その養子市郎右衛門（初代）の実弟が長崎にいて、その弟の紹介である訴訟事件のため江戸へ下っていた某医師の世話をしていた。たまたま隣家の豪商の妻が難産で困っていたのをこの医師が秘方の薬で助けた。滞留の御礼として件（くだん）の医師からこの薬方の伝授を受けた市郎右衛門が、求められれば施薬していたのが評判となり、ついに薪炭商を廃業して薬屋に転業し、実母散の名で売り出したのだという。この転業の年が正徳三年（一七一三）で癸巳に当たる。前記の千葉実母散の文書の巳年と偶然ながら一致する。となると、千葉のそれもこのころのものなのかもしれない。

竜王湯

山田振薬と同じような効能をもち、金創・産前産後薬として用いられたものに竜王湯がある。一名〃赤井薬〃または〃赤井竜王湯〃というように、天正年間、織田信久が江州多門城にあったときの家臣で、金瘡医を兼ねた赤井悪右衛門（一五二九〜七八）家に伝わる金創の妙薬であった。悪右衛門は赤井直正の通称で、時家の次男、家清の弟で、はじめ荻野氏、のちに赤井氏を名乗った。兄家清の死後、子忠家が幼少なのでこれを輔佐、丹波奥三郡の国務をみ、丹波黒井城主となった。七歳のとき、一夜石仏像を怪物として斬り砕き、また年少のとき外舅荻野某を殺した云々として、渾名（あだな）、悪右衛門の称を得たという。

竜王湯は香月牛山によれば李東垣（りとうえん）の『蘭室秘蔵』巻中婦人門に収載されている全生活血湯にもとづき、血薬の内に風薬を組み合わせた薬方だという。「此方山田の振り薬同様産前後の妙薬なり、とりわき産後に用ゆること多し」とは牛山の評である。

山口幸充の『嘉良喜随筆（からき）』に「竜王湯――産前後によし。胞衣下（さ）がぬるに、益母・牛膝（を）加（え）て用ぬ。手負に、三年の赤味噌三匁、葱白一匁（を）加え、始めふり出し、後に煎じ、終に悉（く）食う。……」とあり、また中風発作後のしびれにもよいとして、目的に応じた加減法をあげているなど、庶民に親しまれた一方、『続江戸砂子』にみられるように、「竜王湯――仙台御家方、藤堂御家方、赤井家良方」とあって各大名家の家方として伝えられていたことがうかがわれる。

このように、戦乱の世に陣中薬として生まれた金創薬が太平の代に産婦人科薬として普及したのが、山田振薬（安栄湯）・竜王湯などで、実母散はその系統をひく江戸期に出現した売薬ということになる。

ちなみに、今次大戦中の昭和一九年八月、原料配給の関係から政府は売薬（家庭薬）処方の整理を計画し、その実施を家庭薬統制組合に命じた。こうして①本舗家庭薬基準処方、②配置家庭薬基準処方、③存置処方に大別され、③の中には家伝薬として長い歴史をもっていてとくに存置するものが含まれた。前述の喜谷と千葉の両実母散が存置され、そのほか

薬名＼方剤名	竜王湯『延寿和方彙』	竜王湯『村嶋善太夫外科書』	竜王湯『上池秘録』(一七七七)
人参	○	○	○
肉桂	○		○
桂心	○	○	○
川骨	○	○	○
黄連	○		○
黄芩			○
当帰	○	○	○
山薬			
川芎	○		○
大黄	○	○	○
木香	○	○	○
甘草	○	○	○
芍薬	○	白○	○
丁子		○	
茯苓	○		
白朮		○	
檳榔子		○	
地黄		生○	
沈香		○	
香附子		滑石	
青木葉		石膏	
吉草根		鬱金 莪蒁	
竹節人参		○	
縮砂	○	藿香	○
黄芪	○	○	○
良姜		○	
陳皮		その他	

表―2―(2)

薬名＼方剤名	実母散『上池秘録』(一七七七)	本舗	配置	存置			喜谷	千葉
人参	○			○				
肉桂	○	○		○		○	○	○
桂心	○							
川骨	○	○	○	○	○	○	○	○
黄連	○			○		○	○	○
黄芩	○					○	○	○
当帰	○	○	○	○	○	○	○	○
山薬								
川芎	○	○	○	○	○	○	○	○
大黄					……その他……			○
木香	○	○		○		○	○	○
甘草	○	○	○	○		○	○	○
芍薬	○	○	○	○		○		○
丁子				○		○	○	○
茯苓	○	○		○		○		○
白朮	○	○	蒼○				蒼○	○
檳榔子	○					○	○	○
地黄	生○			熟○		熟○		
沈香	熟○							
香附子			○			○		
青木葉								
吉草根			○					○
竹節人参		牡丹皮	牡丹皮	サフラン ゲンノショウコ		○		○
縮砂	鶏舌香	紅花	牽牛子			○		
黄芪								
良姜						○		
陳皮								

表―2―(1)

1)白朮の項に蒼とあるのは，蒼朮を示す。

2)生・熟とあるのは，それぞれ，生のものまたは修治法（焙・炙・炮など）を施さないもの，修治法を施したもの，を示す（以下同）。

3)スペースの関係で，頻出しない薬名は，それぞれの項に直接薬名で掲げた（以下同）。

4)実母散の存置・配置・本舗は，今次大戦下の売薬処方統制の際の分類を示す（本文19・22ページ参照）。

文献名＼薬名	山田振薬									白朝散			
	尼子流『三子集』(一五七四)	『医術秘録』	『今川吉益中條産書』	『袖珍医便』(一六九〇)	『済生宝』(一七一二)	『玄冶七十方』(一七三七)	『牛山方考』(一七八二)	『延寿和方彙函』山田振薬	『延寿和方彙函』安栄湯	『万外集要』(一六一九序)	『済生宝』(一七一二)	『牛山方考』(一七八二)	『延寿和方彙函』
人参	○	○	○	○○○	○	○	○	○		○○	○	○	○
肉桂	○	○	○	○	○		○	○	○				
桂心		○	○	○○○	○			○					
川骨	○	○	○	○○○	○		○	○	○				
黄連	○	○	○	○○	○		○		○				
黄芩	○	○	○	○○	○		○	○	○				
当帰	○	○	○	○○○	○	○	○	○	○	○○	○	○	○
山薬		○		○									
川芎	○	○	○	○○○	○	○	○	○	○	○○	○	○	○
大黄		○		○	○					○○	○	○	○
木香	○	○	○	○○	○	○	○		○	○○	○	○	○
甘草	○	○	○	○○	○	○	○	○	○	○○	○	○	○
芍薬		白○		○○	○	○	○			○○	白○	酒○	○
丁子		○					○	○			○		
茯苓		○				○				白○○	○		○
白朮	○	○	○		○	○	○		○				
檳榔子		○		○									
地黄				○		生○		○		○○	熟○	熟○	○
沈香						○	○			○○		○	○
香附子			○			○							
青木葉				○		鬱金				白檀	鬱金		
紫檀						桔梗				紫蘇	乳香	○	紫蘇
縮砂						黄芪				○○	蘇芳	○	○
白芷						○				○○	益母草	○	○
藿香										○○		○	○
陳皮					良姜			良姜		○○	○		○

表—２—(3)

1)白とあるのは，白芍薬・白茯苓などを示す（以下同)。

2)表—２—(2)の竜王湯の薬名は表—２—(1)の続き。本ページの方剤と関連があるので見開きで示した。ただし，両ページの薬名は下段の方で違っているので注意。

存置処方として三方があるほかは、大部分が①に統合された。この①の本舗家庭薬基準処方の婦人薬として、煎・錠・散の三方の実母散系のものに、山田振出し薬・安栄湯・竜王湯・蘇命散・順血湯・安神散・命の母などが含まれ、同一処方に統合されている。別に②の配置家庭薬として婦人薬二方の内の生薬製剤に実母散系がある。これらの薬方を江戸期の書物の主なものと一覧表にして掲げておく。（表—2）

蘇命散

産前産後薬として京都で知られる蘇命散の元祖とされる奥(おく)渓(たに)家のそれは、曲直瀬道三(まなせどうさん)伝方だという。奥渓家初代の以三（是道、中庵）は九州大友氏の一族で、大友氏二二代義統(よしむね)の正室の甥に当たり、豊後筧(かけい)城主吉弘統幸の嫡男として豊後竹田領奥渓に生れた。奥渓姓は生地にもとづく医を業としたための改姓と思われる。

義統の息・義乗は、徳川二代将軍秀忠の近臣となり、その妹佐子が秀忠の息女和子（のちの東福門院）の局(つぼね)となった関係からか、江戸に下っていた以三は、和子が後水尾帝の女御として入内するとき、侍医として佐子局とともに上洛し、京都に移住した（元和六年、一六二〇）。こうして以三は産婦人科医として東福門院に仕えた。以三の隠棲した下屋敷（西の京）は今に残る。

奥渓家は代々以三を襲名（一部例外もある）して医家として栄え、四代以降は御室仁和寺門跡の侍医として明治に及んでいる。

奥渓家の西京(にしのきょう)蘇命散が初代以三のときからの販売か否かは明らかでないが、奥渓家のが最も古く、それと同名のものが続出している。

蘇命散を別名「ヤス寺」といい、この名は山田振薬の別名でもある。蘇命散は山田振薬と同類の薬方とみてよいらしい。

この薬は、有名な産科医・賀川玄悦（一七〇〇〜七七）も使っているし、得寿院法印中村静安門の高木米女の薬方も記録されている。諸書によって薬方に若干の出入があるが、茯苓・川骨・肉桂・桂心・丁子・黄芪の六味、または防丁子・甘草を加えた八味のものなどがある。

3　寺院のくすり・西大寺薬

由来説の虚と実

『京童跡』西大寺追第三の条に「当事は大裏の西なる故西大寺と号す。べに染は豊心丹か花ころも」とある豊心丹は南都西大寺の有名薬であった。豊心丹は俗に西大寺薬と呼ばれる。鑑真和上ゆかりという唐招提寺の奇効丸などにはみられない呼名である。

幸田露伴の史伝小説『蒲生氏郷』に「誰そあれ、水を持て、と氏郷が命ずる。小ばしこい者が急に馳つて馬柄杓に水を汲んで来る。其間に氏郷は印籠から西大寺を取出して其れで服用し彼に計謀あれば我にも防備あり、案ずるな、者共ハ、ハ、ハと大きく笑つて後を向くと、西大寺の功験早く忽ちにカッと飲んだ茶を吐いてしまった」と、豊心丹を西大寺（薬）の名で記している。

寺伝では豊心丹の由来を西大寺中興の祖である鎌倉期の思円房叡尊（興正菩薩）にまつわる和方としている。これにも二つの話が伝えられている。

叡尊説（その一）　京都浄住寺の沙門慈光が編集した『西大寺勅謚興正菩薩行実年譜』（一六九八）に載っている由来は次のようにある。

叡尊四二歳（一二四二）の某日、一老翁が西大寺にきて菩薩戒を求受し、終ってから老翁はその御礼に一つの薬方を伝えて、此方ははなはだ神妙でよく沈痾を治すことができる。向後はこれを用いて多くの人々の病苦を救いなさいといったので、叡尊は驚いて、翁はどなたですかと問うたところ、われは少彦名命、石落神なりといって、たちまち姿を消してしまった。叡尊は奇異に思って教えられた件の薬方を調合して病者に与えたところ、平癒しない者がなかったので、ついに施薬院を設け、ひろく病僧や医療の便がない者に服用させ、東門の辺に地を選んで社をたててこの神を祀った。これが豊心丹で、毎年の年始には西大寺で呪薬の法会を啓建して秘法を勤修し、これを加持することを絶やさなかった、という。

この年譜の骨子をなしているのが、叡尊の自伝とされている『金剛仏子叡尊感身学正記』（重文）である。しかし、この学正記の四二歳の条、仁治三年（一二四二）にはこのような記事はない。また、西大寺金剛院尊秀の編した『西大寺略

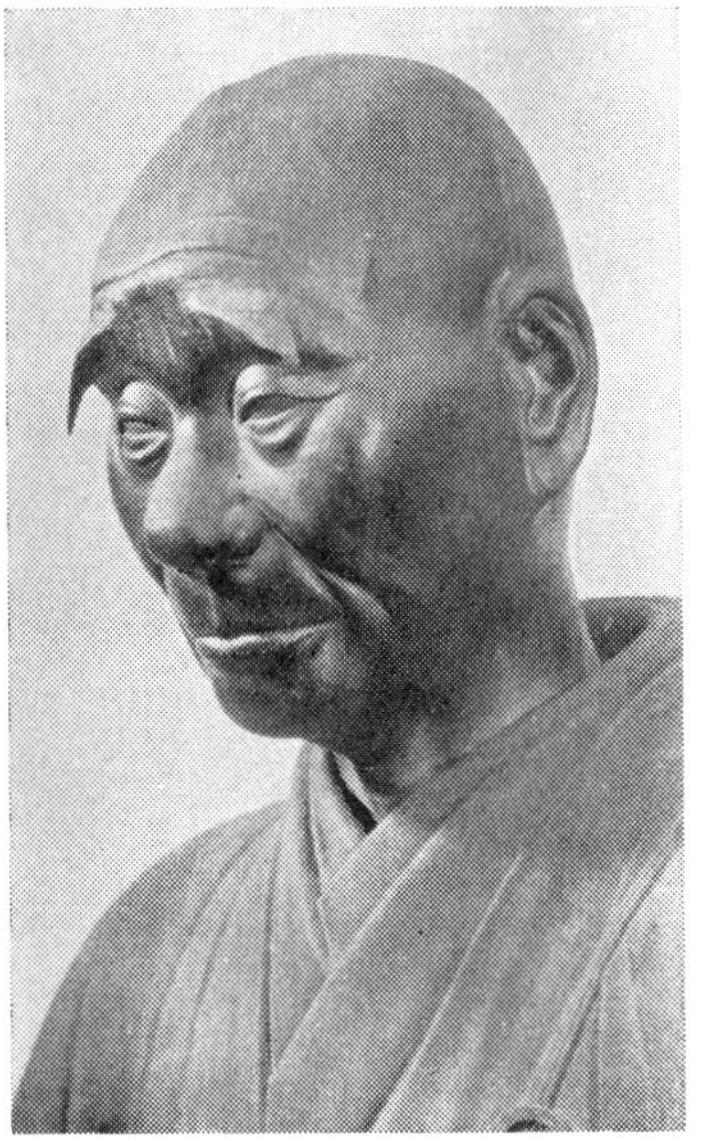

6　叡尊像

縁起』（一七〇〇）にも、年譜と同様の記事がみえ、元禄年間にこのような由来がいわれていたものなのだろう。

叡尊説（その二）　豊心丹の能書に記す由来は、その出所が明らかではないが、仁治年間（一二四〇～四三）に疫病が流行し万民が困窮したとき、四条天皇の勅命で伊勢大神宮に叡尊が参篭して修法を行ない除疫を祈願したところ、神明感応し神薬の法をさずけられ、汝今より此薬を調製して万民の病患を救うべしと神告があった。これを天皇に報告すると、叡喜斜ならず、これに豊心丹の勅名を賜わった、というのである。

ここにいう仁治年間に叡尊が伊勢にいった記録はなく、伊勢参宮は文永一〇年（一二七三）二月、同一二年三月、弘安三年（一二八〇）三月の三回であり、しかもそれら参宮は疫病祈願のためではなく、いずれも文永・弘安の蒙古来襲にかかわるものである。前述の『学正記』の文永五年（一二六八）六八歳の条に、正月に異国の牒状が到来したので異国の難を払うために夏の終りに天王寺に参篭して修治を行なっていることが記されるが、このときは伊勢にはいっていなかった。

このように、叡尊が伊勢大神宮に参篭して真言修法を行なったことはあるが、その目的は疫病退散の祈願ではなく、また年代も仁治年間ではない。叡尊のこの事蹟と叡尊一門による慈善救療事業が重なって、豊心丹の能書のような由来がつくりあげられたとみられるから、豊心丹を鎌倉期創始というのはあやしい。これは寺院の施薬という信仰面から叡尊に結びつけられたとみてよい。

叡尊以外の由来説　『大和名所図会』（一七九一）には、叡尊以外の二つの由来があげられている。その一つは唐の道宣律師由来とするもの、もう一つは畠山某が中国から求めた秘方であったが、西大寺の大衆軍場（僧兵）の功をめでて寄進したものだとする。

この畠山某の寄進説では、時代が南北朝以降と一挙に下る。畠山氏云々はともかくとして、豊心丹の出現は他の寺院施薬・売薬製剤と同様に、南北朝を上限と考えてよいだろう。

寺院の施薬・売薬発生の背景

薬売りが生業の対象となったのは、医業と同じく、わが国では中世以降で、古代律令制下の国営医療制度が崩壊してからである。

古代律令制下で官医として一定の官禄を給せられていた医師が、その崩壊によって、一部はそれに代る荘園（私的大土地）制下の支配階級に仕える者のほかは、自らの医療に対する報酬を得て生計をたてるようになり、在野の開業医形態が生まれたのは鎌倉中期以降である。こうした在野の医師は、薬種を商人から購入するようになった。これに対応するのが中世における貿易の担い手としての貿易商人の出現で、古代の国家間交易に代る民間ベースでの貿易である。

中世の医療の主たる担い手も中国帰りの僧侶によって占められた。宋代禅僧の医を兼修する風潮に刺激されて、入宋の禅僧によって新しい宋医学が導入され、僧侶の宗教活動の一環として慈善救療事業が活発に推進された。これが医療の庶民化をおしすすめる原動力となった。

この宋医学に代表されるものに局方主義医学がある。中国は宋代に入って医療の民衆化がはじまり、各地の高名な医家や旧家などに保存されていた名薬の処方が勅命によって集められ、それらをテストして有効なものを官撰の処方集に収録した。これが『和剤局方』に代表される局方類で、この種の書物を指示の書として金科玉条とする風潮が生まれた。これが局方主義・局方医学である。

わが国でも、室町期に入って医療の普及に伴い、局方による安直な医療が歓迎され、局方にもとづく「合せ薬」（関西では〃あいぐすり〃といった。配合薬製剤のこと）を常備する風潮が支配階級にひろまった。

公卿の一条兼良（一四〇二〜八一）の著と伝えられる『尺素往来』に「潤体円は奇特の良薬、……蘇合円、至宝丹、脳麝円、沈麝円、牛黄円、麝香丸、兎絲子円、阿伽陀薬、並びに臘薬等は当世の人々が火燧袋の底、面々小薬器の中に必ず之をつつみ持ち、貯え得ざるを以て恥辱となし候」とあるような風潮となった。

ちなみに、右の火うち袋、小薬器がのちの印籠の前身である。印籠はその名のように、元来は印鑑と印肉の容器で、室町期に中国から伝わり、当初は宮中で公卿たちが火うち石容れに使っていた（宮中の事務で個人が捺印することがなかったため）。のち失火を恐れて火うち石の殿中持ち込みが禁止されてから、薬容器に転用されたのである。

こうした配合製剤流行の風潮から、貧乏公卿の内職で調薬することもみられ、一方戦乱の代となって荘園の解体が進行する中で、経済的基盤を内部から圧迫されるようになった寺院にあっては、それに代る収入源の確保として、支配階級の需用に応ずる形で、配合薬製剤の製造がはじまった。それは有力な寄進者である戦国大名や富豪層に対する見返りとしての贈物であり、貧者の一灯を寄進する庶民層への施薬であった。こうして寺院の施薬がはじまり、のち売薬化した。南都の西大寺・唐招提寺がそれぞれ豊心丹・奇効丸をもっていたのもその一例である。

豊心丹の製造販売

豊心丹は一名沈麝丹（ちんじゃたん）といわれる。毎年正月に製薬の儀式（呪薬の法会）が行なわれ、製薬所は神聖視されてみだりに部外者を入れなかったという。製薬所は本坊（西室）にあったが、『大和名所図会』に豊心丹は坊中ことごとにありとあ

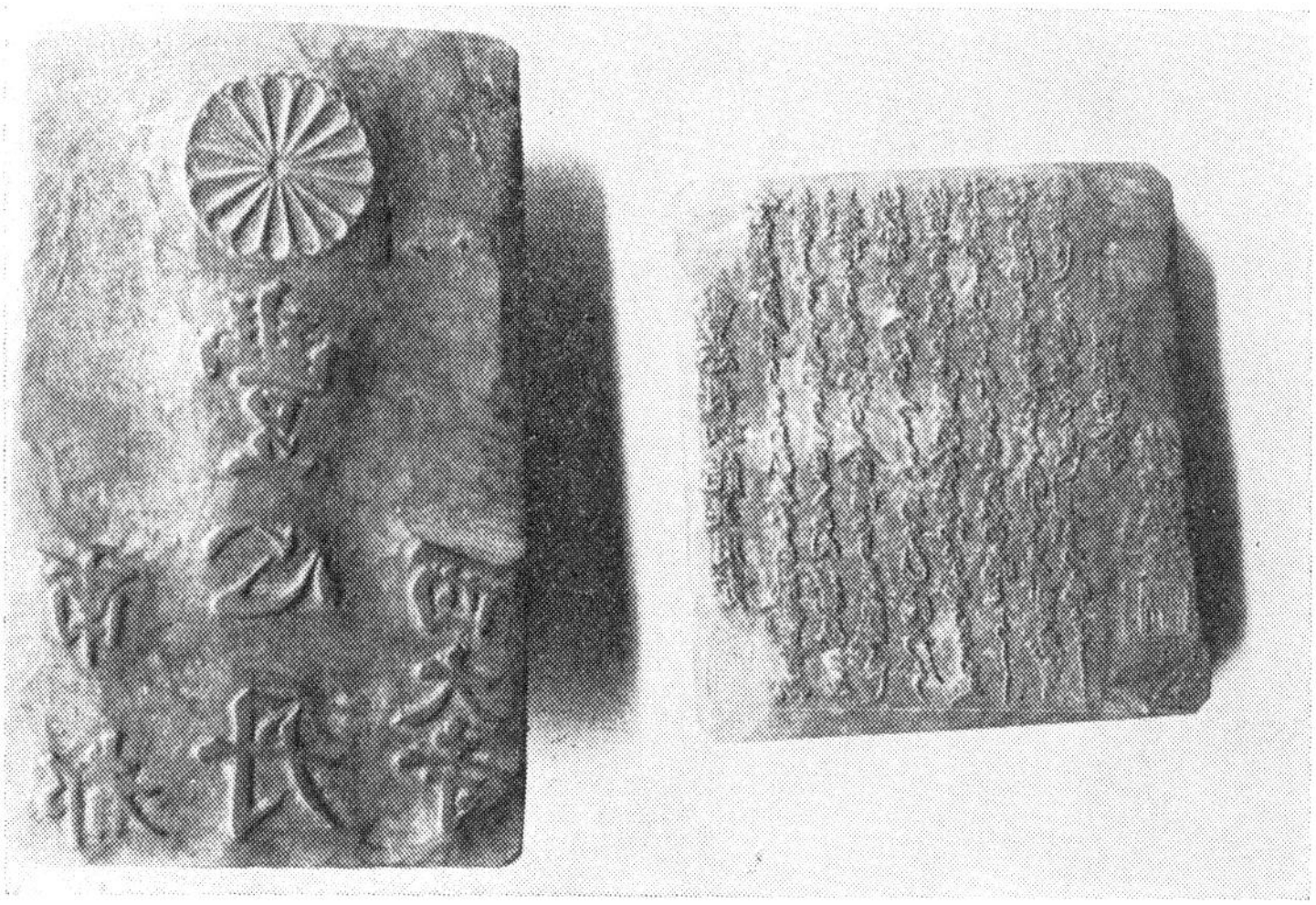

7　豊心丹版木

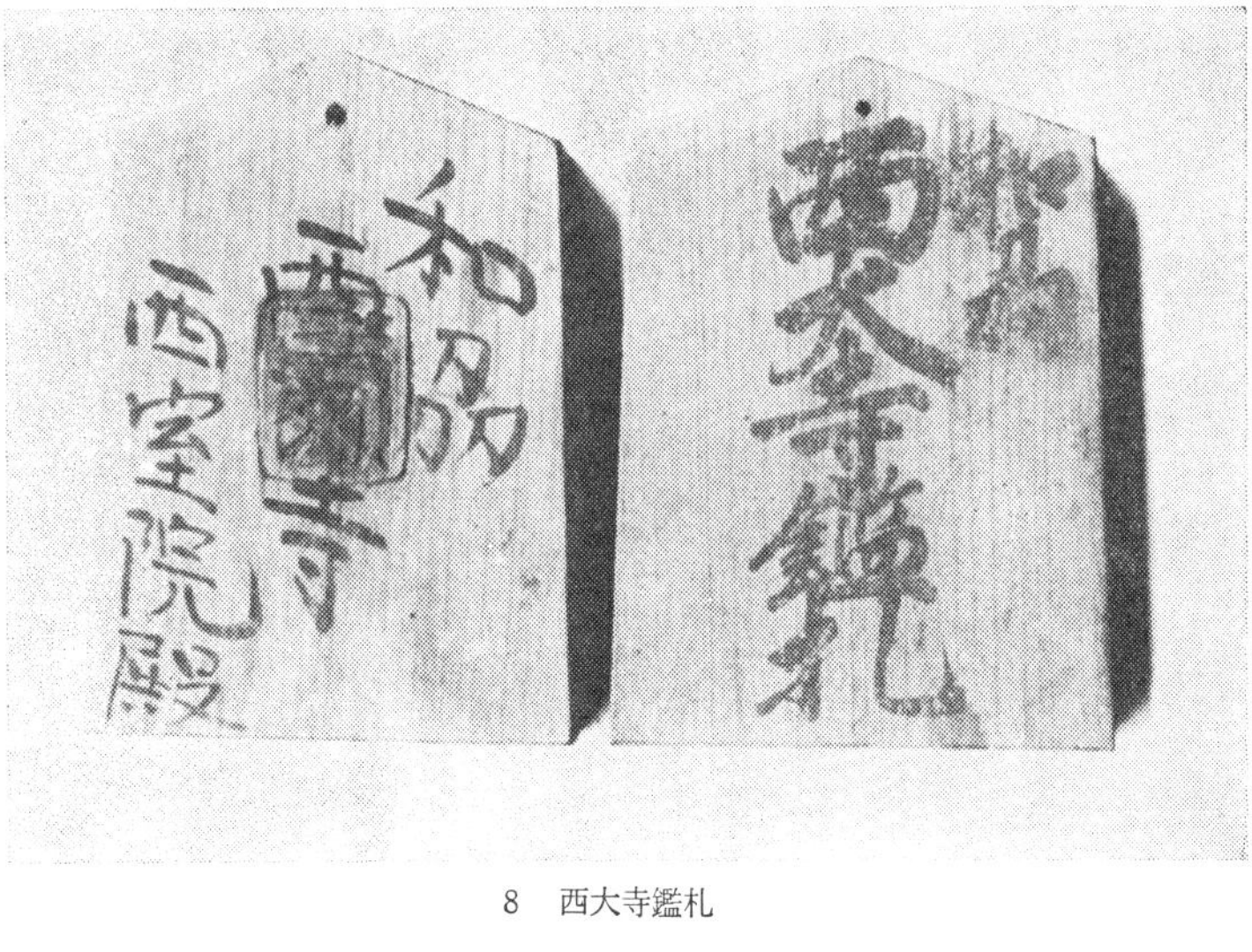

8　西大寺鑑札

るように、西大寺の各塔頭でそれぞれ包装され販売された。元禄期の東大寺大仏殿の再興のとき、南都五百年来の賑わいと記録され、元禄五年（一六九二）三月八日から一カ月にわたった開眼供養の行事に全国から参集した善男善女が土産品として豊心丹を購うものが続出して、製造が間に合わず売切れたと伝えられる。

このような寺院内での販売のほかに、全国の末寺をはじめ、その傘下に特定の売捌人を定めて地方での販売が行なわれていた。一説にはこれら売捌人の中には、幕府の隠密的役割を兼ねていたものもあったとされる。幕末の関係文書をみると、一般売薬の売り弘めとちがって、なかなか格式のあるものだったようで、格式を重んじ、品位を保つ販売が信仰面からも尊重されたのであろう。ちなみに、西大寺では豊心丹以外の売薬もあり、文禄九年（一五八〇）の一写本に「神仙宝命丹、号西大寺宝命丹」とあり、「小児諸病悪瘡悪虫ニ喰レ候時カミ砕（き）付（れば）妙也。モノノケ時行煩ヲ除、身ヲハナス事ナカレ」とある。

「神仙宝命丹」は、鷹取秀次の『外療新明集』（一六一〇序）に大戟・麝香・辰砂・竜脳・続随子・文蛤・山子巳・甘草の薬方を掲げ、「万ノ物ニ酔タルニ用ユ」、「或ハ豊心丹モ良」とあり、外科医も使っていたことがうかがわれる。

奇効丸

伝えるところでは、唐招提寺の奇効丸は開基鑑真和上の師弘景律師の秘方で、それは弘景の師の南山大師道宣が随身の護法韋駄天から授った薬方であるとし、鑑真由来のものとす

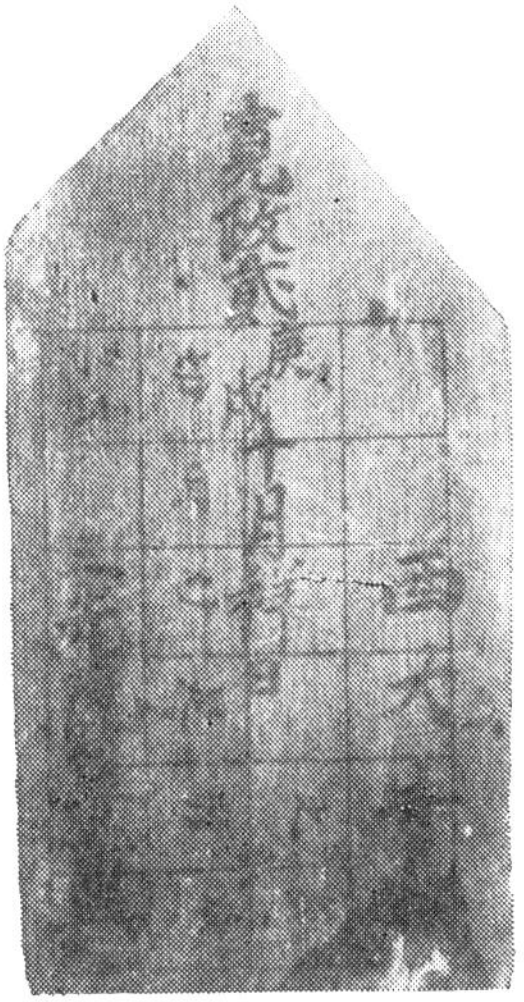

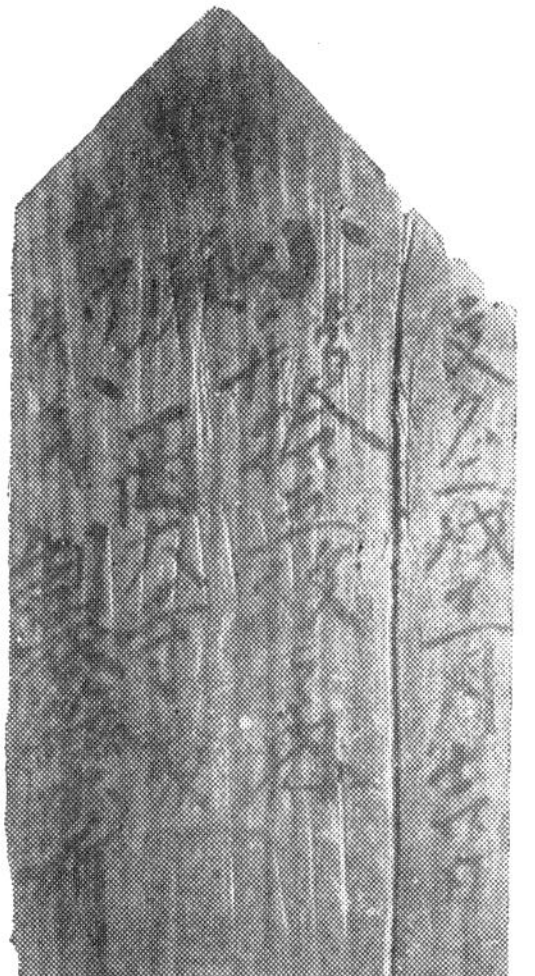

9　豊心丹包装薬袋折木（上寛政2年、下文久2年）

↓ 10　奇効丸能書

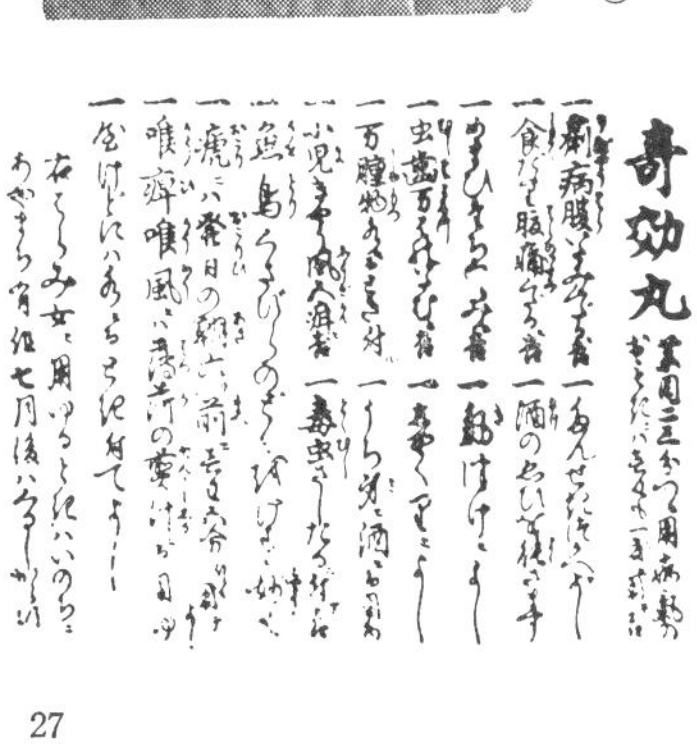

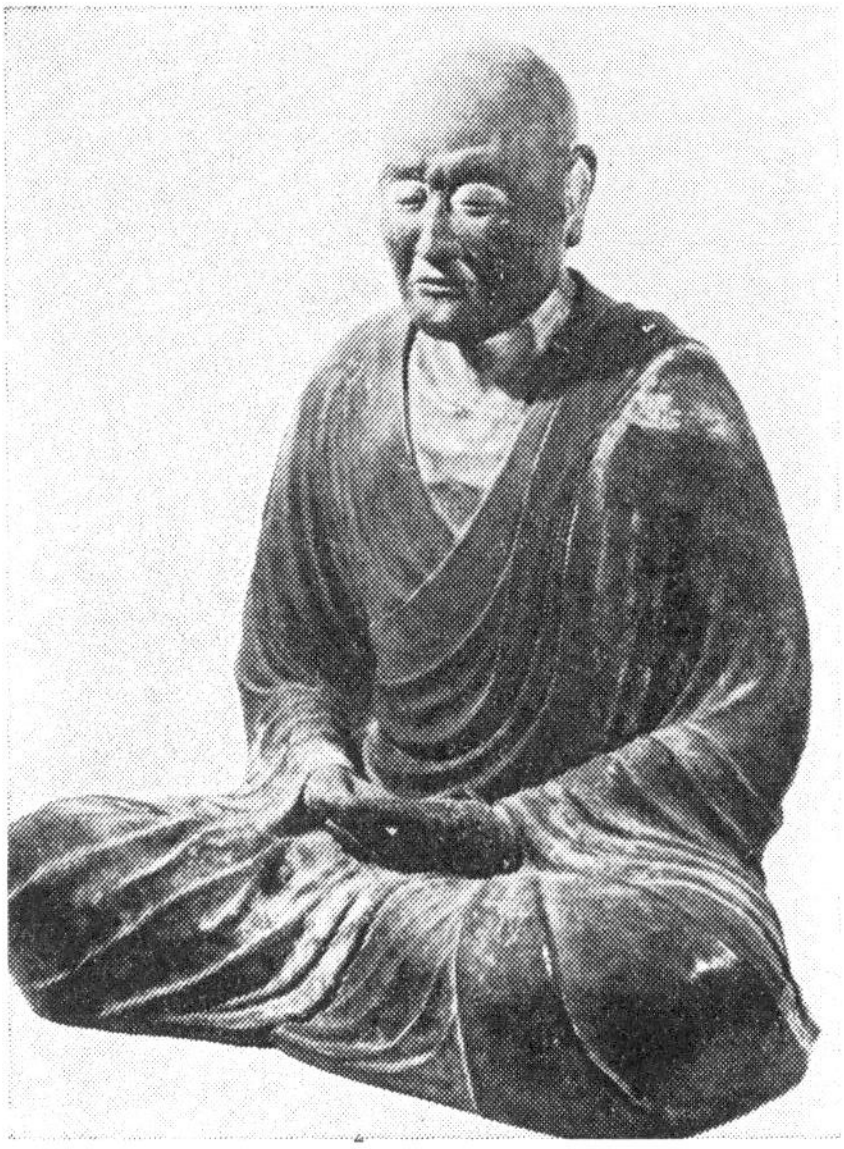

11　鑑真和上像

る。ここに豊心丹の由来であげた道宣律師説（『大和名所図会』）と同じ人物が登場してきて、奇効丸と豊心丹は無関係ではないようにみえる。『雑医薬方』という順鱗筆写の室町期の古写本に「招提寺秘方鑒――」と記す薬方がこれだとされる。その薬方は豊心丹のそれとよく似ているので、表に豊心丹の諸方と並べておく。（表―3）

なお、奇効丸は西大寺のように寺院内で製薬せず、業者に委託して製造させていた。今次大戦中の統制薬（大和合同製薬）に同名のものがあった。

奇応丸

室町期永正のころ（一五〇四～二一）、東大寺の鐘楼の太鼓の皮が破れたので張りかえようとしたところ、その鼓腔の裏に薬方が書かれていた。それを寺僧が調製して試みて奇応があったので奇応丸と名付けた、という由来が原雙桂の『雙桂集』にみえ、それを奈須恒徳が『本朝医談』（一八二二）に紹介して知られるようになった。

別説としては、施薬院全宗（一五二六～九九）がこの薬方を伝えたとする（三宅意安『延寿和方彙函』）。全宗は比叡山薬樹院の僧であったが、織田信長の叡山焼打ちに続いて豊臣秀吉も再度その意図があると喧伝されたので、全山の僧徒が戦々兢々としていたとき、還俗して叡山を護ろうと語り、山を下って当時の名医曲直瀬道三の門に入り医学を修め、医をもって秀吉に仕えてその信任が厚かったので、叡山のために弁護しその企画を中止させた、という。

秀吉が天下を統一後、大飢饉と疫病流行にみまわれた天正一三年（一五八五）、室町末期に廃滅したままになっていた施薬院の復活を建策請願、これが容れられて施薬院を復活し、全宗は施薬院使に補せられ、救療に当たり、百日施薬すること二回に及んだので、庶民はその恩恵を受けることができた。全宗は天正年間後陽成天皇の思召により医薬を進献して正四位法印に叙せられ昇殿を許された。

この全宗が奇応丸の薬方を伝えたとすれば、東大寺とは関係ないことになる。もっとも、黒川道祐は、全宗の伝えたものを「牛黄清心円」だとしている（『雍州府志』）。

奇応丸の薬方は豊心丹のそれにくらべて配合の薬の数は少

ないが、豊心丹と同じように現在からみても高価な薬が配合されている。

諸書にみえる薬方は、人参・沈香・麝香・熊胆・金箔の五味薬で金箔を丸衣にしてあるが、多くの加減方があり、江戸期には各地で販売されていた。前記の東大寺由来説はあっても東大寺での販売はなかったとみられる。

戯作者の曲亭馬琴（一七六七～一八四八）も奇応丸を発売していた。その広告文に「精製極品　奇応丸　一包二百粒余入代弐朱……奇おう丸の功のうは、世にしる所なり、故にこれをひさぐもの多かり、もしその可否を論ずるときは、薬種をえらむにしかず……」云々として、以下自家調製の奇応丸は加減方であること、原料の価をいとわず、真物を選び、精確に調合したものだから、一般の奇応丸にくらべてその効百倍万倍であるとうたいあげている。

ちなみに、奇応丸に牛黄・犀角・竜脳などを配合したものに、救命丸・司命丸があり類薬である。太子山奇応丸（京都）、樋屋奇応丸（大阪）、宇津救命丸（栃木）、高倉司命丸（水戸）など、各地に有名薬が現在に続いている。

薬名＼文献名	『金瘡秘伝』（一五七八）	『家伝秘用方』（一五九六）	『梅花無尽蔵別録』	『家伝預薬集』（一六六六）	『扶桑経験方』（一七五三）	『医道日用重宝記』（一七六二）	『道三丸散重宝記』（一七八一）	『雑医薬方』（奇効丸）	奇効丸（大和合同製薬）
沈香	○	○	○	○	○	○	○	○	○
麝香	○	○	○	○	○	○	○	○	○
白檀	○		○	○	○	○	○	○	○
木香		○	○	○	○	○	○	○	○
藿香	○	○	○	○		○	○		
丁子	○	○	○	○	○	○	○		○
竜脳			○	○	○	○	○		○
樟脳	○	○	○	○	○	○	○	○	
華撥	○	○	○	○	○	○	○	○	○
人参	○		○	○	○	○	○	○	○
川芎	○	○	○	○	○	○		○	
縮砂	○	○	○	○	○	○	○	○	○
桔梗	○	○	○	○	○	○	○	○	○
檳榔子	○			○	○	○	○	○	○
古茶	○		○	○	○	○	○	○	○
甘草		○	○	○	○	○	○	○	○
金箔	○		○					香附子	香附子
辰砂		○			○				薄荷葉
丸衣	丹		丹			丹			

表—3

薬の剤型は，湯・酒・膏・露・霜・膠・茶・曲・丸・散・丹など多くの種類がある。昔の売薬によくでてくる円とか丹とかいうのは，多くは丸薬である。もともと丹は中国の神仙家が煉丹術でつくった神仙薬の丹（主として水銀を含む不老長生の薬）のことで，昇華法でつくられる煉り薬だった。それが後代にその意味が変ってしまって，辰砂（硫化水銀）を剤皮（剤型の表面にかけるもの）としたものの名称に多く使われるようになった。その形は必ずしも丸くないのもあって，錠（紡錘形・円錐形・長方形）に属するものもあり，散薬もある。それに対し，円はその外観から名付けられた球形である。

丸薬の大小は，細麻子大（胡麻１粒），大麻子大（胡麻３粒），胡豆大（豌豆１粒），小豆大（大麻３粒），大豆大（小豆２粒），梧桐子大（大豆２粒），弾子大（梧桐子40粒），芡子大（水ぶきの実の大きさ）等，植物の種子の容積をもって標準にしていた。

4 唐人の伝えた外郎薬

透頂香

〃ういろう〃といえば蒸菓子のそれが有名であるが、薬にもその名があり、正名を透頂香という。外郎とは中国の昔の官職名で、その職にあった唐人（中国人）が伝えたものなので、ともにその名がある。

元朝に仕え礼部員外郎の官職にあった陳延祐が、元が滅び明朝になったとき、明に仕えることをいさぎよしとせず、室町期の応安元年（一三六八）来日して博多で医を業とした。ときの足利三代将軍義満がその評判をきいて京都に招こうとしたが、辞して来らず、のち禅宗に帰依し薙髪して台山宗敬と号した。その子に大年宗奇がおり、博多に生まれ医業を継いだ。応永のはじめ医術の腕をかわれ室町幕府に召されて京都に上った。

京都の外郎家　応永一一年（一四〇四）、宗寄は命を奉じて明に渡り、霊宝丹（のちの透頂香）を持ち帰った。宗寄は室町幕府の医官としてのほか、外交官的任務も兼務して活躍したという。当時の公卿の日記類には、唐人外郎から潤体円その他の薬を購入していることがかなり出ている。

宗寄の子、月海常祐も博多の生まれで、幕医として重用され、また薬の免役御用商人でもあり、その子、祖田は京都に生まれ、幕府の薬種貿易方を勤めた。対明貿易の重要輸出品である硫黄島の硫黄買付督促のため九州に下っていることが『島津家文書』などから知られる。このころの記録に透頂香の名がみえる（『撮壌集』一四五四・『蔭涼軒日録』一四八六の条）。

また、外郎家が五山の禅宗の僧らと交遊が深かったことは、『幻雲文集』・『翰林葫蘆集』などからうかがえる。外郎家が代々禅宗に帰依し、仏家の政治力と宗教力を利用した反映かとも思われる。祖田の子、友蘭周海の代には、北陸方面に薬の販路を拡げていることが『上杉文書』（一五二五）や『大館常興日記』（一五三九）にみえる（杉山茂・陳外郎とその周辺）。

このように京都の外郎家は、代々室町幕府に重用され、医師としてまた幕府公認の薬商人として栄えており、さらに幕府の外交・貿易面においても、唐人としての有利な立場にもたっていたと考えられる。

透頂香は、その名の示すように、はじめ公卿が冠の中に入

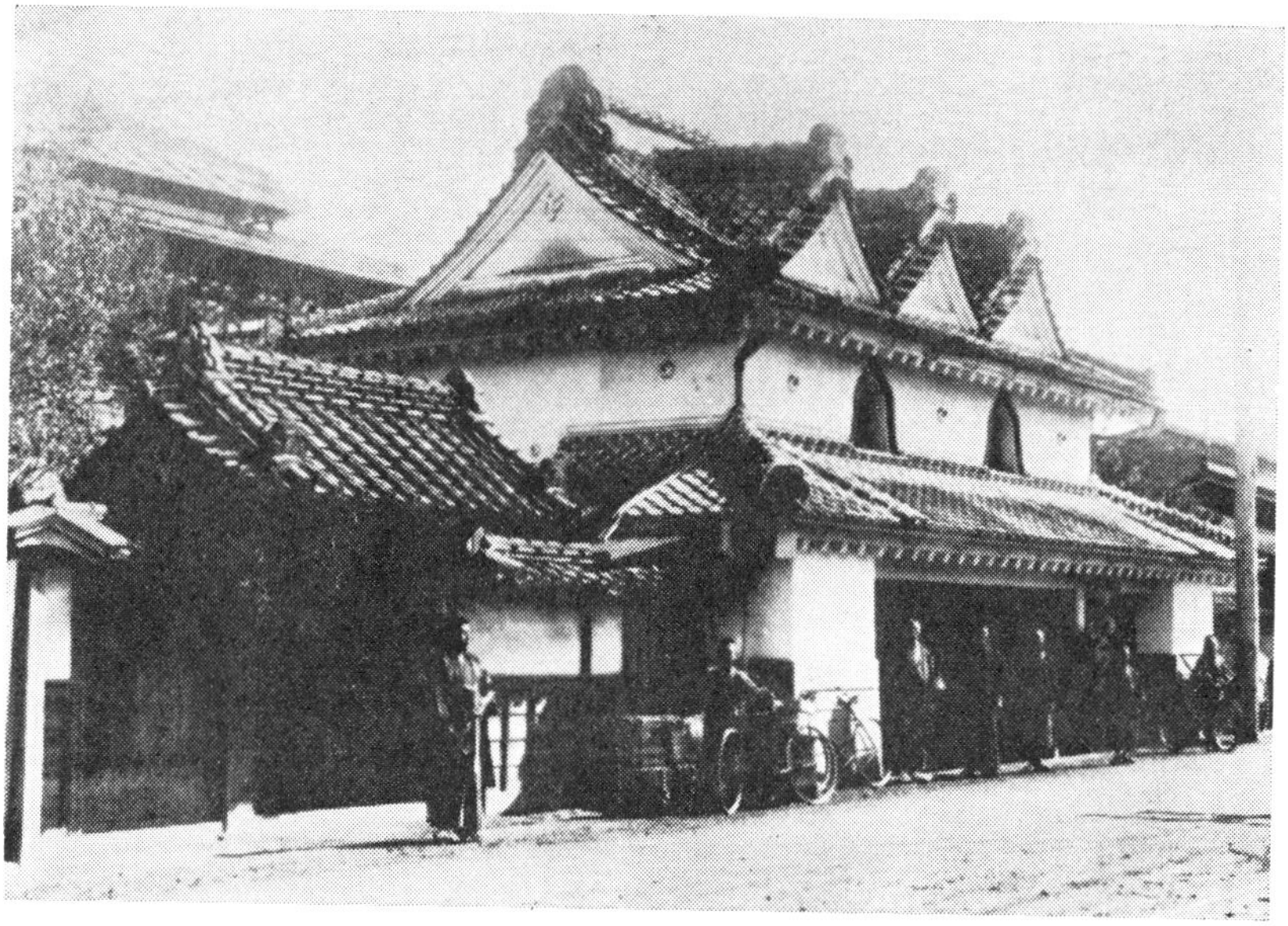

12　小田原外郎八棟造店舗（関東大震災前）

れて頭髪の臭気を去る目的の香であったが、のち薬用に重用され、外郎家の扱う代表的薬として、外郎薬といえばそれを指すようになった。ちなみに、蒸菓子のそれは、外郎家で作った中国風の蒸菓子が民間に伝わり、同じくその名で呼ばれるようになったもので、当初は黒砂糖をつかっていたが、白砂糖を駿河屋系が使い出したので、古態を残すものと新型のものとの二系統がある。

小田原外郎家　小田原外郎家は京都の庶流だと、黒川道祐は『雍州府志』に書き、ういろう薬透頂香は鎌倉初期の来日禅僧・大覚禅師（蘭渓道隆、一二一三〜七八）が来朝して鎌倉に住した折、小田原人にこの薬を伝えたとしている。大覚禅師は寛元四年（一二四六）に来朝し、執権北条時頼の帰依を受けて、建長五年（一二五三）鎌倉建長寺開山となっている。この説だと、陳外郎の来日より百年以上も前のことになるし、なぜ外郎薬といったのかも答えてくれない。

当然のことながら、小田原の『外郎家譜』には大覚禅師説は出てこないが、小田原外郎は京都の直系で、祖田の長男・定治が弟に家督をゆずり、将軍の命で大和源氏宇野氏の義子となって、北条氏の招きで小田原に下ったとし、この時期を永正元年（一五〇八）早雲（一四三二〜一五一九）の代だとする。小田原『外郎家譜』は元禄一一年（一六九一）箱根・早雲寺の僧の手により同家の依頼でまとめられたものだから、時代がかなり下り、このころには小田原外郎家の系譜があいまいになっていたものとみられる。

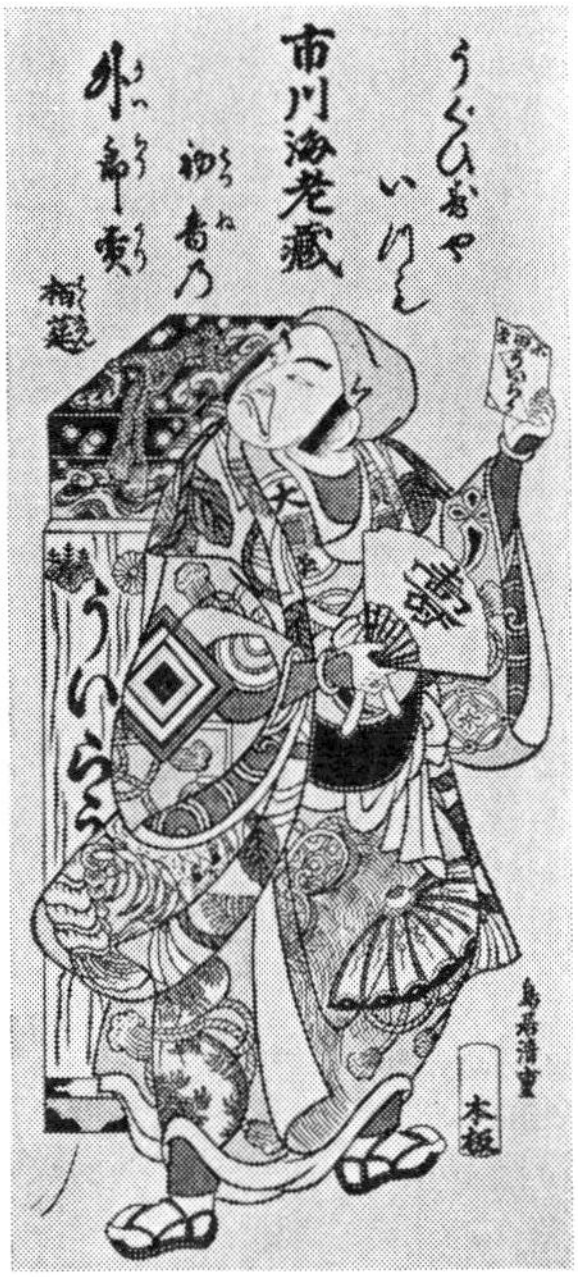

13　二代目団十郎外郎売り錦絵

京都外郎と小田原のそれを結びつけようとすれば、おそらく小田原でいわれてきた大覚禅師では時代が合わないので、それを採用せず、京都側の史料には見当たらない小田原外郎の始祖の定治（藤右衛門）を祖田の長男とし、直系とすることによって、京都側との接点にしたものらしい。また、定治が小田原に住した時期は、早雲の子の氏綱（一四八六〜一五四一）の代だとみられ、室町幕府公認の京外郎薬の権威を利用することによって北条氏に取り入り、その庇護の下に御用商人として関東方面に勢力を拡大した。興味深いのは、京外郎が五山の禅宗に結びついたのに対し、小田原側は日蓮宗と交渉を深め特権を得ていることである。

　こうして、京都外郎家が仕えた室町幕府の没落によって売薬業に生活の基盤を求めて野に下ったの対し、小田原外郎は新しい政権に結びついて京都のそれを凌駕するまでに発展、『雍州府志』にみられるように、小田原から京都に外郎薬売りが入り込む状況となってしまった。『外郎家譜』はこうした背景の下で作成されたのである。

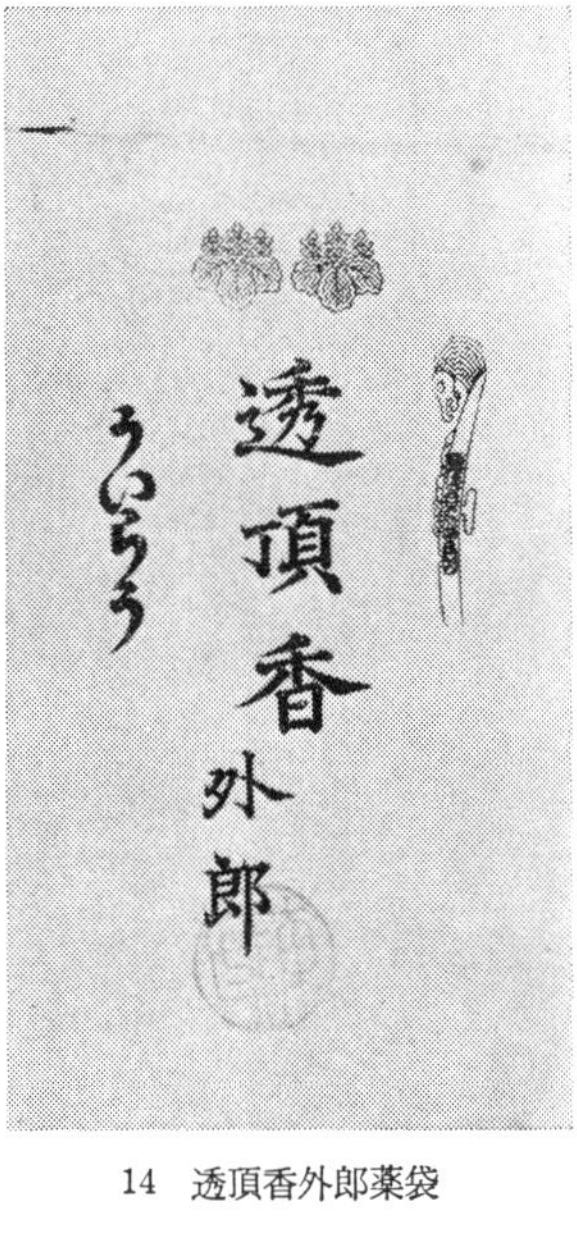

14　透頂香外郎薬袋

芝居と外郎薬

小田原外郎は東海道筋の街道薬として知られたほかに、芝居に登場したことが江戸庶民にいっそう親しまれるものとなった。

鈴木棠三氏は『ことばの遊び』の中で次のようにいっている。

「ういろう（外郎）薬のセールスマンの風俗と口上を脚色化し、（市川）団十郎が舞台上に再現したものとされているのが通説だが、それは書きかえらるべきで、団十郎が無から有を創り出したとするのが正しい。ういろう売りのせりふも、あの扮装も、全部が団十郎のアイディアだったというわけである。」

　しかも、ういろう売りの舞台化するまでの経緯を、小田原外郎家に伝わる話として「団十郎の持病（痰と咳）がういろうで全治したので、報恩のため舞台の上からこの霊薬の名を世に広めたいという団十郎の強い望みに押し切られて、外郎家が承諾したもので、芝居にかけるのに外郎家は受身の立場にあった」とする。

　ここでいう外郎売りの芝居とは、二代目市川団十郎（栢莚一六八八～一七五七）が、享保三年（一七一八）正月二日から江戸木挽町の森田座で、「若緑勢曽我」の第二番目に、外郎売りに扮し外郎薬の効能をPRして大当りをとった。これが役者の舞台上から広告宣伝に一役買って、しかも大喝采を博した最初といわれる。このせりふは、当時、木版冊子に刷られたし、『歌舞伎年代記』初二にも載っていて有名だが、長文のものなので、効能の部分のみを次にあげておく。

「まづこの薬をかように一粒舌の上にのせまして、腹内へおさめまするると、イヤどうもいえぬは、胃肝、肺肝がすこやかになって、薫風のんどより来り、口中微涼を生ずるがごとし。魚・鳥・きのこ・麺類の喰合せ、そのほか万病速効あること神のごとし。さてこの薬第一の奇妙には舌のまわる事が銭独楽がはだしで逃る。ひょっと舌が回り出すと、矢も楯もたまらぬじゃ。そりゃそりゃそりゃそりゃそりゃまわって来たわ、まわってくるわ……」

　このせりふを早口で弁舌滝のごとくさわやかに、とうとうとのべ、この早口が大評判になって、団十郎は享保一二年（一七二七）夏は中村座で「門松四天王」の狂言で再び外郎売りを演じ、その後、五代目団十郎が宝暦四年（一七五四）中村座の「三浦大助武門寿」で、また明和七年（一七七〇）「俤曽我」で演じ、こうしてこの口上は市川家の当り芸となり、団十郎を襲名すると必ず一度は演じなければならぬ習しさえ生じた。のち「助六」のなかにとり入れられて、歌舞伎狂言十八番に数えられるようになった。

　ここで、この芝居登場と口上が外郎家の依頼なのか、同家のいう受身の形だったのかを穿鑿してもはじまるまいが、前記の話はあまりにもうがちすぎている。時代が享保であり、売薬業が全国的に隆盛になる時期であって、外郎売りのせりふの中に「只今はこの薬殊のほか世上に広り、ほうぼうに似看板を出し……」とあるのも気になるし、この狂言の上演に当たっては、外郎家へ市川家から必ず挨拶にくる慣習だったというのもひっかかる。これはすなおに、外郎家の宣伝上手とみた方がよい。もっとも芝居のせりふや扮装は芝居用のものであるが、外郎売り行商はなされてないわけではなく、香具師仲間の販売品目に外郎薬があった。

　ちなみに、十返舎一九の『木曽街道膝栗毛』八編にも外郎売りのせりふが載っているが、芝居のそれとはちがう。これも小説用の口上なのだろうが、これを作者の一九が勝手に挿入したというよりは、外郎家のPR用としてのタイアップ文章とみてよいのではなかろうか。

小田原外郎薬は、今次大戦中の売薬（家庭薬）整理統制で存置処方として残った。その時の薬方は、竜脳・丁子・蓬砂・人参・石膏・縮砂・甘草・丸手阿仙薬・桂皮・薄荷脳・麝香・華撥を配合したものであった。

団十郎もぐさ

市川団十郎の名を冠した「もぐさ屋」が江戸に数軒あり、この方は団十郎の芝居にあやかって出現したものらしい。

市川家初代団十郎（一六六〇～一七〇四）の御家芸に、景清(かげきよ)のもぐさ売りがある。子供に灸をすえると、景清のように強くなるといって、市川家の名を使ったりその家紋の三升を名乗ったりするもぐさ屋が元禄のはじめごろに出現したと『本朝世事談綺』（一七三四）に記され、その元祖は神田鍛冶町の箱根屋庄兵衛で、その切もぐさに三升の紋をつけ評判となり、それをまねて方々に切もぐさ屋が、三升屋兵庫、市川屋某などの名を付けて売り出した、という。

『再訂江戸総鹿子新増大全』（一七五一）では、箱根屋が切もぐさをはじめて作って売り出したとき、三升の紋をつけたところ、世人が団十郎もぐさと呼ぶようになったと記し、意識して市川家の紋をまねたのではないように書いており、芝居狂言にもぐさ売りが仕組まれたのはこれより後だとする。

一方、並木町の笹屋藤介が、この評判のあと、団十郎もぐさ売り姿を木人形に彫り看板として売り出し、寛永年中に浅草御堂前に移り住み、この家の品質が他家より優れていると世評をとった、という。二代目団十郎が、この人形を父の遺像だとして、年忌にはこの家に乞うて彩色修補し、厚く敬い返した行為が評判となり、団十郎にとっては孝心の賜物、笹屋にとっては評判を高める一石二鳥のPRとなった。

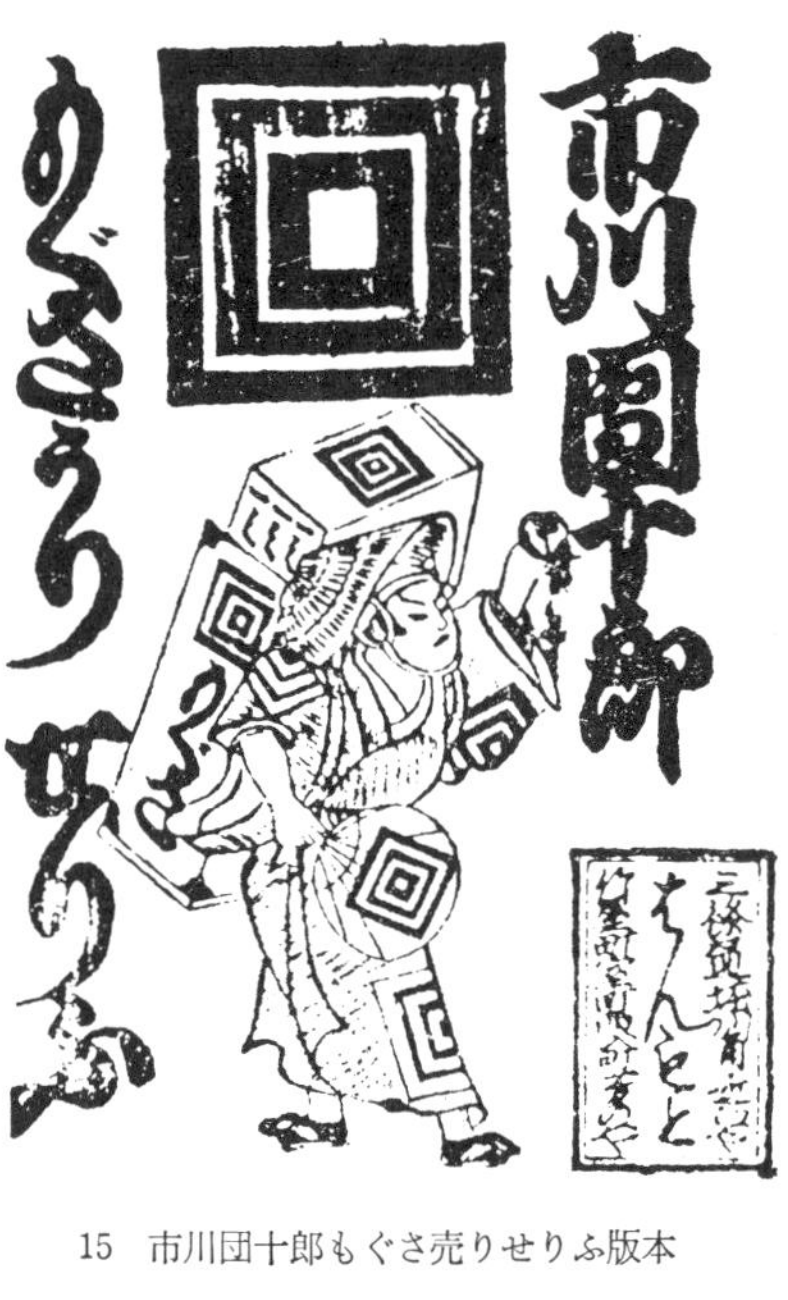

15　市川団十郎もぐさ売りせりふ版本

笹屋もぐさを、二代目団十郎から起ったとするのが『役者全書』（一七七四）で、団十郎艾(もぐさ)の条「市川栢莚いまだ団十郎といひし頃、宝永六年（一七〇九）山村座にて、中将姫狂言に久米八郎にて初てもぐさ売を勤む。其後延享四年（一七四七）の春、中村座にて又々此役を勤む。世上に三升を付しもぐさ所々にあるといへども、団十郎よりおこるのは、浅草御堂前の笹屋藤介製なり。見世に団十郎の人形、もぐさ売りのかたちをのこす」として、人形を二代目団十郎にしているのは誤りであろうが、この笹屋のほかに「又大伝馬町二丁目に三升を付るあり、是四代目団十郎よりはじまる」として次々と団十郎もぐさの出現を記している。こうして、箱根屋は消え、笹屋が登場し、次いで大伝馬町三升屋の出番となる。

『評判記土地万両』（一七七七）に「名代、むかしからききめのつよい団十郎もぐさ、浅草三升屋藤介製法、其名は高きいふき山（伊吹山）正銘のゆさらし（湯晒）の根元、通りはたご町三升屋平右衛門」と二軒の有名店をあげている。平右衛門店は、大伝馬町三丁目通旅籠町だから、『役者全書』にいう二丁目の三升屋とはちがうらしい。

この両店を説明しているのに、『宝暦現来集』（一八三一序）がある。

「天明六年（一七八六）の頃まで、通旅篭町 三升屋平右衛門とて艾売有り、団十郎艾とて高名なるもの、見世は土蔵造り、棟瓦留の鬼を附、立派なる見世にて、明和九辰年（一七七二）二月二九日の大火に、珍らしく残りたる見世なり。この息子至て浄瑠璃好にて、富本といふ流義を弘め、富本豊前太夫と改め、古より常盤津文字大夫と肩を並べし男なり、富本の元祖なり。然るに家業の道はうときゆゑ、艾の見世は寛政の始め頃に断絶す。惜き事なり。其後大伝馬町二丁目西側に艾見世出来たり。是も三升屋平右衛門と申せしや、団十郎艾を弘めける。彼の豊前太夫が親族にも有之哉。」

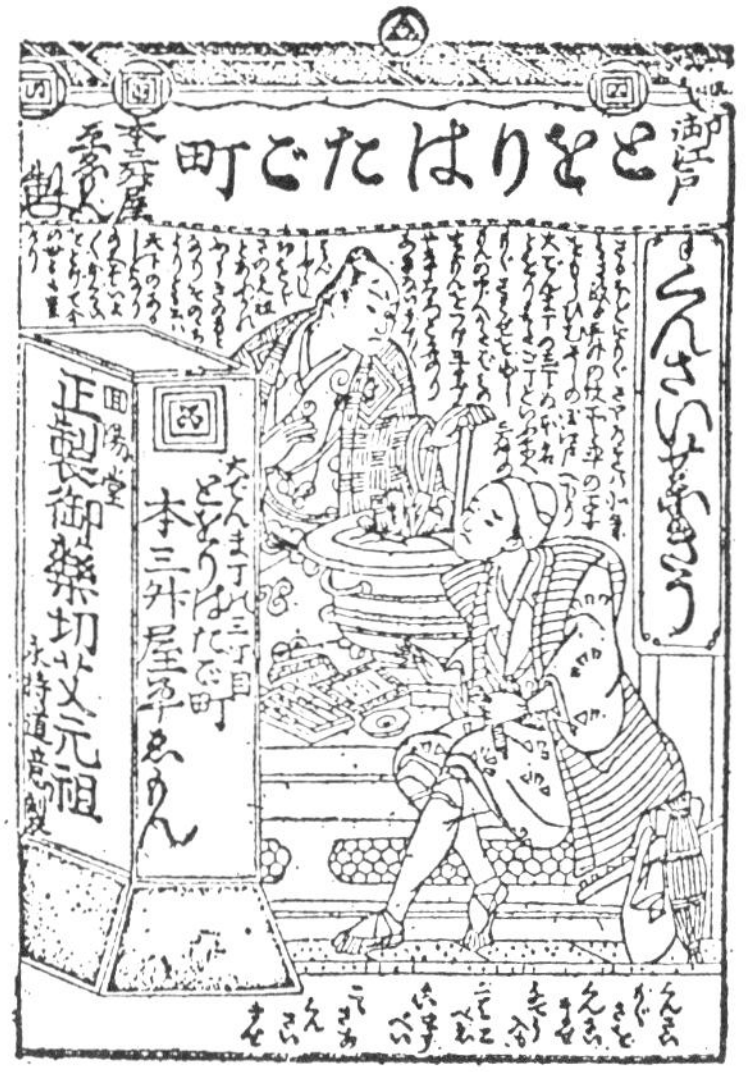

16 『三升増鱗祖』の表紙

これでは二丁目店が寛政の初期に廃店後に出来たものとなるが、文政七年（一八二四）の『江戸買物独案内』に三丁目店が大きく載っているので、廃業説はあやしい。

ところで、二丁目店は三升屋五郎兵衛といい、市川団十郎三升切艾元祖と唱え、本三升屋と称したという別の記事がある。これに対し、三丁目の平右衛門店も本三升屋を名乗り、三升の紋の中へ酸醤（かたばみ）の葉を加えた紋を用い、同じく切艾元祖といっていた。前記『江戸買物』の平右衛門店の記事では、団十郎の名はいっさい出てない。文政のころにはもう団十郎を利用しなくともよかったのだろうか。

この三丁目平右衛門店の隣りに草紙問屋・鱗形屋孫兵衛店があった。切もぐさをつくるのに書物の反故を利用するため、三升屋では鱗形屋から反故紙を供給してもらっていた。こうした間柄の両店がタイアップして、安永六年（一七七七）初代恋川春町に書き下させた『三升増鱗祖』という黄表紙を

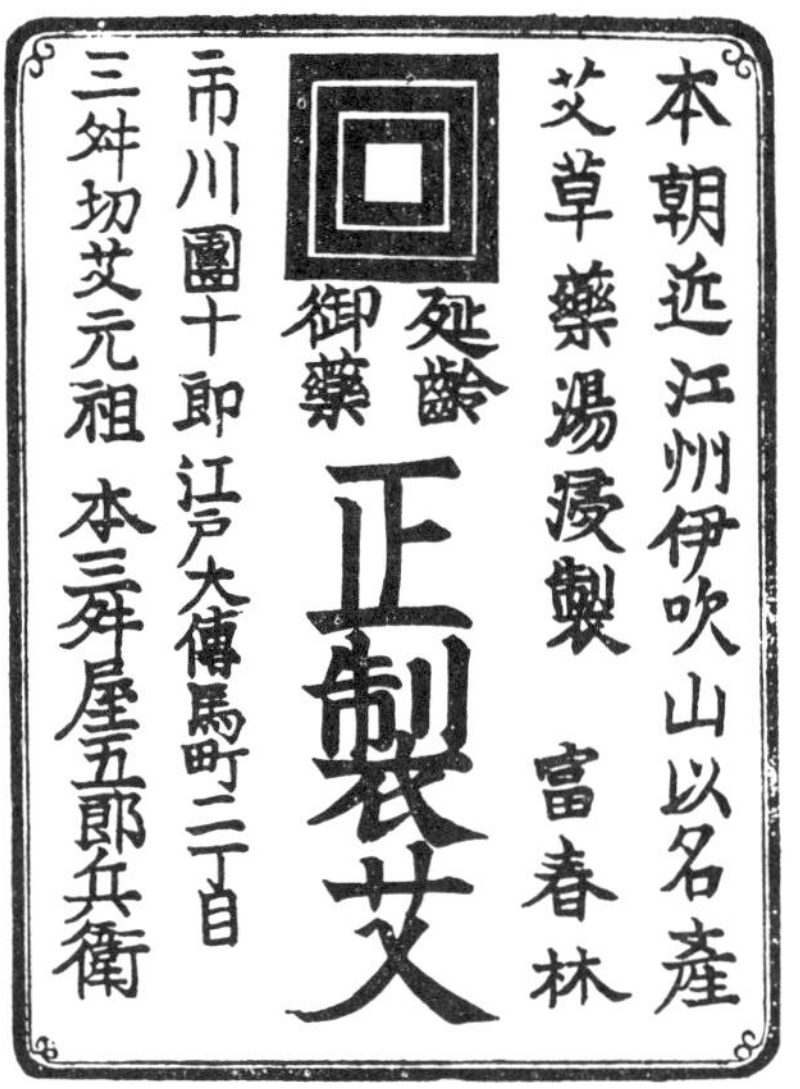

17　本三升屋五郎兵衛店・団十郎艾（江戸商標集）

発行している。黄表紙は、もともと幼児向けの絵本だったのだが、安永のころから大人向けの絵本に転向し、流行しはじめていた。これに着眼しての全ページ宣伝冊子としたのだった。

大人向け黄表紙の開祖・春町が想を練ったこの内容は、近江の国・伊吹山の麓に住むもぐさ商人・永持道意が源頼朝の旗揚げを助け、一方草紙屋の山内屋孫兵衛も頼朝を後援した。ある日、切もぐさの卸売りに出かけた頼朝が鶴岡八幡宮社前で北条時政の娘・政子にみそめられ、政子はそれから恋わずらいとなる。それを孫兵衛と道意が相談してつかわした頼朝の灸治で全快、喜んだ時政は道意に三升の家紋と〃平〃の一字を与え、孫兵衛には三つ鱗の家紋を与えて、政子・頼朝は目出たく結婚する。のち道意は江戸に出てもぐさ店を開き三升屋平右衛門を名乗り、孫兵衛も隣家に越してきて鱗形屋を開く……、といった筋書きで、両店の縁起話に頼朝の旗揚げを絡ませたものだった。この黄表紙は、たんに宣伝用というばかりか、優れた構想に垢抜けした文章、さらに挿絵の面白さなどで大評判となり、もぐさの宣伝と同時に黄表紙を宣伝媒体に利用する機運をつくるのに役立った。

安永二年（一七七三）一一月、中村座初演の「御摂勧進帳」に「……おととし噂の出見世……くんさいもぐさ、団十郎にゃ貴賤群集の真中村と……」とせりふにいわせているのも、くんさいもぐさ（薬灸）販売の平右衛門店のPRだろう。

ちなみに、浅草・笹屋店は諸書から姿を消しているので、安永年間廃絶とされるが、『近世商賈巻狂歌合』（一八五三）に「浅草御門跡前に、歯医者にて艾を鬻ぐ、此家に二代目栢莚艾売の人形あり」とあるから、幕末まで存続していたことがうかがわれる。

こうみてくると、時代の流れと江戸の団十郎もぐさ屋の盛衰がわかる。元禄ごろ創業の箱根屋が姿を消して笹屋が台頭、それも大伝馬町の五兵衛店・平右衛門店の並立と後者の優勢へと移り、その後平右衛門店の没落で別の平右衛門店となったというのが、団十郎もぐさの盛衰だろう。それに対応して各代の団十郎の姿がちらほらするのも、小田原外郎と考え合わせて興味深い。

5　伊勢路の万金丹

伊勢路の土産物

万金丹といえば、越中富山の反魂丹と並び称せられた、わが国有名薬の代表であった。反魂丹が全国に配置行商されたのに対し、万金丹は伊勢路の土産物として伊勢白粉（薬用名は軽粉）とともに全国に名を馳せた。お伊勢参りが江戸期の天下太平の世になって普及し、村や町ごとに〃伊勢講〃や〃神明講〃などの講中ができ、積立金で年に一回代参を出す風習が定着してからはいっそう盛んになった。代参をさせてもらった御礼に、隣り近所に土産物を買って帰る際、かさばらない薬が、ありがたい信仰とともに喜ばれたのである。

伊勢路の万金丹は数種あって、発売元をみると、大神宮の鬼門にあたる朝熊岳あり、内宮・外宮ありで、それぞれの地を根拠地として発展した。

朝熊岳由来のもの

朝熊の万金丹といえば、朝熊岳金剛証寺で祈祷を終えたあと販売したという、野間の霊方万金丹がよく知られる。このほかにもう一種あったが消滅した。

金剛証寺は欽明朝に暁台上人（教待）が草創し、天長七年（八三〇）弘法大師（空海）が真言密教の道場を開いて、寺名を金剛証寺と称したと伝えられるが、中世に頽廃しかかったのを、鎌倉建長寺五世の仏地禅師（東岳大和尚）が応永年中（室町初）に再興したため、禅宗に改宗された。現在は臨済宗南禅寺派別格本山となっている。一方、真言密教は坊中に残り、この坊中の一つである護摩堂明王院にも万金丹があって、無類万金丹と称していた。

野間・霊方万金丹　野間家の祖、宗祐が仏地禅師に随行して尾張国野間（愛知県知多郡野間）から来住、深く信仰していた虚空蔵菩薩から一夜夢の裡に霊薬の秘方を感得したものだとされる。

金剛証寺の山門に通じる旧街道に本舗を開き、〃お伊勢参らば朝熊をかけよ、朝熊かけねば片参宮〃の信仰に支えられて、祈祷済みのお墨付で朝熊参詣の善男善女に買い求められる一方、内宮に近い伊勢市内の出店の妙見町（現・伊勢市尾上町）では、参宮帰りの人々を需要の対象として盛業となっ

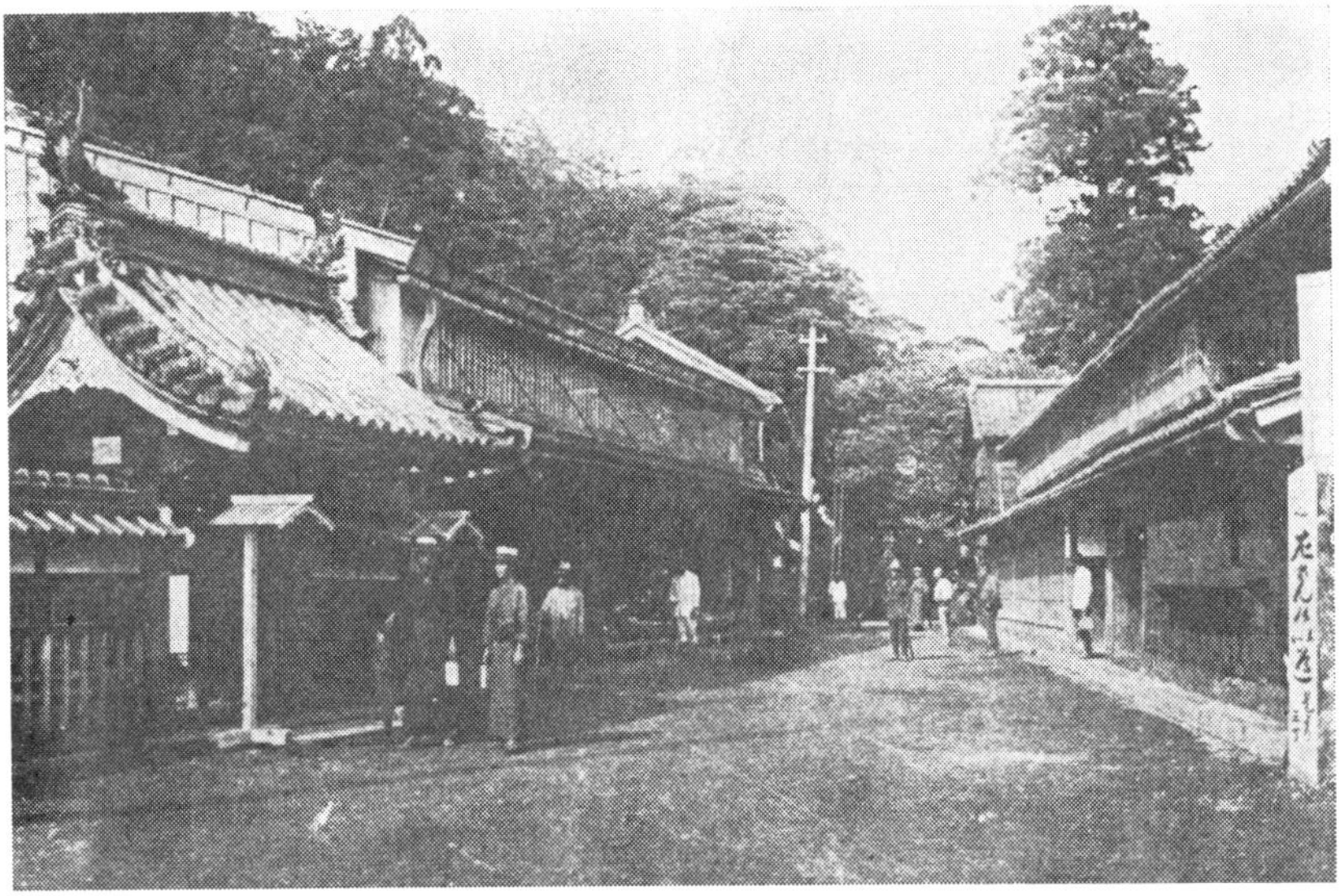

18　野間霊方万金丹朝熊岳本舗

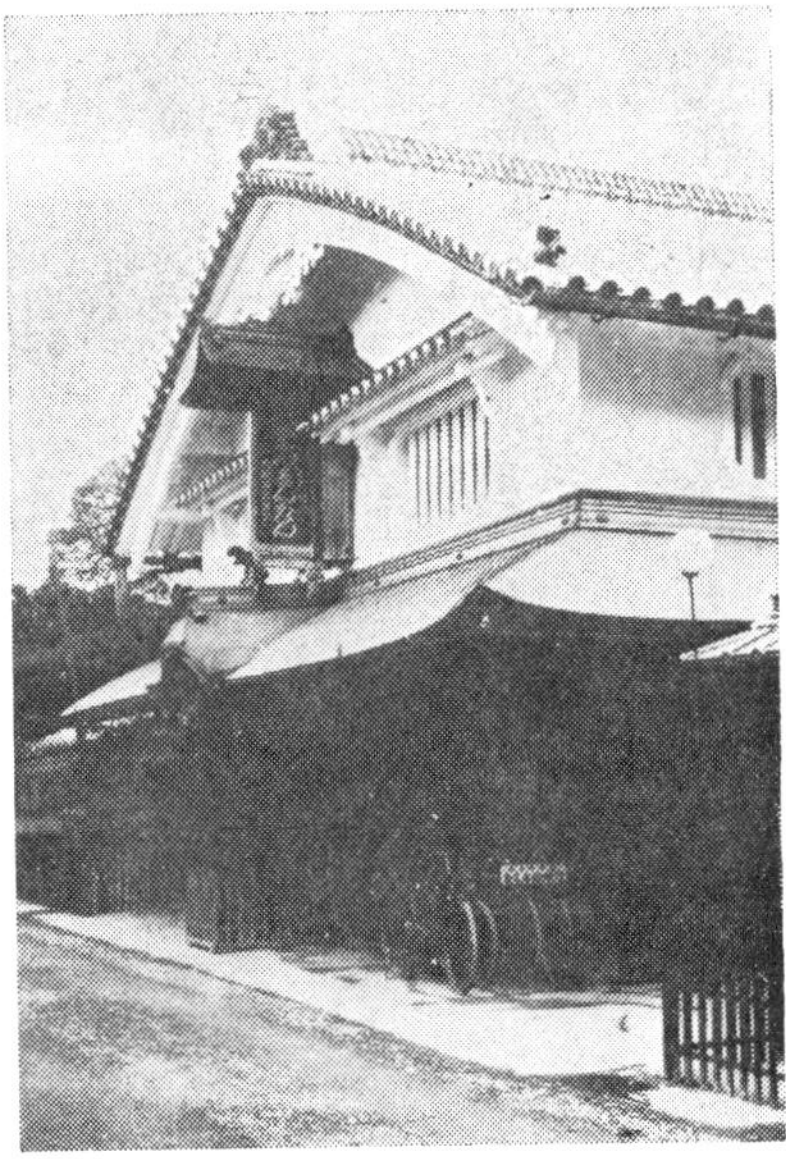

19　野間霊方万金丹伊勢市内出店

た。宝暦八年（一七五八）政清の代に万里小路家を介して禁裏に献薬、勅許を得て因幡少掾に、政寿は文化元年（一八〇四）、政則は文化一〇年（一八一三）にそれぞれ官名を得て、幕末に至るまで献薬を続けていた。

明治維新後は、代々圀彦を当主が名乗り、今に続いているが、市内の支店は文化年間の土蔵造りの立派な建物だったが今次大戦中戦災に遭い、朝熊岳の豪壮な本店も戦後登山ケーブルの再開なく足をうばわれて参詣者が激減、夏期のバス運行期間を除いては閉鎖の状態が続き、あまつさえスカイラインの開通で登山観光者は増えても、旧道から大きくそれてしまって足場が悪くなったため、完全に閉鎖して無人の状態で荒廃の一途をたどり、痛々しい廃屋の姿となっている。

朝熊岳金剛証寺に遺る野間家寄付の石柱や、『文政一三年御蔭参雑記』に山田の出店でこの年半ヵ年の御蔭参り中ずっと施行を続け、毎日数十人を宿泊させ、施行粥は数斗より石余に及び、しめて施行粥六〇石、宿泊人二、一六三名に及んだという記録に往時の盛業が偲ばれる。

明王院・無類万金丹　当院四代以前住職尊光が霊夢によって調合し施薬したとする霊夢譚がある。寛保元年（一七四一）院主の尊隆から山原伝四郎ほか三名に宛てた薬方の伝書があって、いっさい他に伝授しない旨の後証がある。これは、なにかの功労があった、おそらく山伏か信者と思われる山原家ほかに伝授されたものなのだろう。それを推定させるものとして、甲賀忍者で知られる江州甲賀の里に〝朝熊坊〟という薬僧（坊人）の家があり、朝熊岳明王院の祈祷札を配札する山伏系の廻国者がいて、配札とともに万金丹を施薬ないしは音物（贈り物）としていた事実が伝えられているからである。

山原伝四郎は宝暦九年（一七五九）に虎渓院大周圭からも万金丹の相伝を受けている。これは求聞持堂と護摩堂再建の功によるとされ、この方は弘法大師密法の万金丹となっている。真言宗系の各坊中にも万金丹があったことがこれからうかがわれ、これらは廻国の山伏によって配られたものなのだろう。ちなみに、配札といえば、前記の野間図彦も金剛証寺の配札惣取締りに当たっていた記録がある。

神教はら薬　前記甲賀の朝熊坊の本住地は、甲南町大字竜法師で、天台宗密教の甲賀の修験道場であった飯道山の飯道寺が没落したのち、朝熊岳の真言密教に宗旨替えしたものらしい。戦後、甲賀の忍者屋敷として知られる望月家も朝熊坊の一つで、〝本実坊〟の坊名をもっている。

この甲南町の大字磯尾には多賀坊があり、多賀大社に属する神宮寺としての不動院の配札を行なった山伏である。この方は万金丹でなく、多賀大社の神のお告げという「神教はら薬」を施薬していた。これも飯道寺から宗旨替えしたものとされる。

〝お伊勢参らばお多賀へ参れ、お伊勢お多賀の子でござる〟とか、伊勢へ七度、熊野へ三度、お多賀さんへは月参り〟と俗謡された多賀大社も、お伊勢参りとならんで施薬・売薬に関係あるのも興味深い。

多賀大社がその名をひろく知られるようになったのは、廻国の山伏（薬僧・坊人）によるものが大きいとされる。『絵本太閤記』に「坊人・順光房が東国の大名家に神札を配る途中、尾張の清洲で連れの使用人が病にたおれた。信者の源右衛門に代人を求めたところ、同家に引き取られていた日吉丸（秀吉の幼名）を代りに提供され、浜松まで一緒に配札の旅をした。そのとき、今川氏の麾下の松下家に泊ったのが縁で、日吉丸は松下氏に仕えることになった」と当時の廻国山伏の話を伝えている。

このような廻国配札は、明治一七年（一八八四）の配札禁止令で中絶する。このとき生業をうばわれた山伏たちが、業として配置売薬人となったり、自家製造に転じたりして、甲賀

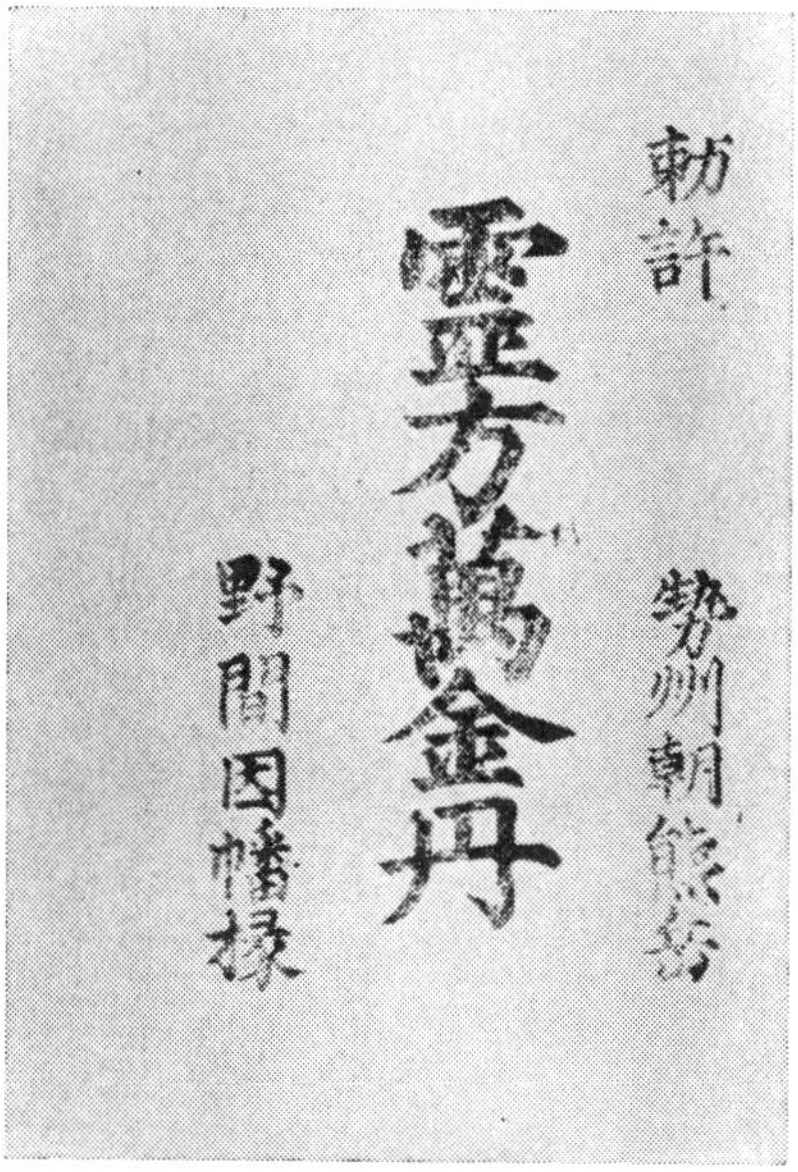

20　野間霊方万金丹薬袋

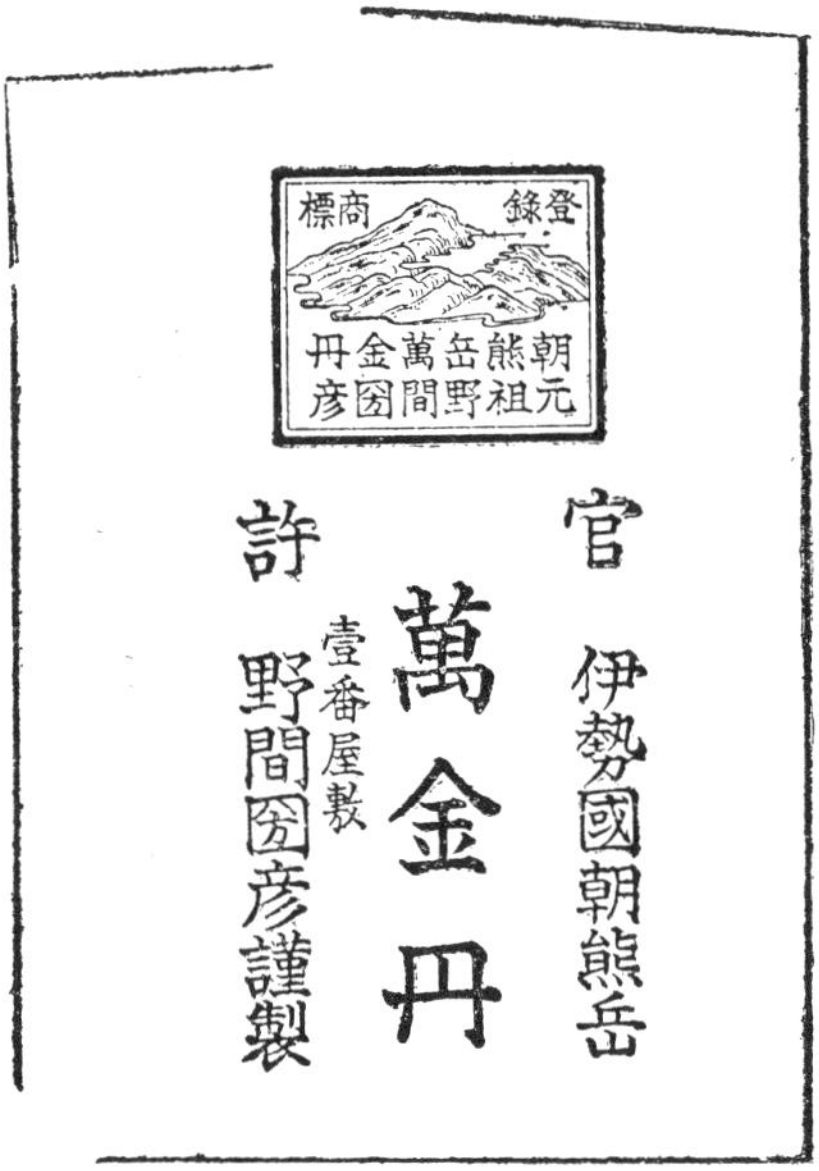

21　野間霊方万金丹能書薬袋兼用包装紙（明治期），包装紙をひらくと能書になっている

22　野間霊方万金丹能書

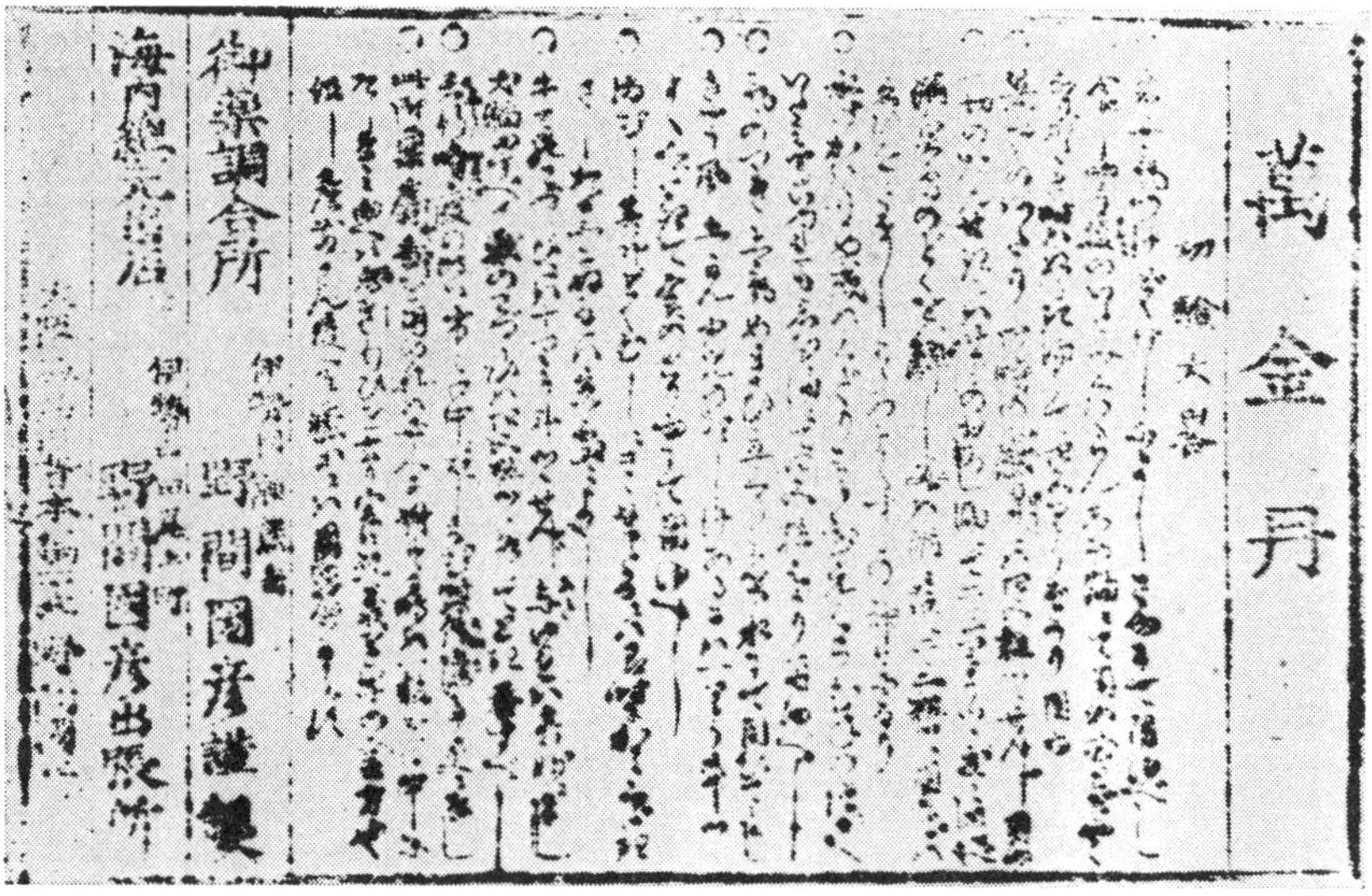

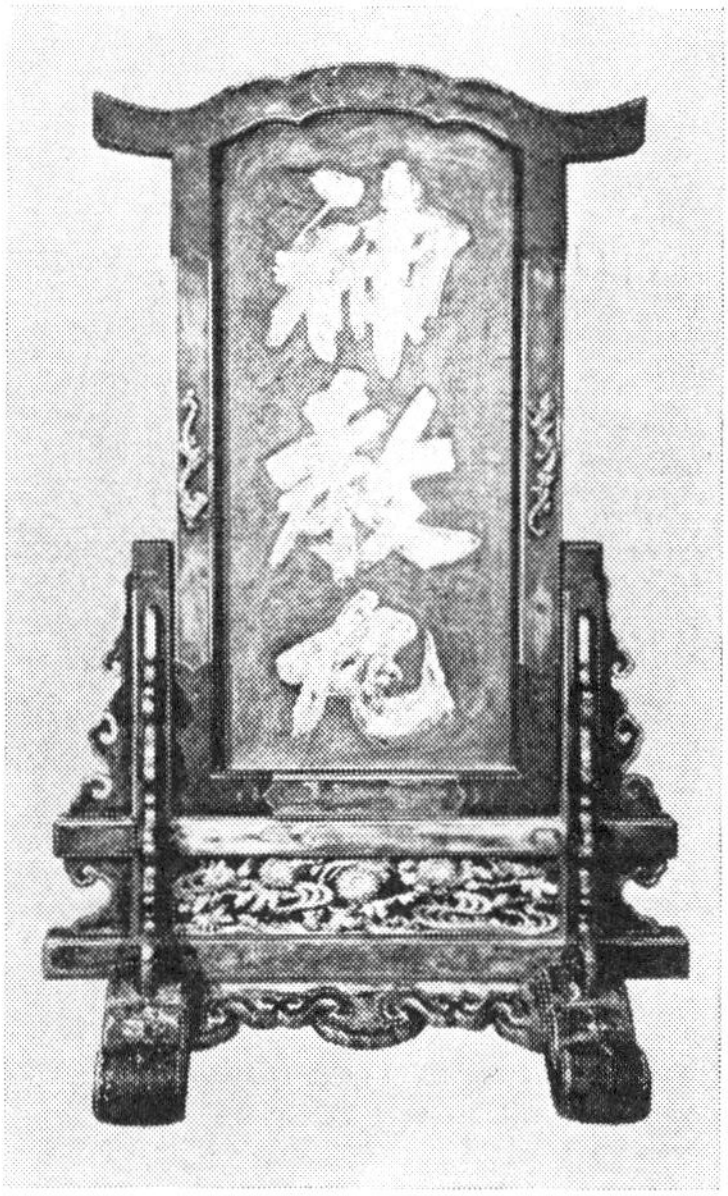

23　有川・鳥居本赤玉神教丸置看板

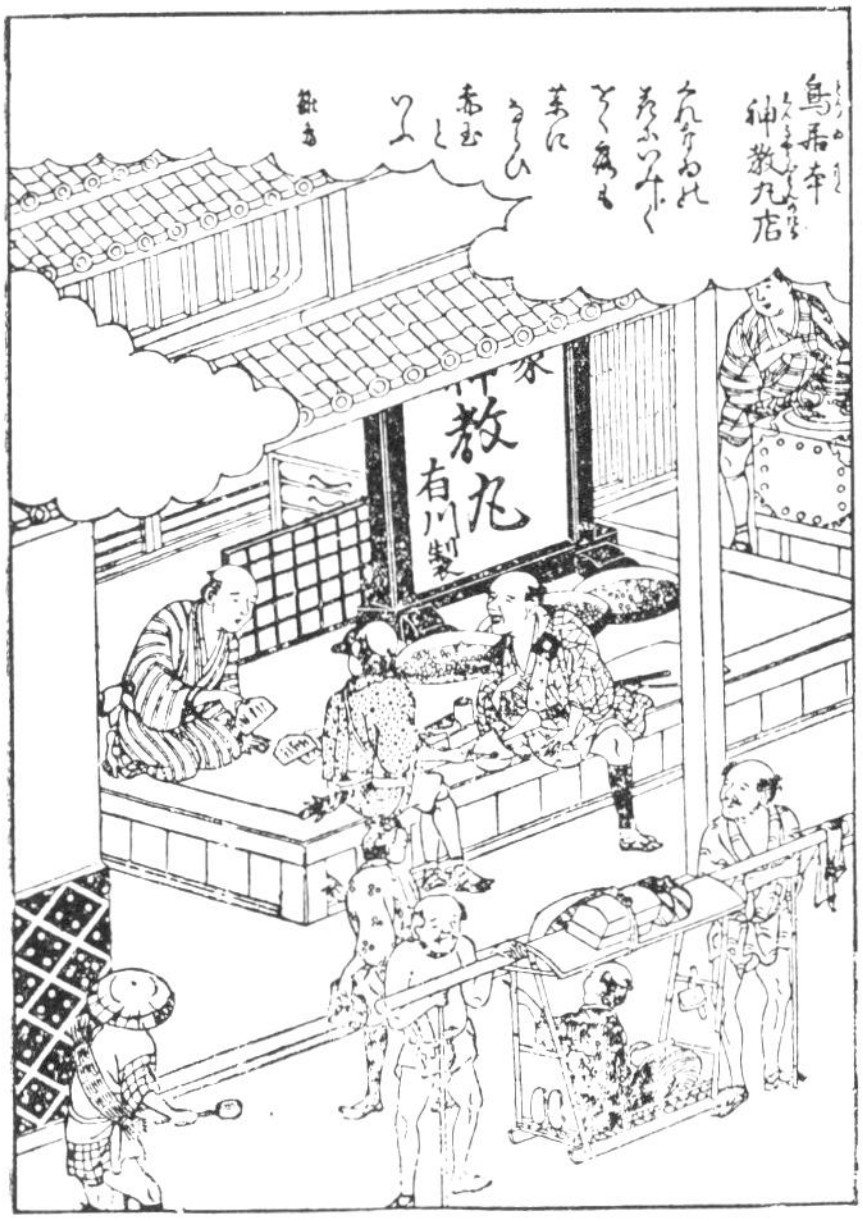

24　鳥居本神教丸店舗（近江名所図会）

売薬が本格化したのであった（『滋賀の薬業史』）。

神教丸　多賀大社の神教により製したとするものが、前記のほかに鳥居本（彦根市鳥居本町）にある。丸衣が辰砂（しんしゃ）で赤色のところから赤玉神教丸の名で親しまれた。本舗の有川氏は元福島氏と称し、佐和山城主磯野丹波守の家臣であったが、主家没落後、万治元年（一六五八）喜右衛門の代に江州鳥居本村に移住し、姓を鵜川と改め、多賀大社の神教によりその名を冠した「神教丸」を創製したという。のち有栖川家の御用達となり〝有〟の一字を賜わって有川と改名したとされる。

神教丸は、鳥居本が中仙道と北国街道の合流点にある地の利で、諸大名の参勤交替の途次、土産物として国許に持ち帰られ、ひろく知られるようになり、「もろもろの病の毒を消すとかやこの赤玉も珊瑚珠の色」（『木曽街道続膝栗毛』）とか「くれないの花にいみじくおく露も薬にならい赤玉という」（『近江名所図会』）と詠まれ、有名薬となった。

稲生若水（いのうじゃくすい）口授本にその薬方を、当薬・楊梅皮・胡椒・片脳・檳榔子・黄柏の六味を丹衣としているが、当薬・楊梅皮・胡椒・苦参・片脳・艾葉とするのもある。

小西・神仙万金丹

小西家の由緒書によれば、延宝四年（一六七六）外宮にほど近い八日市場の現在地に移住した中村助左衛門藤原清久（初代）の嫡子・助之進が、泉州堺にあって由緒ある薬業家の小西家から薬方を譲られて小西姓を名乗ったという。

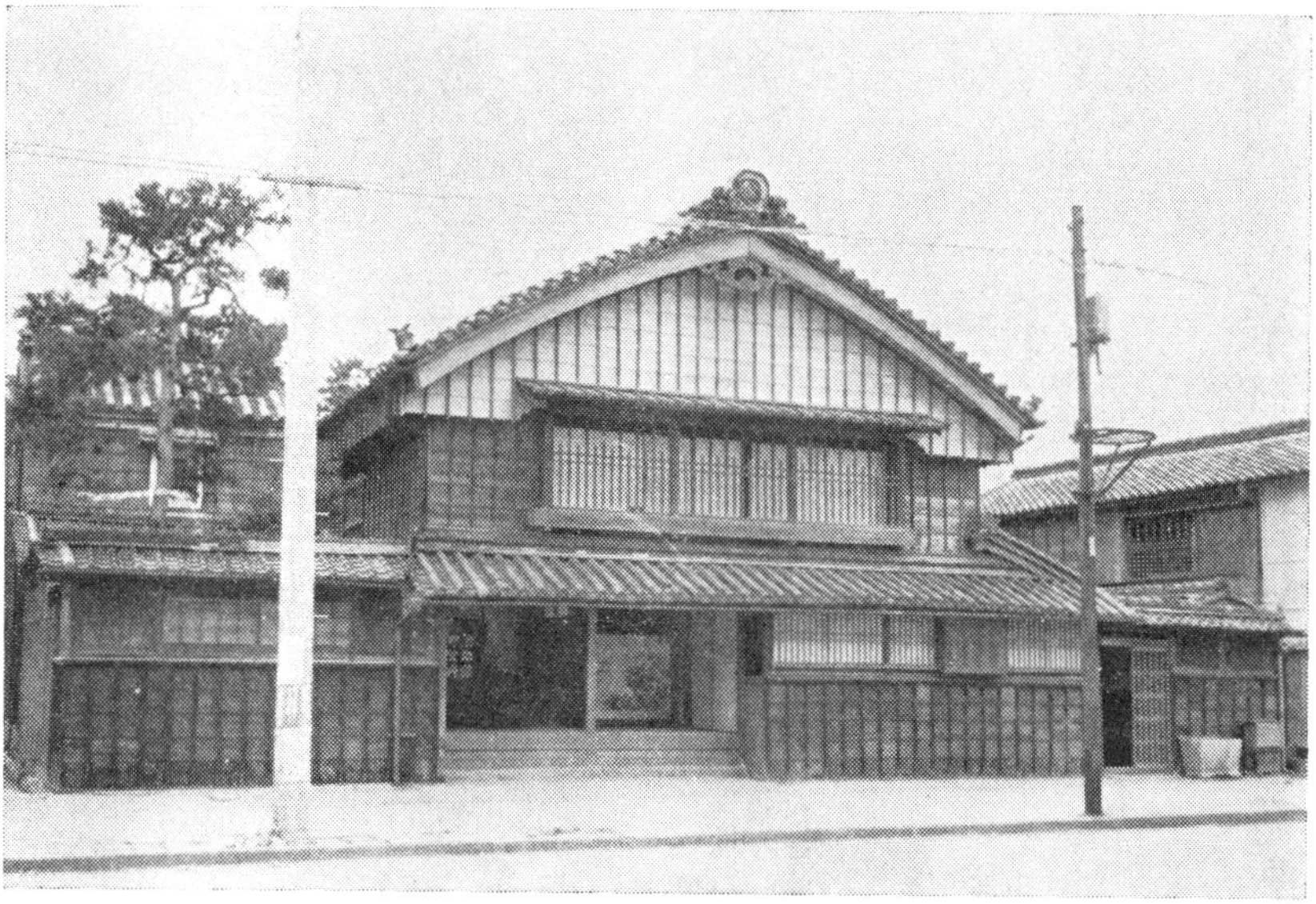

25　小西神仙万金丹本舗（現状）

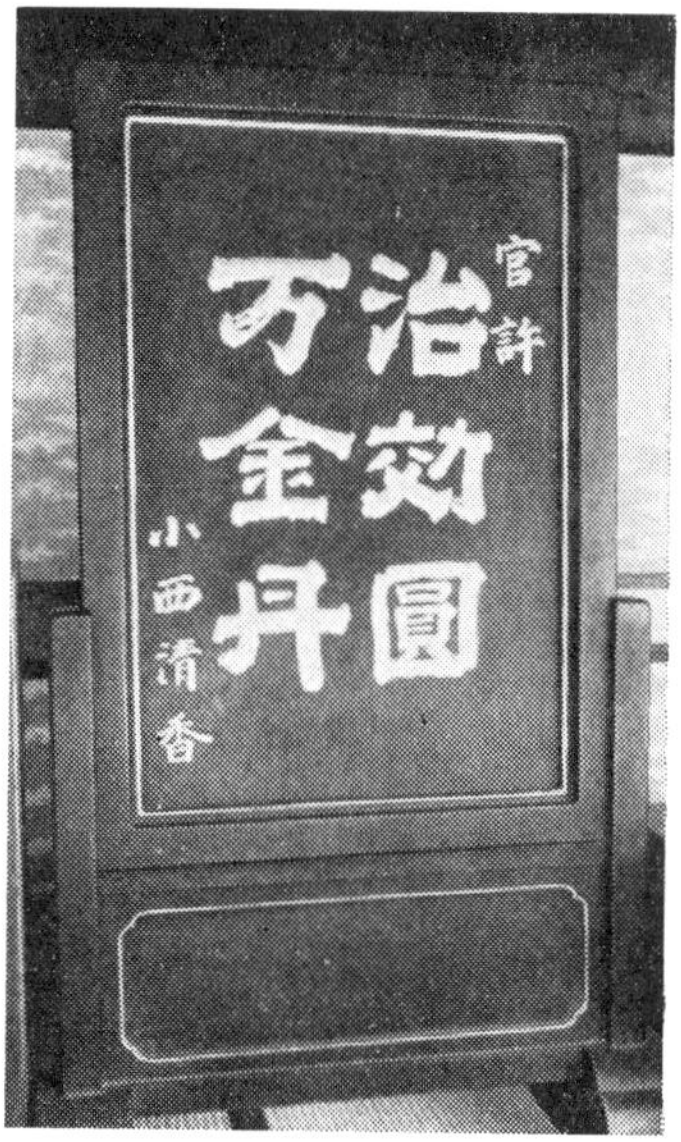

26　小西神仙万金丹本舗置看板

この助之進が小西太郎兵衛藤原清勝（二代）で、元禄四年（一六九一）日永に出店を設け、同一二年京都に看板預店を出したというから特約販売店のことか。京都では上長者町通堀川半丁西入ル吉文字屋清兵衛、のち祇園新地富永町田辺武助、また蛸薬師御幸町西入ル越後屋平右衛門、さらに錦烏丸東入ルと転々と変えている。また江戸にも預店を設け、小船町柴田吉三郎出店、のち神田豊嶋町二丁目万屋権八郎に設けていた。

宝永三年（一七〇六）一一月、中嶋町より出火、妙見町まで焼失しているが、四日市新田町に出店、伊賀名張本町に預店を設けているので、創業の基礎作りにおおわらわだったことがうかがわれる。

清勝には子供がなかったので、伊賀国に拡売中、名張徳地清左衛門の浪人市之丞を養子とした。これが三代平兵衛清聿で、当家中興の祖とされる。

享保八年（一七二三）大和大掾の官名を得ていて、野間家の因幡少掾拝名より早い。これが「小西大和大掾万金丹は朝熊岳よりは古し」（『故実郷談』）といわれたのだろう。もっとも、野間家の記録の詳しいのが残っていないので、いずれが先に創業かは決めかねる。小西家は明治に至る八代の間、代々小西大和大掾を称していた。

この清聿の代に、草津矢倉村に出店を設けているし、京都・東福寺の結判大衆千七百僧へ万金丹一〇粒宛施薬、また同家から治効円・千金堅遺丸の二剤をも売り出すなど、発展につくしている。治効円の方が万金丹より売行きがよかったとは、秦忠告の『宮川夜話草』の記すところである。

秋田教方万金丹

安東・秋田家の実季（城介、のち梁空と号した）が伝えたとするもう一つの万金丹がある。実季は関ヶ原の戦いののち、常陸宍戸城五万石の城主となったが、国政不道のかどで寛永七年（一六三〇）九月、伊勢朝熊岳麓に篭居を命じられた。この期間に実季と交遊のあった中倉義元に伝授したもの、という。

安東・秋田家にこの薬が伝わったのは、安倍晴明が遣唐使として入唐中、一隠士より授けられたものを、同家が同族であるところから伝えられたとし、この話はいささか大時代がかっている。

安東・秋田家で安倍を称したのは実季の弟英季で、この人は酒井忠勝の家臣になっている。実季が安倍を称したか否かはわからない。また実季を陸奥三春の城主とする説があるが、三春に加転したのは実季の子・俊季の代で、父のあとを襲って寛永八年（一六三一）宍戸城主となり、三春城主には正保二年（一六四五）七月になっており、のち代々三春城主だった。

伝授された中倉家は、七代忠悦が伊勢大掾の官名をもらっている。中倉家の万金丹は、のち岩城家に移っているが、当初中倉家を本舗、岩城家を支舗としていた。寛永一七年（一六四〇）中倉家の廃絶で岩城家に移ったとする説と、岩城家のそれが中倉義延の代に伝えられたとする二説がある、という（『三重県薬業史』）。

万金丹薬方のナゾ

前記の各種万金丹の由来は、それぞれ異なる言伝えをもっているが、真言密教系寺院や山伏に関連するのが朝熊岳系万金丹とすれば、初期には真言系であった朝熊岳の金剛証寺が、禅宗になってから万金丹が出現するところに、野間霊方万金丹を考える上に何か手掛りを与えてくれそうだし、その坊中の真言系寺院に無類万金丹があり、そのほかにも真言寺院系万金丹が山伏に伝わっているらしいことなど、考えるべき点が多い。

野間の霊方万金丹を真似たのが無類万金丹だとすれば、およその察しがつく。しかし、野間の霊方万金丹と小西の神仙万金丹のどれが早いのかはわからない。むしろ、既述のように小西の方が官名をもらうのが早く、小西が外宮の参詣人を対象にするだけでなく、県外にも出店などを設けて拡売しているのに対し、野間は朝熊の金剛証寺を本拠地とし、朝熊参りの信仰客と金剛証寺配札の利用を主力にし、一方では内宮の参詣人をも対象にしていたとみられる点で、それぞれ商法はちがっていたようである。ちなみに、野間が大阪に出店するのは明治になってからである。明王院の無類万金丹は山伏の配札にともなう廻国に販路を求めていたらしい。これらの商法のちがいに、それぞれの万金丹の盛衰のカギがあったのだろう。

ところで、医書に収載されている万金丹はこの伊勢の万金丹とはちがう薬方のものであったし、効能もちがう。

『袖珍医便』（一六九〇）に万金丹は紫金錠ともいうとあり、明代の『寿世保元』には紫金錠は神仙太乙紫金丹の別名としてあげられ、また一名万病解毒丹、玉枢丹の名もある。薬方は山茨茹（山慈姑）・川文蛤（五倍子）・千金子（続随子）・麝香・紅牙大戟を配合するもので、諸瘡の解毒が主効である。また、『家伝預薬集』（一六六六）にある千金丹の薬方も右の薬方と一致する。『上池秘録』（一七七七）の万金丹も同じである。

実際にわが国で万金丹といっていたのは食傷を主効とする阿仙薬製剤で、現在の仁丹などの口中清涼薬と同類で、その薬方はむしろ延齢丹に近い。延齢丹は『家伝預薬集』（一六六六）や『丸散手引草』（一七六九）の薬方と『延寿和方彙函』のそれとは薬方がちがうが、後者は阿仙薬製剤である。安土・桃山期の名医・曲直瀬道三（まなせどうさん）（一五〇七～九四）が師の田代三喜から相伝されたものとされる。わが国でいう千金丹も同類で、なぜ医書のそれらと同名異質のものになってしまったのか、わからない。これは伊勢系の万金丹以外のものにもあてはまる。それらの関係を表にしておいた。（表―4）

陀羅尼助（だらにすけ）

真言密教系（天台系の本山派に対し、当山派という）の山伏の薬といえば、オウバク（黄柏）の濃厚エキス製剤ダラニスケがよく知られている。中国にはみられない和方製剤である。

奇妙な名称のダラニスケは、強い苦味をもつ薬なので、僧侶が陀羅尼経を誦ずるとき、口に含んで眠気を催すのを防いだところから、陀羅尼経を誦ずるのを助ける意だとも、また製造するとき陀羅尼を唱え、陀羅尼経の不可思議な霊力で人間を助けるのでその名がある、とされる。

口碑によれば、ダラニスケは役行者（えんのぎょうじゃ）が斉明天皇三年（六五七）藤原鎌足の病気をこれで癒したとか、弘法大師の相伝薬ともいわれるが、古くから山伏（修験者）の間で常備薬として用いられていたものらしい。

もともと山伏は、僧侶のうちから俗化した寺院生活を嫌って山林に隠遁し、自然の浄域で練行を積もうとするものや、あるいは道教的神仙術や呪術修業のために山林に入って難行苦行を積もうとする風潮が、それ以前からある原始的山岳信仰の素地の上に発展し、これが平安期の密教の山岳仏教と結びついて脱皮し、主として真言密教を奉じ、真言陀羅尼を誦じ加持祈祷を行なうようになったもので、その元祖は役行者とされる。もちろんこれは伝説で、役行者の名は奈良朝のは

薬名＼剤名	野間万金丹	小西万金丹	千金丹＊	仁丹＊	清涼剤＊	延齢丹 『家伝預薬集』（一六六〇）『丸散手引草』（一六七二）	延齢丹 『延寿和方彙函』	団幡藩小塩家伝方万金丹	『売薬調合秘書』万金丹
丁子	○	○	○	○		○		○	○
桂皮	○	○	○	○	○	○	○	○	○
甘草	○	○	○	○	○	○	○	○	○
阿仙薬	○	○	○	○	○		○	○	○
木香	○	○		○		○	○		○
麝香	○	○				○	○	○	
竜脳		○		○	○	○	○	○	○
沈香	○					○	○		
縮砂				○	○	○	○		○
青皮		○							
ハッカ油			○						
大茴香				○					
ハッカ脳				○	○				
サフラン				○	○				
甘茶				○	○				
澱粉			○						
氷餅粉	○	○							
銀箔	衣	○							
						乳香 白檀 訶子 桔梗 蓽撥 辰砂	当帰 蒲黄 薏莎 白檀 白朮 訶子 桔梗 胡椒 黄連 莪朮 厚朴 杏仁 紅花 陳皮 益智 莎草		香附子 茯苓 干姜 蓽撥 上茶

表ー4

1)＊印は戦時中の統制処方（存置）とその名称。

2)衣とあるのは剤皮（丸衣）を示す。剤皮（丸衣・錠衣など）には，金箔・銀箔・辰砂などが使われた。現在の錠剤に糖衣などを施すのと同じ。辰砂を剤皮に使用することは明治になって禁止された。

ちなみに，丸薬の製造は，指先や手掌でまるめていたのが，需要の増大に伴って製丸器を使うようになった。下桝と称する扇形の製丸器は，売山の売薬業者が江戸期に考案したものだとされ，丸薬の大小に応じて孔の大きさが異なる扇形に開ける角棒を台に挿入し，丸薬塊を竹ベラで孔へ押し込み，のちこれを開いて分割された丸薬粒を払い落し，これを指頭で丸めたが，明治期に入ってから成丸板が考案され，一度に数百粒の成丸が可能になった。明治期には，線香の截条器にヒントを得て押し出し式製丸機が出現し，大量生産が可能となり，また細粒の丸薬を均一につくるのが容易となった。こうしてつくった丸子が，まだ柔軟で湿気のあるうちに丸衣をかけるが，硬く乾いた丸子でも棗子形の漆器に入れて糊水を少し加え，丸子を湿潤させて丸衣をかけることもあった。

じめ、文武天皇の代に怪しげな予言めいたことを伝えて世間を惑わした科で処罰された役小角に対し後世与えられた名で、山の神を操ることができた霊媒者としてのシャーマンであろう、という（和歌森太郎）。

ダラニスケが山伏（修験者）の常備薬であったとすれば、その祖とされる役行者にその起源をおくのは当然だろうし、山伏が真言密教を奉ずる限りでは、真言密教の開祖・弘法大師に関係づけられ、その相伝薬といわれるのも、これまた当然であろう。

ダラニスケが修験道のメッカ、大和吉野の山上岳（大峰・金峰山）やその麓の洞川、紀州の高野山、さらには当麻寺（浄土宗）の中で真言宗の中ノ坊にあるのは、真言系の薬としての性格がみられるし、鳥取の大山、木曽の御嶽山、愛媛の石鎚山など真言系修験道場にも同じ製剤が煉熊・百草などと呼ばれて全国的分布をみせているのも山伏系の関連を思わせる。

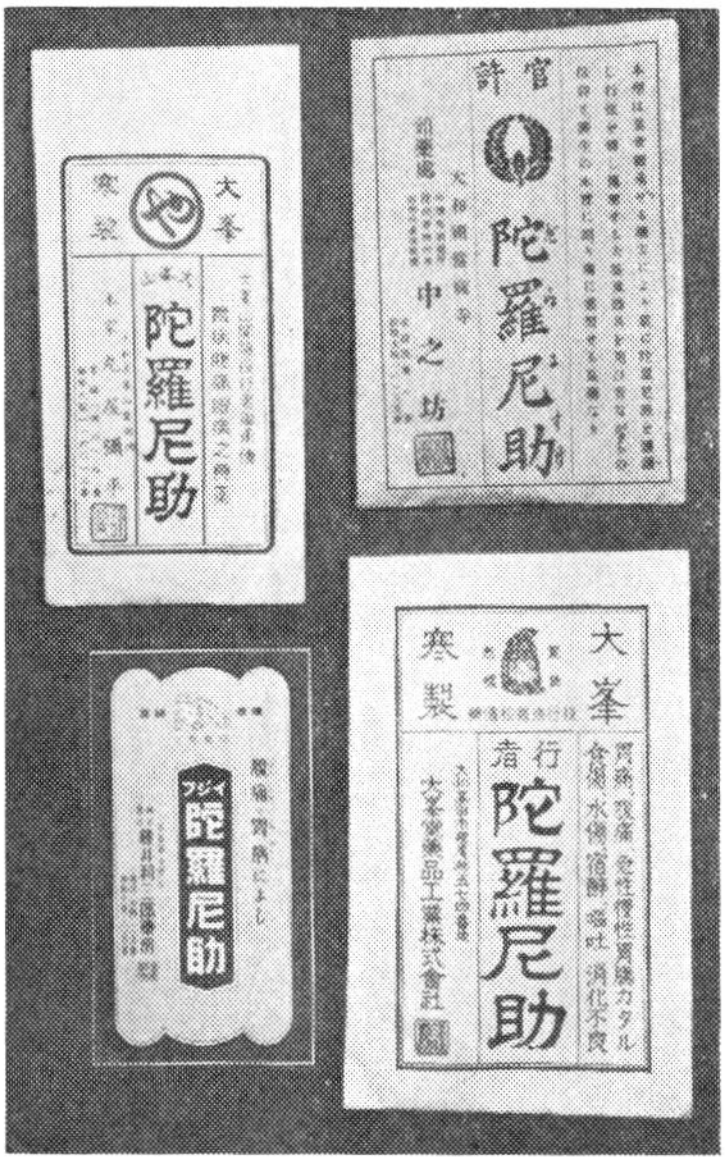

27　ダラニスケ各種

当麻寺中ノ坊のダラニスケの能書に「本剤は累世継承せる薬方により厳に陀羅尼経を読誦し行法を修し伝来せる大釜及び器具を用い昔ながらの信仰と済生の本旨に則り厳寒に製せる良薬なり」とあるように、厳寒の寒気の乾燥した時期に寒中の水を使ってオウバク（ヘンルウダ科キハダ属植物の樹皮を乾燥させたもの、採集期は夏の土用前後がコルクの剝離が容易なので好まれる）を熱湯で煮て水製エキスとし、それを濃縮して竹の皮に延して自然乾固させる。青味と光沢を増すため青木葉を加えることもあり、また竜胆・莪朮・苦木・苦参などを配合する場合もある。陀羅尼経の済生の妙力をこの薬に付加して人を助ける薬の意とするのが最もこの薬の性格を示していよう。前記の百草とは、香の煙が溜ったのに、もろもろの薬草を混合して加持した意で、やはり信仰面の強調であろうが、煉熊の名は苦味で熊胆に似ていて外観も真黒であるところから名付けられたもので、しばしば熊胆の贋薬に使われた。

高野山や大峰山などの深山では、冬期寒気が厳しいので、高野聖（廻国僧）たちは山を下り麓の大和五条あたりの宿駅にたむろしていた。一方、大峰山を下った山伏たちも麓の洞川やこの辺りで落ち合い、ここにダラニスケの交流があったとすれば、ダラニスケの名も、あるいは高野山系に伝わった以後の名称かもしれない。

一方、大峰山などの山伏系ダラニスケの製造が山麓付近の民家に伝わったのは、南北朝のころらしく、兵火で寺坊を焼かれた山伏たちが民家などに寄食していたとき、山林中で製造し生活の資の一部としていたが、いつしか民家に洩れ伝わったとも、またこの製法を民家に伝授して寺坊再建の資金の一部に当てたとも考えられる。

（付）高野山の土砂加持秘法

医療用の薬ではないが、真言密教に土砂加持の秘法というのがある。これは空海に発するとされている。

光明真言によって加持された土砂の霊力は、これを死者や墓の上に散布すれば、いかなる極悪人も地獄に堕ちることなく極楽往生できるとされ、病者には首にかけ手に持ち、または常時座右におけば治癒うたがいなしとされ、さらに興味深いのは、葬式のとき、遺骸の死後硬直を防ぐ効果があるとされる。

長崎出島の蘭館長イザーク・ティチングもこの話を聞いて『日本風俗誌』に詳細に紹介しているばかりか、実際に一七八三年一〇月に出島で没した若いオランダ人の死体の耳・鼻孔・口にこの土砂を入れたところ、柔らかくなったという実験まで書き留めている。

高野山一帯は往時、水銀産地として知られ、弘法大師・空海がこの地を開山するに当たり、山王の神を丹生（にう）明神（水銀の女神）とする一方、山霊として地主神を高野明神として祀り、この二柱の神を高野山金剛峯寺の守護神としたのも、霊地経営の経済的基盤を、ここの水銀に求めたためと考えられる。空海が水銀に関する深い知識を中国留学で得て、これを寺院経営ないし宗教勢力の拡張に利用したものとみられ、空海の流れをくむ真宗密教の一派が水銀を重視したことがうかがわれ、全国に及ぶ真言系寺院が水銀産地との関連における立地条件をもつことをもこれを示唆する。

中国唐代にあっては、水銀は丹薬の重要な原料として、神仙家の不老長生薬の製造に欠かせぬものだったのである。

高野山の土砂、つまり水銀鉱（辰砂）を含む土砂が土砂加持秘法の祖形とみれば、辰砂のもつ丹薬原料としての不老長生薬への願望、ないしは呪術信仰が転化し様式化されたのが、この土砂加持だったと考えてよいのかも知れない。

6 越中富山の反魂丹

万代常閑

わが国の薬の中で最も知名度の高かったのは、既述の万金丹とともに越中富山の反魂丹であったろう。この反魂丹は岡山藩医の万代(まんだい)常(浄)閑から伝授された薬方だ、といわれる。

明治三八年(一九〇五)に『富山市史』編さんのため、富山市より岡山県庁へ万代常閑についての調査依頼をした際、岡山側がまとめた記録によれば、万代家が反魂丹の薬方を知ったのは、万代主計の祖父掃部助(かもんのすけ)が泉州堺に住んでいたときとされる。

掃部助が堺に漂着した異国の商船の乗員を救って介抱した折、その夜、氏神の万代八幡が夢の中に現われ、明日唐人が必ず錦綺(きんき)をもって謝礼に来るだろうが、それを受け取らずに妙薬の秘方を受けよとのお告げがあった。翌日、はたして救助された唐人がお礼に訪れたが、夢のお告げにしたがって、錦綺を贈ろうとするのを固辞して受けず、唐人一子相伝の妙薬の秘方を伝授してもらった。これが万代八幡御夢想の延寿反魂丹で、主計が故あって堺から丹波、のち備前国和気郡益

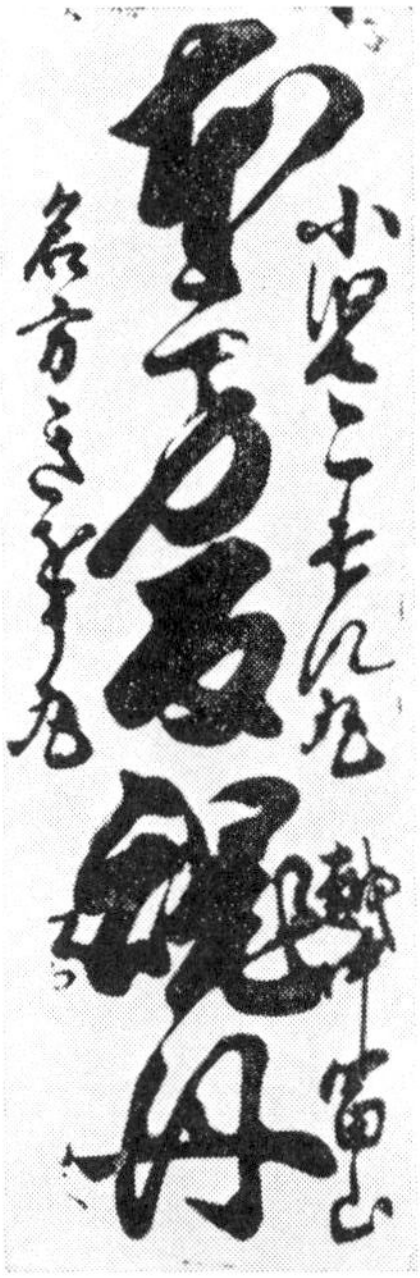

28　反魂丹紙看板

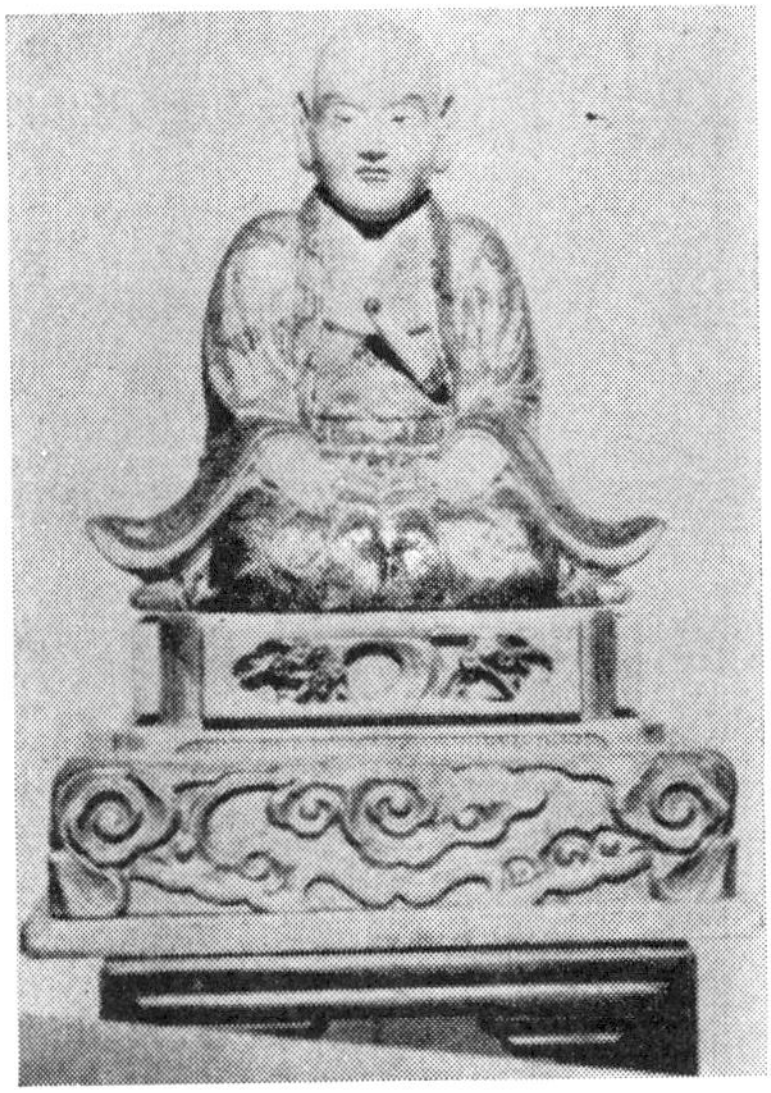

19　万代常閑像

原村臨済寺の住職と縁故があったため、同寺をたよってこの地に移住し、医を業として常閑と改め、傍ら反魂丹をひさぐようになった、という。富山側と交渉のあった常閑は第一一代目（正徳二年、一七一二没）だとされる。

富山側の反魂丹の由来には数説があり、万代浄閑―第二代藩主前田正甫(まさとし)―近習の日比野小兵衛―松井屋源右衛門の伝授経路と、浄閑―小兵衛―正甫と逆転し、正甫から松井屋―八重崎屋源六、茶木屋三五郎、薬種屋権七へと複数の経路を示すものがある。これは、それぞれの由緒書が自家を正当化せんがための作為が加わっているためとみられる。

また、富山側の古記録では浄閑とあったのを常閑と書くようになったのは、前記岡山県庁の調査報告が常閑となっていて、それを『富山市史』（明治四十二年、一九〇九）が採用して以来のことである。もっとも、備前国和気郡伊部村妙国寺にある過去帳には浄閑とあり、古くはどちらも使っていたものらしい。益原村の墓は常閑、万代家文書もすべて常閑となっており、備前側の看板にも備前国和気郡益原村万代常閑とある。

なお、万代を〝もず〟と読ませることもあるが、『泉州志』に万代は村号で、中世万代氏がこの辺にあって毛須(もず)の一荘を領していたため、毛須殿といわれていたのは混同だ、とある。

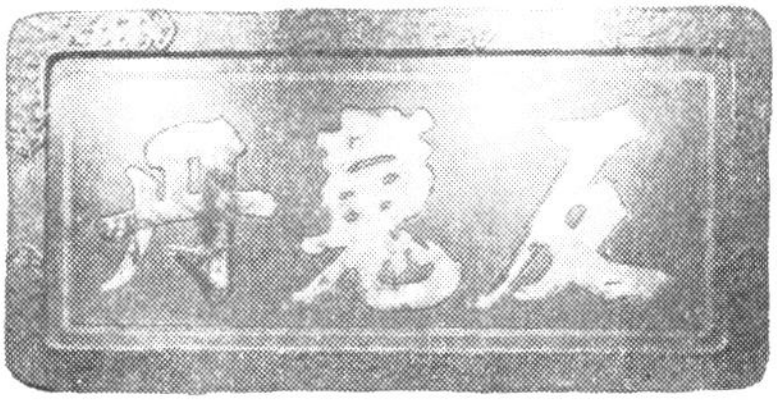

30　反魂丹看板

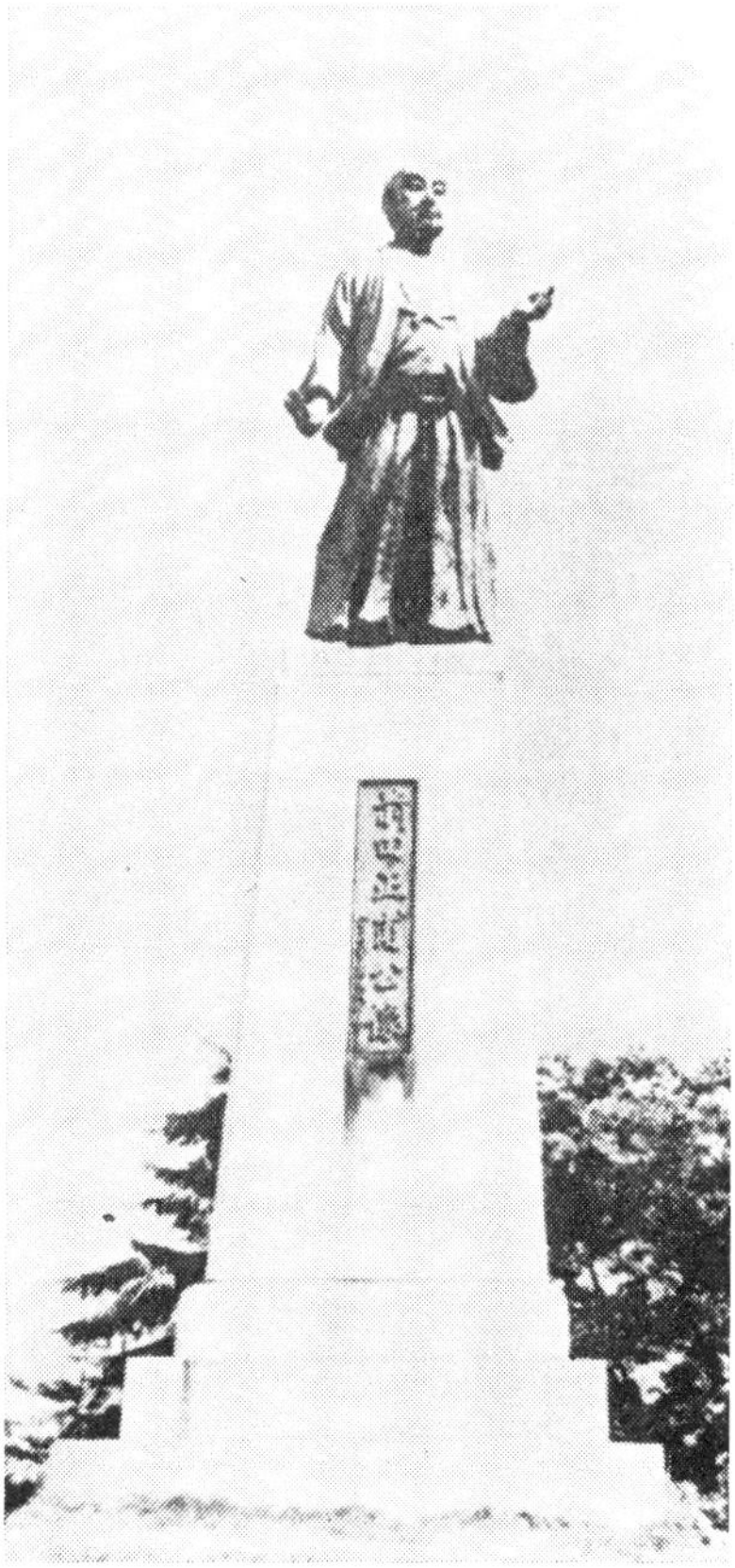

31　前田正甫像

富山藩二代藩主前田正甫は，記録によれば病弱であったようで，薬に関心が深かったのはそのためと考えられている。合薬製剤の研究を自ら行ない，度々家臣に薬を下賜する御触れを出している。

松井屋源右衛門書上の由緒

「備前之国岡山ニ長崎出生之医師ニシテ出張セシ医師岡山浄閑と申者」という書出しのこの由緒書では、姓名からして間違っているし、浄閑の生国は後述のように長崎ではない。それはともかくとして、この浄閑が反魂丹の正方を所持していることを聞いて、藩主の前田正甫がその薬方を浄閑から聞き出し、その方書を日比野小兵衛に預けた。小兵衛は数年後にこの方書の返上伺いをしたところ、城下の薬種屋に伝授せよとの命を受けたので、松井屋に伝えた、というのである。

これでは、浄閑と正甫の関係が不明で、なぜ浄閑が正甫に薬方を伝えたのか明らかでない。そのためか『富山売薬紀要』(一九〇九)にみられるように、正甫が製薬を好むのを聞き、岡山から常閑が富山に来て、その家伝の秘方を献じた、とする尾ひれのつく記載がみられるようになる。

妙国寺書上の由緒

正甫の近習(きんじゅう)の小兵衛が藩用で長崎に赴く道中で万代浄閑と懇意となり、小兵衛が長崎で病気になったとき、浄閑から与えられた反魂丹で全快、この薬方を浄閑から教えられて富山に帰った。某日正甫の腹痛を小兵衛自製の反魂丹でなおしたので、正甫はこれを世上に弘めるよう命じ、松井屋へ薬方を伝授せしめた、という。

この由緒書はさらに続けて、行商人の元祖・八重崎屋源六は松井屋の手代たちを支配し、反魂丹ほか数品目を関西方面へ売り弘める際、日比野小兵衛の添状をもって浄閑へ挨拶に伺い、以後毎年立ち寄ることを慣習としたが、浄閑は立山産の熊胆と黄連などの入手を望んでいたので、五、六年引続いて持参し、こうして浄閑と親しくなり、万代一家と深く親睦を重ねるようになった。

某年、たまたま源六が岡山に滞在中、浄閑が病の床に伏したので、源六がその看護に当たったが、そのかいなく浄閑は病没した。源六は請うて分骨を受け、富山に帰って妙国寺に墓碑を建て、さらに木像を刻み本堂に安置して富山売薬の守護神・反魂丹元祖として崇め、毎年法会を営んでその徳をたたえた、と記している。

ここで注目さるべきは、浄閑が熊胆と黄連の入手を望んだという点である。この二品は、加賀・越中の特産である。

備前と富山の反魂丹を結ぶものとして、反魂丹の薬方から眺めてみると、このことは重要である。すでに岡山側で反魂丹がつくられていて、その原料確保のため、良質の越中産右二品が必要であったとみれば、このような原料面からの商行為が先行していて、そのパイプを閉ざないようにするため、その代償として浄閑が薬方を伝えたとする見方が出てくる。もっとも、右の由緒書では富山で反魂丹の行商をはじめたあとの話にはなっているが、これをもってもそれ以前の関係をうかがわせるものとみられなくはなかろう。

配置販売方式の採用

人口によく膾炙している反魂丹の由来として、前田正甫が江戸城内で某大名の腹痛を持参の反魂丹で救急治療したのがきっかけとなり、諸侯の希望で諸国へ売薬行商がはじまり、いちやく有名になったという話が伝えられている。この年代は延宝年間といい、元禄三年（一六九〇）といい、いずれにしても第一一代常閑のころに相当する。

ところが、備前側では第一〇代常閑より岡山侯に仕え、出雲大守松平出羽守が参勤交替で江戸へ上下行の途路、万代家の反魂丹を求め、家中の者も買い求めていたという記録があり、西国大名などには古くから万代家の反魂丹が知られていた形跡がある。富山側のその話は、藩主自らが率先して反魂丹の積極的宣伝に一役かった、ということなのだろう。

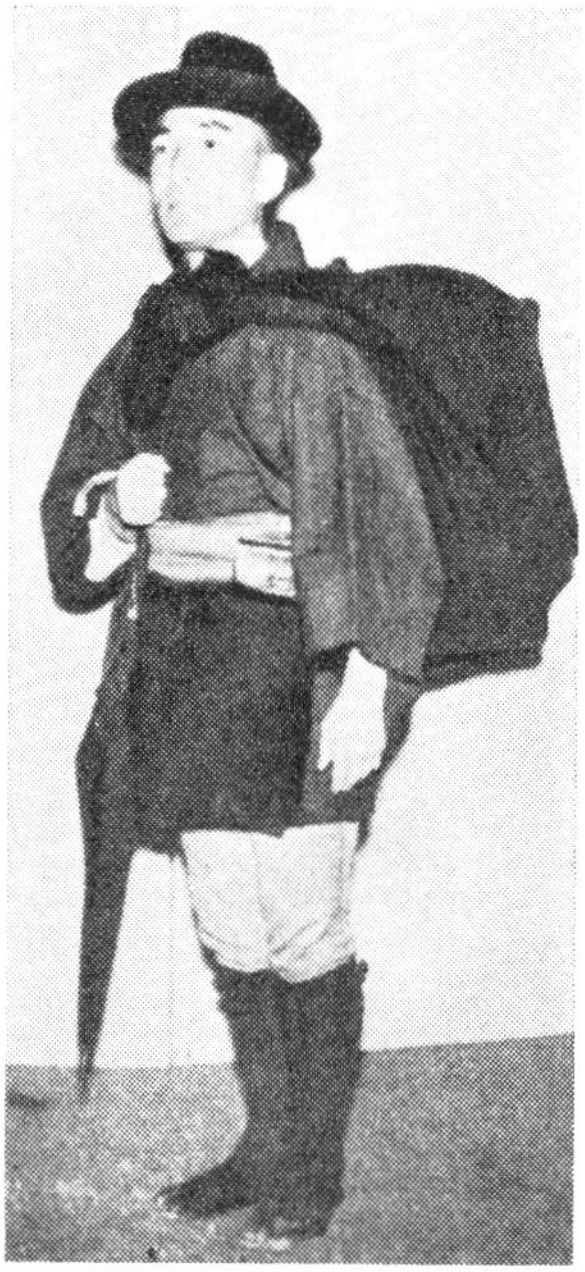

32　富山売薬行商姿（明治期）

一方、富山の販売方式として、最初の配置販売方式を採用した点を強調する向きがある。

ところが、この方法と同巧の大庄屋廻しという販売方式が備前側で古く採用されており、クレジット販売にリース販売を組み合わせたような〝先用後利〟の方式が中世的商業形態として一般的だったとされ、瀬戸内海の島々の零細漁民を対象にした〝現物先渡し〟方式が内海で育ち、この商法を確立したのが四国商人だったともいわれる（樋口清之『梅干と大福帳』）ので、備前地方でこれが売薬販売に採用されていたとしても、あながち不思議ではない。

備前のこの方式が富山に伝わったとみるか、別個に富山に発生したとみるかはきめかねるし、富山の反魂丹に代表される売薬行商販売が、当初から配置販売方式を採用していたかも明らかでない。

売薬行商の発生が中世の山伏（修験者）や廻国者の配札に関連あったことは、万金丹の項であげたところだが、越中立山も修験者の道場の拠点として信仰を集め、その麓の芦峅(あしくら)寺・岩峅寺の部落の人々が配札檀那廻りを行ない、全国各地に檀那場をもって布教につとめ、護符の配札とともに立山産の薬草を配っていた。こうした背景が富山売薬の行商販売の中に間接的影響を与えたことは否定できない。

ちなみに、香具師(やし)仲間による反魂丹売りが三都（京都・江戸・大坂）で行なわれ、いずれも松井姓を名乗っているが、それらと由緒書に出てくる富山の松井家との関係は明らかで

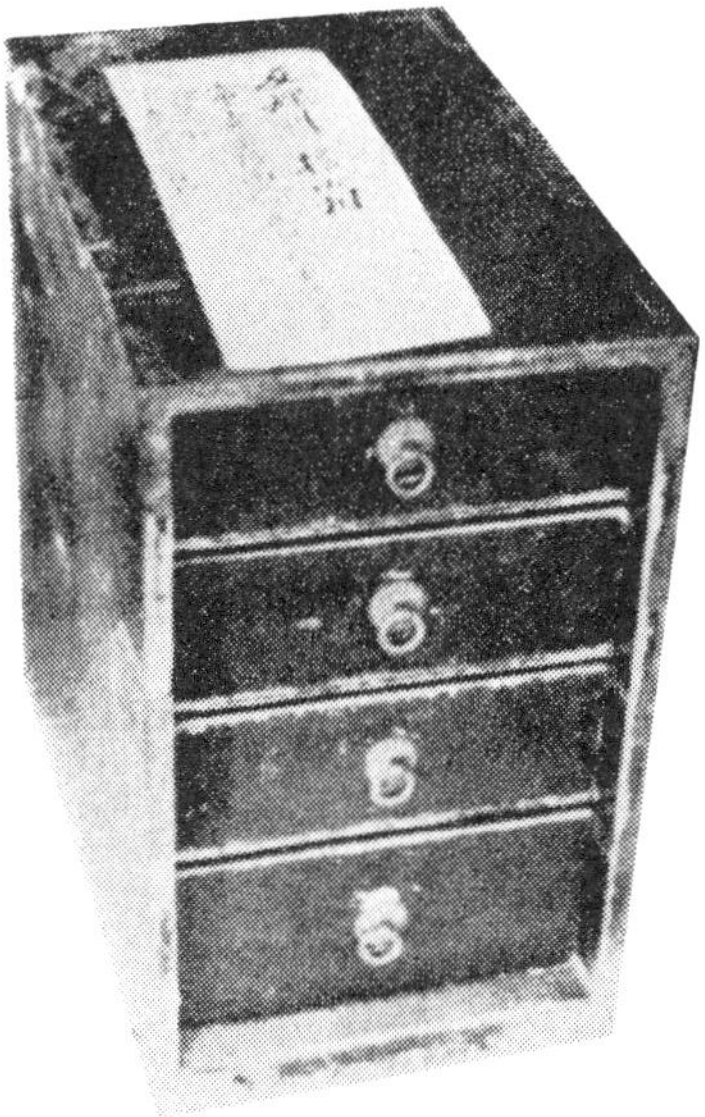

33　富山売薬反魂丹担箱

ない。

江戸で居合抜の芸をみせた松井源左衛門、同じく曲独楽をやった松井源水は有名だし、京都で蹴鞠をやった松井七郎平、大坂で居合抜をやった松井喜三郎の名が知られ、松井源水の記録（一七三五）には、「諸国妙薬取次売」の品目として越中富山反魂丹・小田原外郎・歯磨楊枝がある。

反魂丹の薬方

反魂丹の剤名は中国の『和剤局方』に出てくるが、わが国の反魂丹とは別のものであり、僧月湖の『済隠方』にある反魂丹は益母一味の産前産後薬でこれまた違う。

わが国でいう反魂丹は、中国の『儒門事親』の妙功十一丸から軽粉を抜いたものだと望月三英の『三英随筆』にあり、曲直瀬玄朔（延寿院）が延寿反魂丹と命名したものだというが、黒川道祐（『雍州府志』）と三宅意安（『延寿和方彙函』）は、共に玄朔の自製したのを「延齢丹」とする。

岡本玄冶の『家伝預薬集』（一六六六）にはこの点を明確に「延寿反魂丹今俗ニ云フ反魂丹也、家伝ニ麝香丸ト号ス、儒門事親巻第十五妙香十一丸ト号ス、癎ヲ治ス……」とあり、麝香丸の名は黒川道祐の『雍州府志』（一六八七）にもみえ、それを引用した『続江戸砂子』（一七三五）に「一名ハ麝香丸と称す。足利家の良方にして畠山家も是をつかふ。倭方の内特に奇也。世人験ある事を知る。よつて薬店軒を並べてこれを製す」として以下江戸の薬店一〇軒ほどをあげている。

『富山反魂丹舊記』には、それに配合する胡黄連を「和」とことわっているのは胡黄連の代替としてわが国でセンブリ（当薬）を用いたので、それを当初用いていたのだろう。のちの処方では「唐」胡黄連と輸入品を用いているが、同一処方内に当薬が残っている。また、のちには熊胆の代りに廉価な猪胆を用いたり高価な麝香を抜いたりして、時代によって薬方内容が変っている。

熊胆と偽代替植物薬

熊胆は俗称では「くまのい」だが、正規の薬名では「ユウタン」といい、熊の胆嚢を乾燥したものだから、一頭に一個しかとれない。それで熊の捕獲数によって生産量がきまり、しかもその捕獲時期によって品質がちがうので、わが国の国産薬物の中では最も高価薬の部類に属するため、贋物が出廻り、熊胆に他の動物の胆嚢を混和するのはまだしも、まったく熊胆を含まぬ植物性薬のものまで現われてくる。

『日本山海名産図会』（一七九九）には植物薬でにせの熊胆の作り方を次のようにあげている。

「制偽胆法、黄柏・山梔子・毛黄連の三味を極細末とし、山梔子を少し熬て其香を除き、三味合せて水を和して煎し詰むれば、黒色光沢乾て真物のごとし、是をつつむに美濃紙二枚を合せ水仙花の根の汁をひきて乾せば、つつみて物を洩らすことなし。包みて絞り板に挟みて陰乾にすれば、紙の皺又薬汁の潤入えて実の胆皮のごとし。尤（も）冬月に製すれば暑中に至りて爛潤すべし。故に必（ず）夏日に製す。是ハ備後辺の製にして他国も大抵かくのごとし。他方悉くハ知がたし。

文献名 / 薬名	『富山反魂丹舊記』	富山松岡和兵衛方（一七九五）	富山松岡和兵衛方（一八〇七）	『家伝預薬集』（1666） 延寿反魂丹	福島道牛方	家方	『儒門事親』（妙功十一丸）
木香	(唐)○	○	(唐)○	○	○	○	○
鶴虱	○	○	○	○	○	○	○
莪朮	(東)縮砂	(東京)○	(東京)○	○	縮砂	○	(広茂)○
三稜	○	○	○	○	○	○	(荊)○
陳皮	○	○	○	○	○		○
大黄	(唐)○	○	(唐)○	○		○	○
黄連	○	○	○	○	○	○	○
胡黄連	(和)○	(唐)○	(唐)○	○	○	○	○
雄黄	(鶏冠)○	○	○	○		○	○
枳殻	(実)○	○	○	○	○	○	
青皮	○	○	○	○	○	○	○
黄芩	(唐)○	(唐)○	(唐)○	○		○	○
乳香	(玉)○	○	○	○	○	○	○
丁子	○	(赤)○	(本)○	○		○	○
甘草	○	○	○	○	○	○	○
牽牛子	○	○	○	(黒)○	○	(黒)○	(黒)○
知母				○			
熊胆	○	地ゐ	ゐ	○	○	○	○
麝香	○			○	○	○	○
白丁香	白鳥粉	白鳥粉	白鳥香	○	○	○	
赤小豆	○	○	○	○	小豆	○	○
竜脳	(白)○	○	○		白朮	雷丸	雷丸
					桔梗		沈香
連翹	○	○	○		苦楝皮		軽粉
		当薬			川芎		巴豆
		麻香					

表―5

1)唐とあるのは中国産輸入品で，東・東京は中国の地名。和は国産品を示す。薬は唐・和の区別をし，また産地を明記して品質を確保するのが一般だった。　2)荊は荊三稜で，三稜にはこのほかに黒三稜その他がある。　3)鶏冠は鶏冠雄黄で，色が鶏冠のようなので名付けられた。　4)実は枳実で，枳穀と枳実が同一か別かは古くから異論がある。果実の成熟と未熟とで区別することもある。　5)玉は玉乳香で乳香の上質のもの。　6)丁子の赤・本は不明。　7)黒は花色の青碧色のもの（黒牽牛）から採ったもの。　8)地ゐは，地元産の熊胆（くまのい）の意か。　9)竜脳の白は上品なもの。

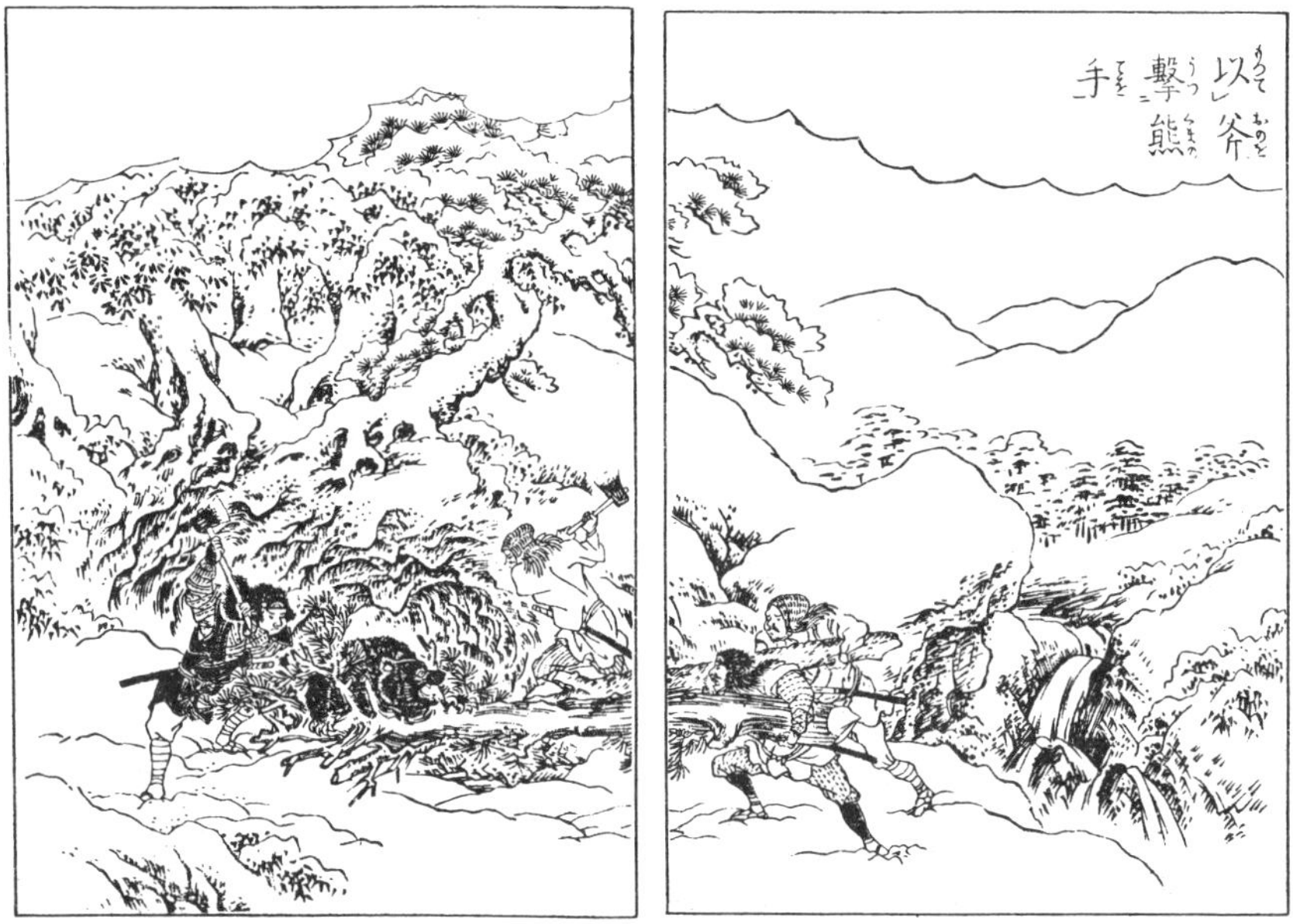

34　熊捕りの図（日本山海名産図会）

。又俗説にハこねり柿といふ物味苦く是を古傘の紙につつむもありと云へり。或ハ真の胆皮に偽物納れし物もままありて是大に人を惑すの甚しき也。」

こうした贋物が市場に横行していたので、真偽鑑別のための方法が工夫され、良質の熊胆の入手に苦労した一方、前述のように、売薬製剤には熊胆の代替に他の動物胆の使用もみられたし、意識的に植物薬を配合して熊胆の量を減らすこともみられた。二、三を例示してみよう。

黒丸子（こくがんし）　近世において、熊胆をこよなく賞用した人に、後藤艮山（こんざん）（一六五九〜一七三三）がいる。艮山は百病を一気の留滞から起るとし、順気の良法として温泉・灸・蕃椒とともに熊胆を賞用した。世人はために艮山を湯熊灸庵と渾名（あだな）したくらいであった。

この艮山が熊胆を主薬として作った自家方が黒丸子で、「黒丸子と称する者は、もと熊胆をもって主師とし他薬を副軍となす。一名熊胆丸、即ち先生自製の方也。里舗、街店、招牌相望み蓋（けだ）し多く偽方あり。尽く信ずべからず」（『養菴先生行状』）とあり、艮山の原方と市販の製剤は同名でも薬方内容が違っていたことがうかがわれる。

三宅意安は、この原方は和方の三神円で、それを加減したのが艮山の黒丸子である。ただし三神円は上古の遺方だとされるが、詳しくはわからない、といっている。

艮山の黒丸子の原方がうかがえるものとして、後藤家の薬方録『養浩堂方矩』をみるとセンブリ（当薬）やオウバク

（黄柏）が配合されていないのに、これらを配合の黒丸子と称する他の書物をみると、熊胆の量が半減している。これは高価な熊胆を減らし、その代りにセンブリやオウバクを加えて苦味を似せたものとみられる。これが昂じると、熊胆をまったく含まずセンブリ・オウバクの量がさらに増量（とくに後者）され、丸衣だけに熊胆をかけて熊胆臭と苦味を感じさせるという、手の込んだものが現われてくる。もっとも、熊胆を丸衣にも使うのは丸薬配合薬として熊胆を使っているのにもみられなくはないが、丸衣のみに使うというのは、明らかにゴマかしであろう。

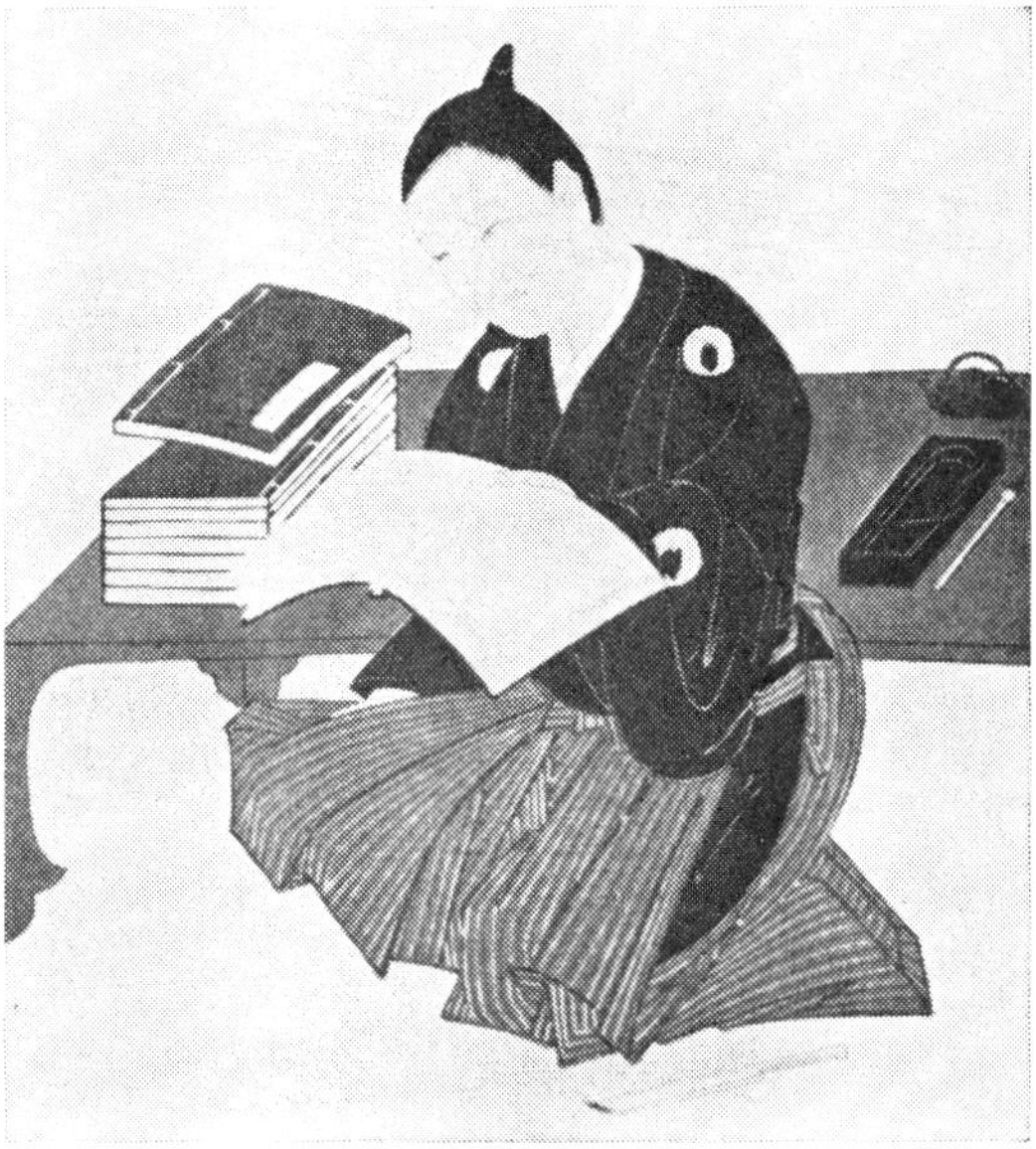

35　後藤艮山像

艮山の門弟の山脇東洋（一七〇五～六二）の方函にも、熊胆の量を減らしセンブリやオウバク配合のものがみえ、艮山先生方としているので、艮山自身によってすでにこの代薬がなされていたのかもしれないが、断定できない。ただ、小石元瑞の『究理堂方府記聞』中に「黒丸子、後藤艮山ノ方ニテ家秘ノ売薬ナレドモ今ハ何レノ薬店ニモアリ、此モ苦味ノ健胃薬ナリ、又胃虚ヨリ自壊ヲナシテ発スル労症ニ下ニ挙グル熊胆丸ノ如クニ用ヒテ功ヲ得ル事アリ。千金丸ニヨク似タル方ニテ畢竟熊胆ノ功アルナリ」とあって、黒丸子と熊胆丸を区別しているのが気になる。しかし元瑞のいう熊胆丸の薬方が記されていないので、艮山の黒丸子のいう一名熊胆丸のことか否かはわからない。元瑞の編した『衛生堂丸散方』（文化八年、一八一一）にも熊胆丸はなく、黒丸子として艮山方とするものより「一方」とある方が原方に近い。ちなみに、右の千金丸は播州本江好伯の秘方「千金莫伝薬」の小石家改名方で、木香・莪朮・檳榔子・苦参・大蓼・胡黄連・三稜・黄柏を含む薬方で、小児疳癖ほかに用いる、と右の丸散方に出ている。（表―6）

翁丸（おきながん）　一名ハラハラ薬といわれ、宝暦元年（一七五一）の創業とされ、本舗調合所は摂州豊能郡桜井谷（現・豊中市）の上西家春天堂で、大阪天満天神橋に出店があって、多くの行商人がここから出かけて行った。

この行商姿は、大正時代の初めまでも続き、大阪盛夏の風物の一つとうたわれ「やや深い菅笠を冠り、紺と長みの法被に浅黄の胸当——その法被の背中と胸当とに商標の翁の面、はらはら薬翁丸として文字を染め抜いていた——そして白木綿の腕抜、手覆に脚絆、甲掛、草鞋穿という扮装、手には抽斗付薬品入の箱を提げ、乙の音調で言葉尻を長く引いて、〃本家桜井谷、はらはら薬、寝冷、霍乱、暑気あたり、しぼり腹にくだり腹、腹一切の妙薬〃と呼び歩いた」とは、藤里好古が『難波津』（六）に記すところである。

この上西家では本家翁丸と称したが、多くの売薬の例にもれず、同名のものが江戸にもあった。『近世商売尽狂歌合』には、〃胸はらいっさい、むね腹一切〳〵〃と呼声をあげて売り歩いた翁丸の行商姿がみられ、菅笠に翁の面を染め出した浅黄の半纒を着て白脚絆に草鞋ばき、手に格子縞の袋を下げており、その注に「初め鎌倉横町代地より出たり、尤

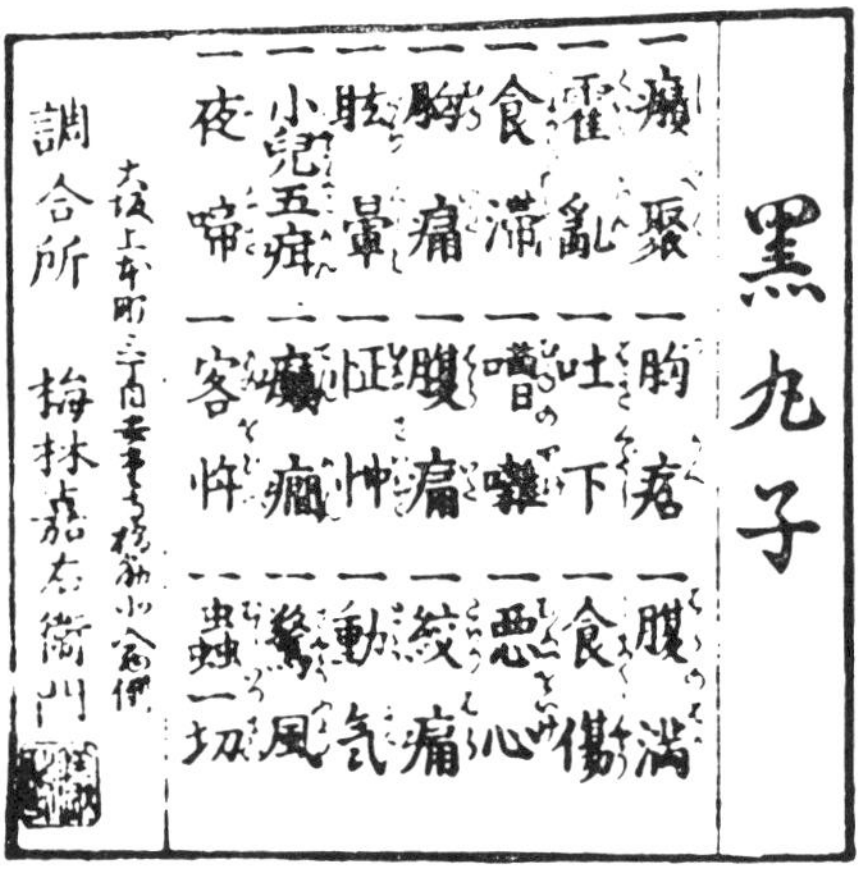

36　黒丸子能書の一例

薬名＼文献名	「諸名家経験方集」		『延寿和方彙函』	『衛生堂丸散方』（一八一一）		『春林軒丸散便覧』	『山脇東洋氏方函』		『一本堂丸散並経験方』	『養浩堂方矩』
熊胆	1.5	3		2銭	1.5銭（2）	4銭（3）	3銭	1.5銭（2）	3銭（2）	3匁
黄連		5		1		4	1		4	4
黄柏			5銭					3		
当薬			2		3			2		
莪朮	3	5	3		3			3		
木香	2	3	2	1	2	2	1		2	2
沈香		3		2		1	2	2	1	1
合歓木	3	4	5	4	4	5	4	4	5	5
胡黄連	1.5									
丸衣			○	○（一方）	○（後藤良山方）	（後藤黒丸子）	○（同左）	○（良山先生方）	○	

表—6

黒丸子の薬方は，後藤良山の方剤ととくに明記したものでも，『養浩堂方矩』の原方と異なっているものがある。

（も）夏より秋までなり……今は弁慶橋角へ見世を開き、翁面を付（け）、翁丸という金看板をいだし年中街をあるく事也」とあるし、『街の姿』には「胸腹一切半天に浅黄地へ白にてむねはら一切と印、背には翁の面を七紋にす。又襟に紺と白にて元祖の文字を染出し、胸に赤き紐結ぶ」とある。

　上西家の祖先は、近江国高島郡明神の白鬚神社の神官だったので、翁の面を商標にしたのだとされ、薬方もその神社に伝わるものをもとにしたのではないかとされるが、センブリやオウバクとともに熊胆が配合されていたので、熊胆代替製剤一連の薬方とみられる。

　ちなみに、上西家の主人で豊竹呂太夫という芸名の人物がいた。売り声できたえた声で素人義太夫の上手といわれ、俳

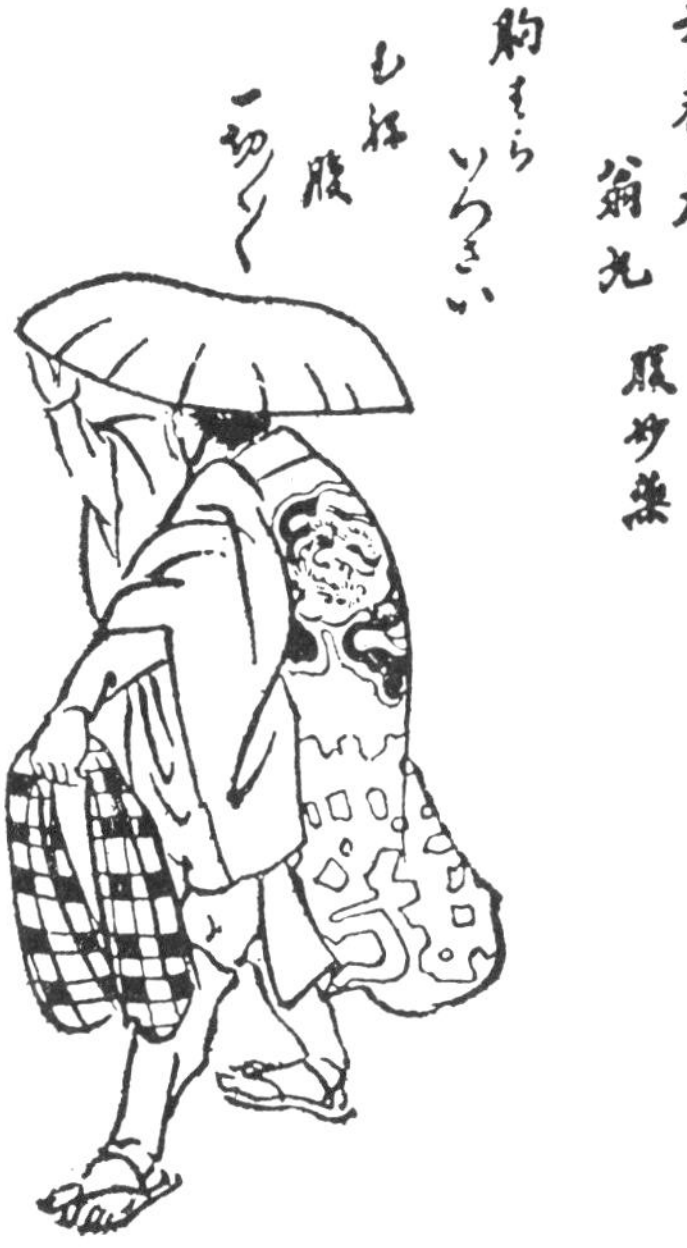

37　上西翁丸はらはら薬大袋

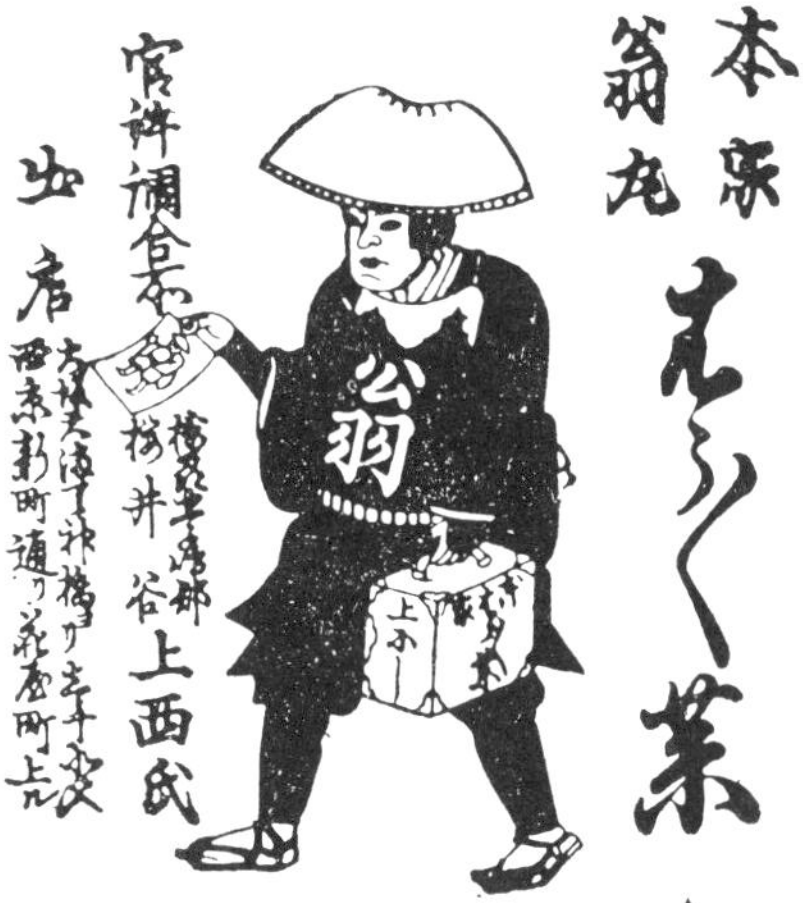

↑ 38　翁丸行商姿（江戸期）

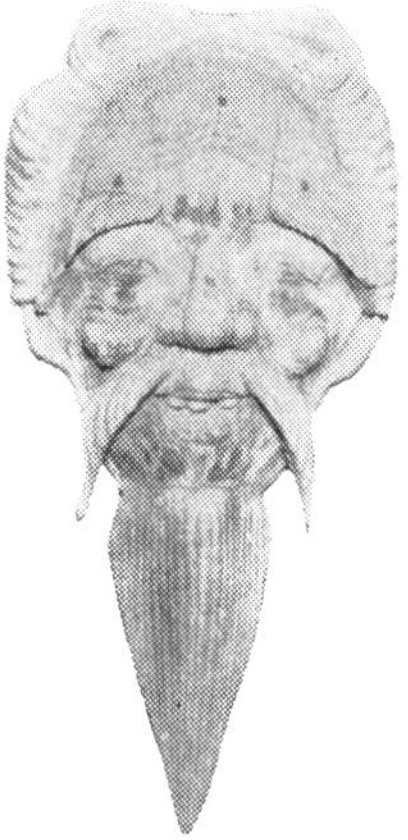

← 39　上西翁丸の翁面

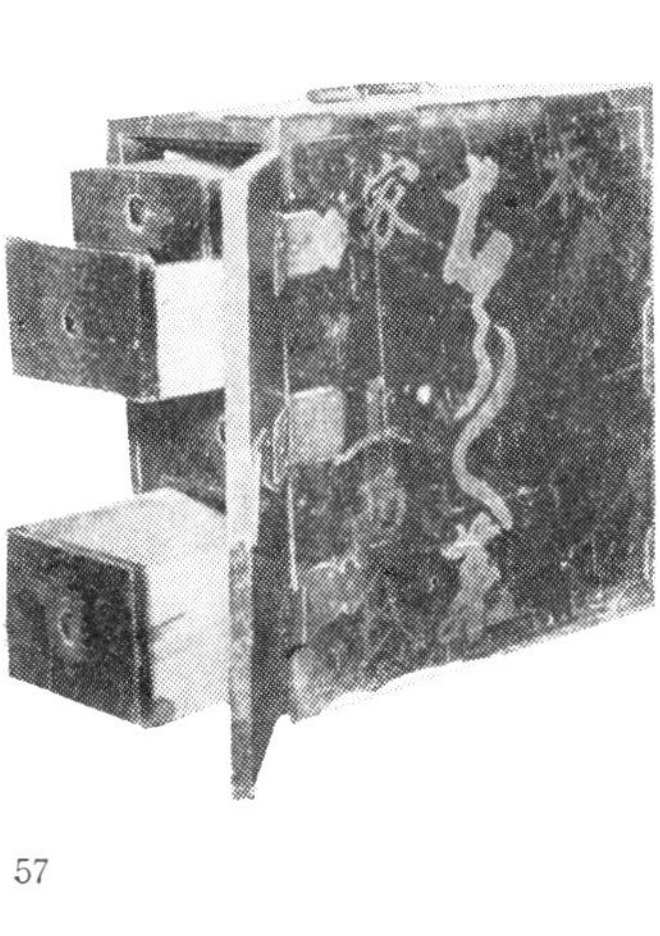

↓ 40　上西翁丸薬筥

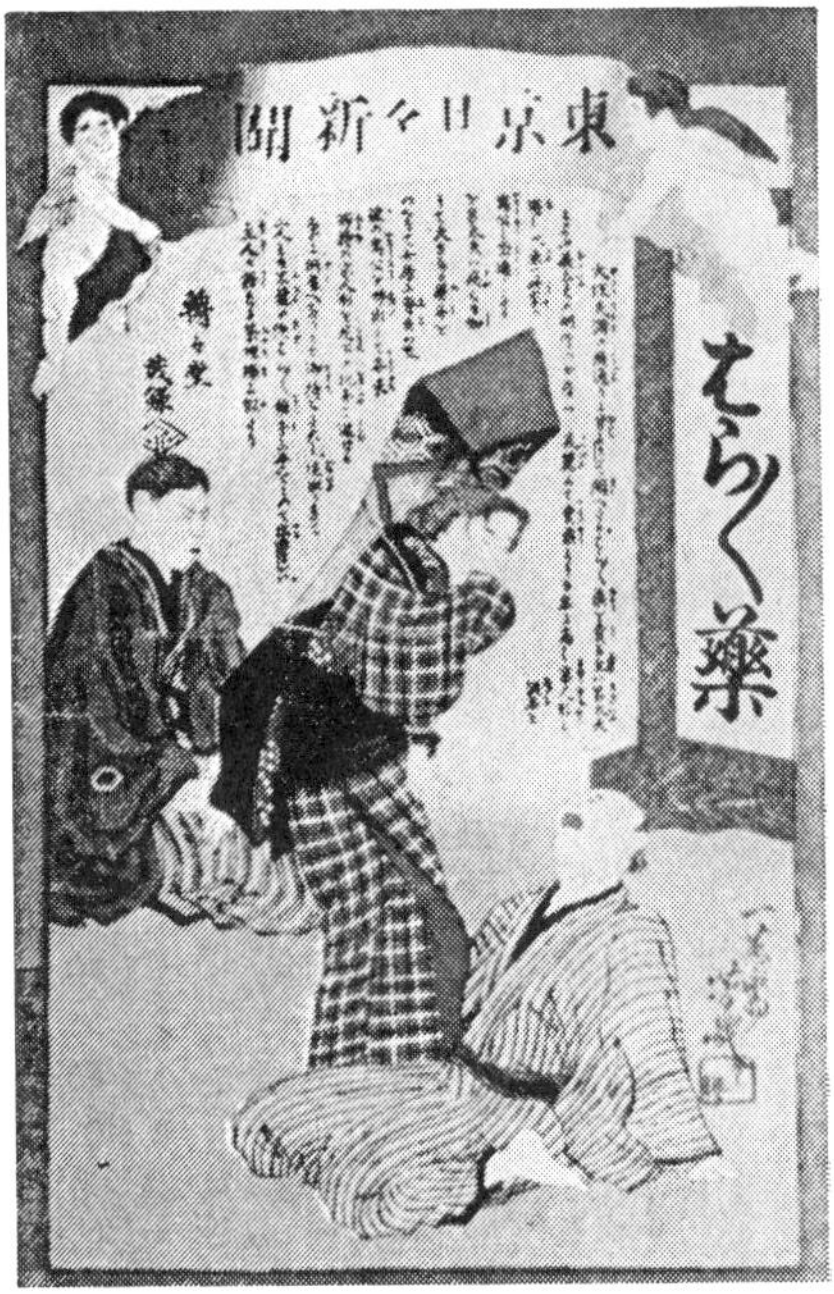

41　のし付の妻を贈る記事（東京日々新聞、明治八年五月一七日号）

号を呂篤といった。彼の狂歌にある「上るりは下手の間が上手なり、上手になると家がへたばる」の例にもれず、ついに家産を蕩尽し、本職の義太夫語りになってしまった。この呂太夫が浄瑠璃に夢中になって家をあけている間に、妻に間男ができた。それを知った呂太夫は、大きな熨斗(のし)を妻の背中に負わせて相手の男に贈るという思いきったことをやり、世間の評判となって絵入り新聞にもとりあげられた。

センブリとオウバク、オウレン

熊胆の偽代替混和物としてのセンブリとオウバクについてふれたついでに、これらの薬について若干ふれておきたい。

センブリ（当薬）　センブリの名は〃千振り〃の義で、苦味が強く千回も熱湯で振り出してもなお苦いという意だと一般にいわれているが、その語源は定かでない。

また、センブリを漢字で当薬とするが、漢名ではなく、れっきとした和製のあて字で、適切な薬、あるいは当（まさ）に薬とすべしの意だとされる。もっとも中国名で当薬の名称はあるが、センブリとは違った基源植物である。中国で当薬というのは『本草拾遺』にみられるが、これは山大黄ともいうタデ科のスイバ（酸模）の根であり、そのほか民間薬で当薬と称するものにリンドウ科の植物の全草を用いる淡味当薬（別名：苦草・小方杆）があり、また同科の瘤毛獐牙菜の全草を用いる獐牙菜がある。後者のリンドウ科のスウェルチア（*Swertia*）属の植物を基源とする民間薬がいつから中国にあったのか不明だが、これはセンブリと同じ属で、その薬用は正規の本草書には出てこないものである。

センブリの薬用起源も明らかでないが、その利用史は、胡黄連の和産品として、竜胆(リュウタン)の代替品として、さらに前記のように熊胆の偽混和品としての三つに大別される。

センブリの薬用をはじめて記載した遠藤元理（『本草弁疑』一六八一）は、これを漢薬の胡黄連にあてるのは誤りだとし、高田玄柳（『湯液片玉本草』一六八三）も胡黄連に古くから当薬をあてているが、舶来の胡黄連と当薬は気味形状がまったく違う、といっているから、胡黄連の代替にセンブリがこれ以前から用いられてきたことが知れる。

ちなみに、胡黄連はゴマノハグサ科の基源植物の根で、インド系の薬が中国に伝わり正規の薬物として採用（『開宝本草』）されたもので、センブリとはまったく別の基源植物である。どうして別種のものに代替ないし比定されたのかはわからない。もっとも、胡黄連・センブリ説は否定論者の方が多く、貝原益軒（『大和本草』）、寺島良安（『和漢三才図会』）、小野蘭山（『本草綱目啓蒙』）はいずれも否定論者であり、賛成論者は稲生若水、松岡玄達くらいである。否定論者でも、漢書の薬方による場合は胡黄連を用い、和書の薬方ではセンブリを用いよ、といっているから、江戸期の売薬製剤で胡黄連と記す場合、とくにことわっていない限り、センブリと読みかえて理解したほうがよい。胡黄連・センブリ説は右のように今日では否定さるべきものではあるが、この説があったため民間薬的存在のセンブリに結果的には市場性を与え、売薬製剤に多用されるようになったものとすれば、ケガの功名といえるかもしれない。

現在、センブリと同じ目的に使われ相互に代替し合うものに、漢薬リュウタン（竜胆）と洋薬ゲンチアナがあり、ともにセンブリと同じリンドウ科の基源植物である。

リュウタンは日本薬局方第一版から、ゲンチアナは同第三版から収載されているのに対し、センブリに同第四版と遅れているのは、ヨーロッパにもなく、また漢薬でもなかったためであろう。

ちなみに、リュウタンは右第二版までゲンチアナを別名としていたが、同第三版にゲンチアナが正名で収載されたときリュウタンの別名ではなくなり、同第四版からはリュウタンをゲンチアナに代用できるものと規定されるようになった。なお、戦後の同第六版で一時リンドウを正名とし竜胆を別名としたが、同第七版からまたもとのリュウタン（ただしカナ書きが正名）の名にもどされている。

和名のリンドウは竜胆の音読の訛ったもの。竜胆の名は根が苦く熊胆を上まわっているところから〝竜〟の胆としたとか、葉が竜葵に似て熊胆のように苦いので名付けられた、といわれる。方言名にはオコリオトシ（瘧落し）、エヤミグサ（疫病《えやみ》草?・胃病み草?）、ケロリグサなど、薬効を示す名称がみられる。

オウバク（黄柏）　オウバクの和名キハダは黄肌の義、漢名は檗木の名で『神農本草経』の中品に、黄檗の名で『名医別録』にみられる歴史の古い薬であるが、日本薬局方には戦後の第六版の収載だから、意外と新しい。

漢名の檗木の名の由来は不明で、『本草綱目』の著者・李時珍も匙をなげている。檗に草冠をつけて蘗とも書くが、これは俗字だし、黄柏と書くのは檗と柏が同音なので書きやすい字をあてたまでのことである。檗は「黄木ナリ、檗木ナリ」とする『説文』も、檗に黄色の意味があるといっているのではなさそうだし、檗を巨木の意とする向きもあるが、出典を明示していない。

『日本国語大辞典』では、「蘗は肌・皮の意」としているが、和名のキハダにまどわされているのではなかろうか。それならむしろ、壁の字が平らかで薄いという意だから、檗は黄色の内皮がコルク層と容易にはがれて、板状になる性質からその名が出た、とみられなくはない。オウバクの剝皮は夏の土用に行なわれる。この時期はコルク層と最も剝離しやすいし、殺菌性のベルベリン成分が多く含まれる時期であるのも、経験が生んだ知恵といえよう。オウバクは薬用のほかに黄色染料として、カリヤス（刈安）とともに古代から重要な染料植物でもあった。実は熟すれば色黒く苦い。京都辺ではシコクベイ（四国米）と呼ばれた、という。

ちなみに、『新修本草』（唐本草）に新収の小檗（しょうはく）も皮が黄色で薬用・染料に供されたが、その基源植物はわかっていない。小檗をわが国平安期の『医心方』では、和名カワウスキキハダといっているが、わが国で一般に小檗といっているのはメギ科の落葉小低木メギのことで、民間薬として洗眼に用いたのでこの名（目木の義）がある。俗称にコトリスワラズ、コトリトマラズ、ヨロイドオシなどの名がある。漢薬黄（おう）芩（ごん）の偽品に使われ、漢薬常山（じょうざん）の代替に流通していたので、明治期に御雇い外国人のJ・E・エイクマンが常山の成分としてベルベリンを報告したが、昭和に入って、メギを研究材料に用いたための誤りであることが判明した。

オウレン（黄連）　熊胆とならんで越中特産の重要薬として万金丹に配合されていたオウレンがあり、これはベルベリンを含む。

オウレンはキンポウゲ科の基源植物の根茎で、『神農本草経』の上品に収載される歴史の古い薬物で、わが国でも国産の重要薬物資源として、カクマクサ、ヤクマクサの和名で古代から利用されてきたし、ひところは中国・朝鮮へ輸出もしていた。

江戸期のわが国本草書には、和産オウレンの品質が中国品にまさるといっているが、中国の成書では必ずしもそう評価されてはいない。しかし、わが国から中国への輸入品が無視できぬ状況にあったからこそ、日本産のものにふれざるをえなかったものであろう。

世上、加賀オウレンが最上とされ、仙台産がこれに次ぐとされたが、わが国のオウレンの基源植物には、キクバ型（狭義のオウレン、日本海側の越後、加賀、能登方面の低山地の産）、セリバ型（本州、四国の太平洋側の山地産）、コセリバ型（関東、中部太平洋側山地から北方の産）の三変種とその中間型が知られる。

オウレンの主成分は前記のようにベルベリンだが、オウバクやメギその他のベルベリン含有植物と代替できない面をもっているので、オウバクやメギをオウレンの代りに漢薬方剤に用いなかったのは賢明だった、といえよう。

7　江戸の錦袋円

錦袋円の由来

格子戸のはまった特異な店頭の図がのっている『江戸名所図会』の上野池之端仲町の錦袋円がよく知られているが、この他にこの図会には浅草の仲見世・二十軒茶店の並びに錦袋円と書いた浅草の錦袋円ものせている。しかし、これ以外にも池之端に数軒の錦袋円があった。

池之端のは、本元　万病錦袋円（勧学屋大助）、本家　錦袋円（くはんかく屋）、錦袋円（勧学院大助）、同（野田玄勝）、また浅草のは、元祖　万病加減錦袋円（くゎんかくや大助）を名乗っていた。

万病錦袋円　『江戸名所図会』に記す詞書（ことばがき）に次のように書いている。

「池之端仲町勧学屋大助是を製す。其始祖勧学方了翁僧都一代蔵経建立の志願によりて正保三年摂の勝尾寺をよび和州長谷寺、洛陽清水寺等の大悲の尊前に参篭して指灯を燃し一篇の願書をこめ奉る。其翌年彼一指大に腫て苦痛堪がたし。時に夢中肥前州興福禅刹の開山如定禅師、錦袋の中より一霊薬を取出て授けらるると見る。夢さめて後、速に彼薬を製して服せしかば其指の病頓に愈ぬ。其後衆人の患者に用るに百人必愈せずと云事なし。ここに於て此地に店を開き万病錦袋円と号、彼霊薬を製しひさぎて竟に其価の余計を以、一切経建立の料にあて、志願の全き事を得たりといへり。」

この錦袋円の能書にも以たことが記されているので、前記の由来を補足すると、

・創業は寛文年間（一六六〇年代）。
・了翁はこの販売収益をもって経文六千余巻を東叡山、高野山並びに天台・真言・禅三宗の全国寺院二十ヵ所に納め、また東叡山大学校を開き、さらに金子を毎年四百両ずつ四十余ヵ所の寺院に寄進した。これらの称美として、勧学講院権大僧都の位を授けられた。勧学屋の屋号はこれにちなむ。

ということになる。

万病加減錦袋円　享保九年（一七二四）浅草勧学屋大助の甥・山下半平と称する者が、浅草代官所へ提出するための覚書と推定される書類によれば、次のような由来をもっている。

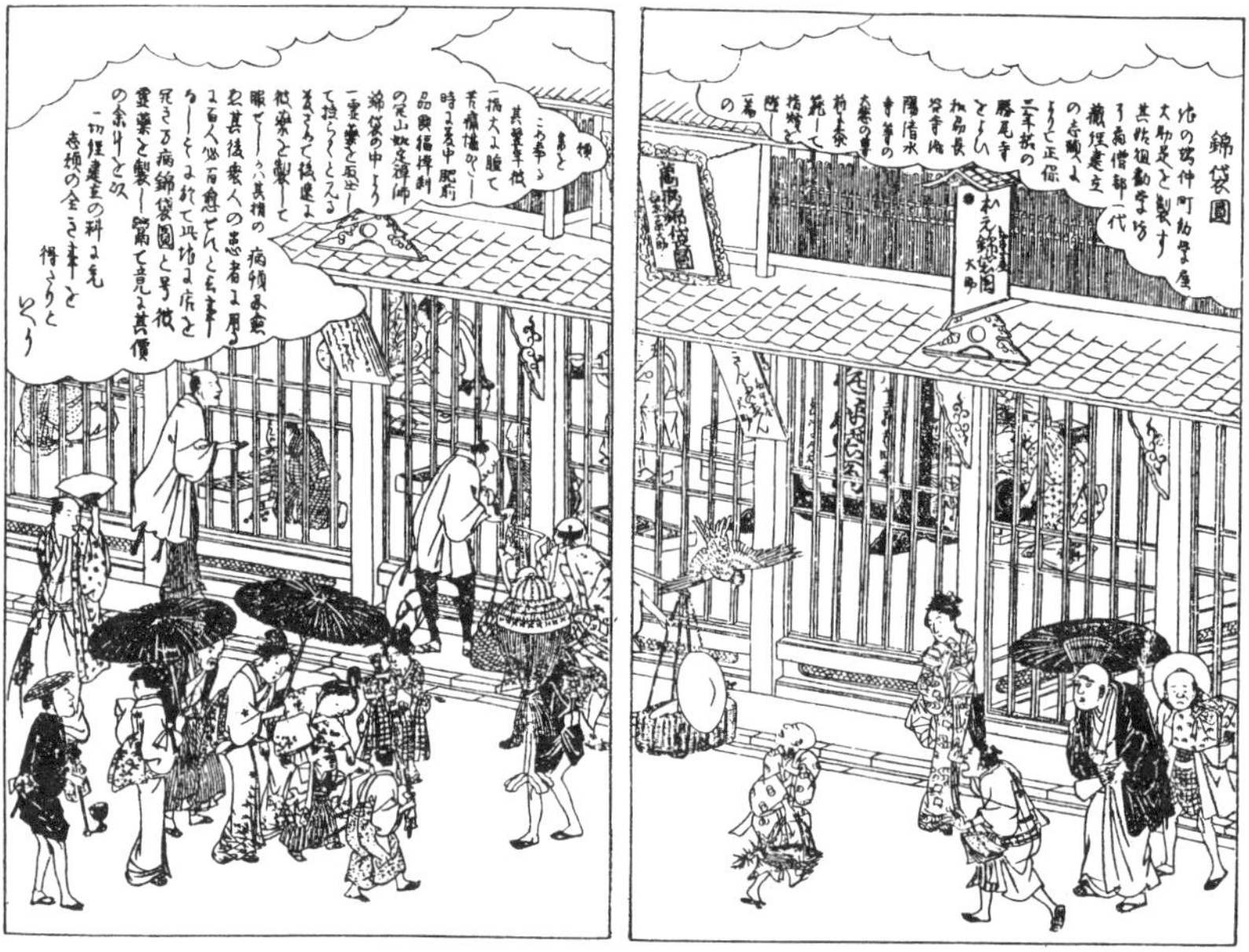

42　池之端錦袋円店舗の景（江戸名所図会）

大助は三州大草本田村の善太郎の次男で、その祖父善八は江州勧学院に長らく勤めていて、その寺にあった錦袋円の薬方を写し、三州で初めて正保二年（一六四五）に調薬し、家名を勧学屋と称して売薬した。

また、了翁との関係については、野田玄性（のちの了翁だという）がこの錦袋円に注目し、大助を養子にして江戸で売薬させたいと善太郎に申し入れ、こうして万治三年（一六六〇）三月、大助九歳のとき、右の薬方能書一式をつけて養子とし、江戸へ下って大助一四歳の寛文五年（一六六五）五月から池之端に勧学屋大助錦袋円として、はじめて江戸で売薬した。

これだと、前述の万病錦袋円と由来がまったく違ってくる。しかも、大助は貞享二年（一六八五）了翁と離縁し、大助が持参した薬方書類一切を取り戻し、爾来、勧学屋大助の名で売薬を行なっては困ると了翁に申し入れ、大助はいったん帰郷したが、翌年三月、某を同道して再び江戸へ出て、浅草観音の境内へ店を開き、池之端元祖勧学屋大助と看板を出して錦袋円を発表した。このことは浅草寺の記録にも残されている、というのである。

一方、了翁は郷里三州から助左衛門伜・源治郎を引きつれて江戸にまいもどり、大助と名乗らせて上野錦袋円の存続を図ったため、両者の間に争いがおき、数度にわたって交渉がもたれたが、大助こと源治郎は間もなく死亡、了翁は京都宇治の黄檗山万福寺の高泉の弟子となって宇治仏国寺住職として江戸を去ってしまったので、宇治住の了翁と文通で引続き交渉を行ない、大助名の看板の引渡しを要求しているうちに、了翁は宇治で死亡、とうとう交渉は中絶してしまった、という。

ところが、万病錦袋円（以下上野系という）と万病加減錦袋円（以下浅草系という）に共通する了翁については、れっきとした自伝があり、また門人の編した『了翁師紀年録』、『師伝』などがあるので、それらから了翁の経歴をみてみよう。

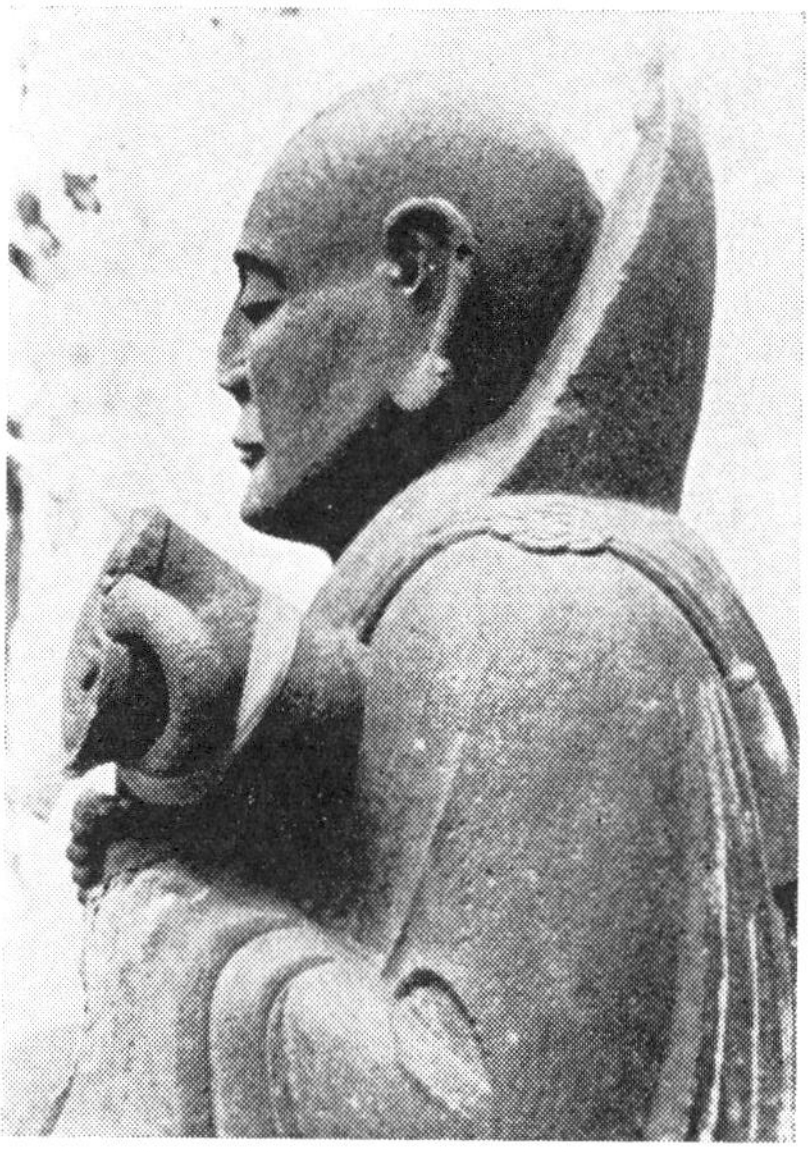

43　了翁石像（東京上野寛永寺）

了翁の経歴

寛永七年（一六三〇）出羽国（秋田県）に生まれ、幼少時禅寺へあずけられた。たまたま近所に加州（石川県）の浪人斎藤自得がいて、その才を愛し出家をすすめて仏門に入る決心がついたという。ときに一二歳であった。爾来、仏門にはげみ、二五歳のとき、隠元の来日を迎えるため長崎に行きその門に入った。

『江戸名所図会』には、正保三年（一六四六）となっているが、寛文三年（一六六三）三四歳のとき、修業のため参篭、左手の小指を砕き油布を纏うて仏前に灯火を移し、消火後に左手の皮が爛れ出血はなはだしい状態となる、いわゆる婆羅門の火定投身の難行を行なった。この前年には、男根を刀で断つという難行も行なっており、これらの肉体的傷害が錦袋円の夢授に結びつくことになる。

寛文四年（一六六四）三五歳、前年に損傷した指が悪化して疼痛はなはだしくなって療養中、一夜夢に現われた老僧（長崎興福寺の開山・如定）の教えによる薬方で軽癒した。しかし、一ヵ月ほど後に、こんどは男根を断った跡が再発、再び夢の中で薬方の伝授を得た。それは先に授かった薬方に一味を加えればよいとし、錦袋に入った万能丸を示された。その薬方は不思議なことには、往年に既述の斎藤自得が伝えたものと同一であった。それでさっそく夢の中で教えられた一味を加えて使用したところ、たちまちに回復した。それで、件の薬をひろく施し同病同苦の者を救わんと、その薬名を決めるため浅草観音に参篭し、万能・錦袋の二つの名を書いてくじで引き、錦袋円と名付けた、という。

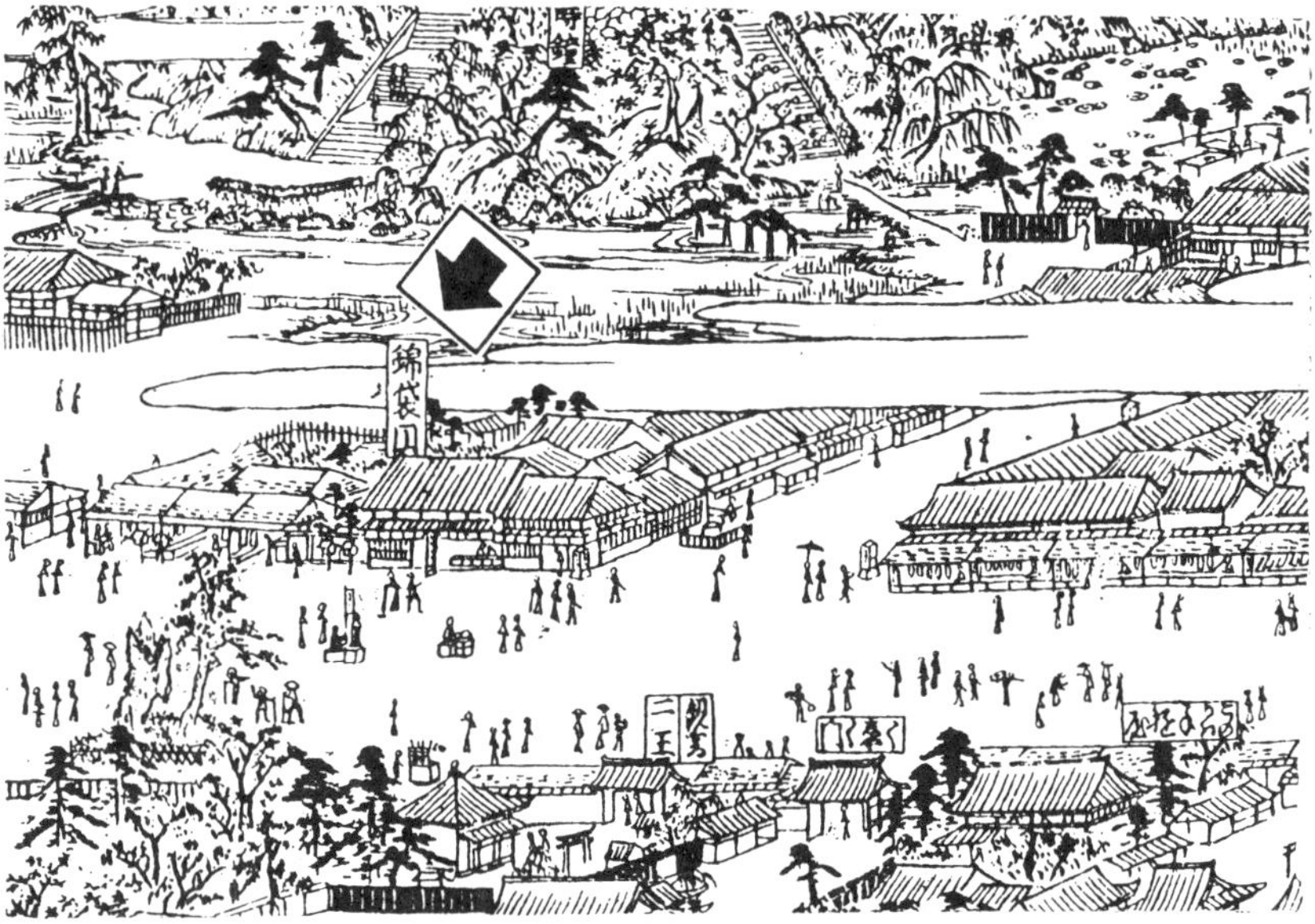

44　浅草錦袋円（江戸名所図会）

これは、仏門の立場から書かれたものであるだけに、われわれ俗人からみれば、そのまま信じがたいのはいたしかたあるまいが、要はこの話は、斎藤自得の伝えた薬方に一味を加えたとするのがミソだろう。それが夢の霊感という心理反応を経ている、というわけであろう。

この了翁の経歴だと、生国からして浅草系のそれとまったく違うし、了翁は少年時代に仏門に入っていて俗名の野田玄性などではない。しかし、薬舗の開店は、面白いことには両者とも寛文五年（一六六五）と一致している。

ところで、浅草系が離縁したとする貞享二年（一六八五）は了翁五六歳で、三年前の天和二年（一六八二）の大火で薬舗が類焼したばかりか、収集した内外典一万四千余巻もことごく灰燼に帰していた。それにもめげず、東叡山内に拝領地を得て勧学寮局の建設に着手、勧学院（学問所）も前年の貞享元年に完成し、念願の大半が実現した時期であり、勧学院大僧都法印に任ぜられている。

しかし、何かこのころに薬舗関係にごたごたがあったらしく、『紀年録』に「時ニ名ヲ冒シテ詐テ売者夥シ、近隣ニ店ヲ開キ偽リ売者アリ。或ル人師ニ告ゲマサニ官ニ訟ヘ之ヲ斥スベシ。師云フ、納経ノ願ハモトヨリ慈済ノタメ、モシ人薬ヲ売リ身ヲ資スルノ益アリトセバ則チ幸ノミ……」とあり、同名類名の錦袋円がこの一帯にたくさんあったことがうかがわれる。とすれば、浅草系のいう該当者はこの類の者だったのだろうか。野田玄性と似た野田玄勝店が既述のようにあったのも気にかかるところである。

さらに、浅草系が記すように、了翁は晩年には黄檗山に上り、仏国寺開山・高泉が黄檗第四代貫主となったのを賀し、伽藍の修復を行ない、元禄七年（一六九四）六五歳のとき、天真院を建てここを終焉の地と定め、元禄一四年（一七〇一）仏国寺住持となり、宝永四年（一七〇七）没している。だからといって、野田玄性と了翁を同一人とすることは、前記了翁の経歴からみて考え難い。

錦袋円の別の由来

浅草系文書は前述のように多くの疑問を残すものがあるが、この文書の中に注目さるべきものがある。それは錦袋円の由来について、まったく別の記載があり、これが浅草系に伝わっていたこと、さらにその由来は既述の由来より時代的にみて早いことが指摘できる。

それによれば、豊臣秀吉の朝鮮の役のとき、加藤清正が朝鮮の宮廷で錦袋に入った薬方を得たので錦袋円と名付けて秀吉に伝え、その後古林見宜（一五七九～一六五七）に伝え、これを当寺（浅草系にいう江州勧学院か）に奉納した、というのである。

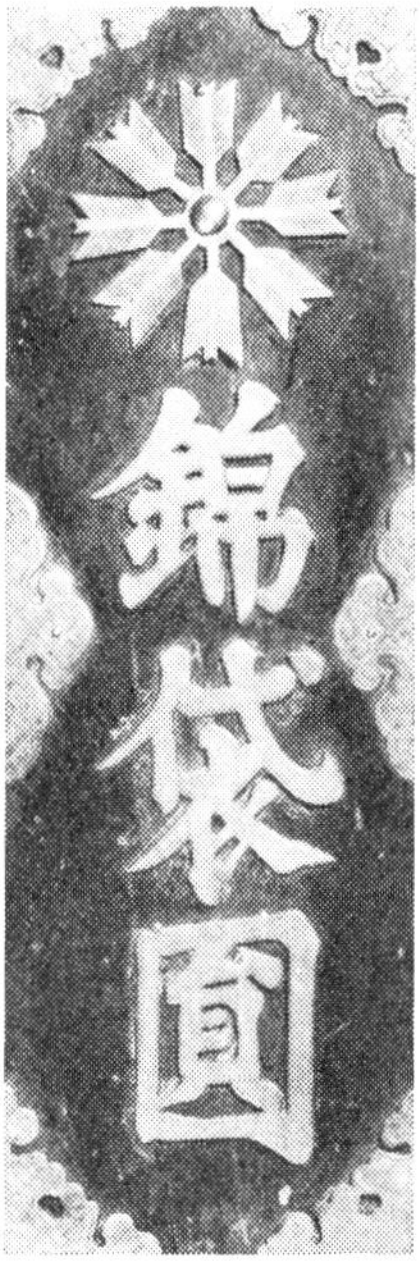

45　錦袋円看板

古林見宜は大坂の名医で、名は正温、播磨の出身である。見宜の秘薬に錦袋子という似た名称のものがあるが、三宅意安は、見宜の先祖の祐村が入明して医を学び、帰国の際、明帝から蜀錦子端と禁方一首を賜わった。これが錦袋子であるといっているので、右にいう由来とは違うし、薬方も異なる。

錦袋子の薬方は、五倍子・鬱金・升麻・扁豆・山慈根・牛黄・麝香・乳香・安息香・没薬・白檀・丁子・木香・蓽撥・縮砂・雄黄・辰砂・甘草の一八味であり、右にいう錦袋円の薬方は、猿胞・丁子・竜脳・麝香・肉桂・茶茗・甘草の七味である。

錦袋円中に猿胞とあるのは阿仙薬で、錦袋子中の五倍子と同じくタンニン酸を多く含む収斂薬であり、わが国で阿仙薬に五倍子が代替されていたので、ついでにふれておく。

阿仙薬と五倍子

阿仙（煎とも書く）薬は熱帯アジア原産のアカシア（マメ科）やガンビール（アカネ科）の木の枝葉の水製エキスを乾固したもので、古く中国では収斂性の似ている抹茶を竹筒に入れ、両端を密閉して泥水中に長年月埋めて作ったもので代替していたので、烏爹泥といい、また孩児茶といった。孩児は乳呑児・みどり児で、小児の諸瘡を治すのでこの名がつけられた、といわれる。孩児茶はまた、同じくタンニン質を含み収斂性のある五倍子で製することもあった。五倍子製のものは百薬煎ともいわれた。

伏屋素狄の『和蘭医話』（一八〇五）に阿仙薬を猿胞と呼ぶことについて「……久しく聞くこの物（阿仙薬）サラタマルバルの地より出づるを佳しとすと。唯今、サルボテと唱え候は、猿胞とか書き申す由なれども、若しやサルタマルバルの転訛にて候はんやも知らず……」と記し、その由来が当時、不明になっていたことがうかがわれる。

ちなみに、この猿胞の字面が似ているので、人胞の同類と見なす向きもあるが誤りである。人胞は産後の胞衣で、漢名は紫河車といい、古くから気血を補い腎を滋し精を益する効があるとされ、強壮・強精薬として珍重された。日本産の紫河車は明治期あたりまで中国へかなり輸出されていた、という。

伏屋素狄は続いて次のようにいっている。

「漢人は五倍子にて製することをいひ、吾が国和泉の堺府に古くこれを製するあり（舶来の物には大いに劣れり。古製を失ひしと見ゆ）。五倍子をもてすること人の知りたること也。」

右にいうように、阿仙薬の国産品として堺製の五倍子製剤があった。遠藤元理は、堺製のものは透頂香に用いるだけで薬用にしてならぬと、その著『本草弁疑』（一六八一）でいっている。この透頂香は別項で既述の外郎薬・透頂香とは違う目的の香用同名異質のものを指すものとすれば、堺製五倍子系阿仙薬が、当時、主な需用対象にしていたのが香用透頂香であったのだろうか。

なお、堺の五倍子系阿仙薬について『和蘭医話』に興味深い話が載っている。

「五倍子と蚊子木実と甚だ似たるものに候。……蚊子木はゆずと申す樹にて、俗に瓢の木と申す物に候（和泉の方言に火除けといふ。これを植え列べて墻代とし火災を防ぐ故なり）。其の実の中より蚊の子出づると申し習はし候。中古欧羅人、舶来せしへ口授の時、この実を指して蚊子木といひしを訳し授けしに、蚊は蚊なり、子は子なりと伝へしを、日本称カコウなりと思ひ、再誤転訛したる名にや……」

この文章は、阿仙薬が Cacho と呼ばれる薬の一種と『日葡辞書』（一六〇四）にみえるから、古くポルトガル語でカコウと阿仙薬が呼ばれていたことに関連づけたのかもしれない。（マライ語 Kachu から英語 catechu になったことはよく知られている。）

ところで、右に五倍子に似たものとする蚊子木の木実は、マンサク科のイスノキで、五倍子をとるウルシ科のヌルデとは関係のない木である。これは素狄のいうユズではなくユスノキで、筑前土州の方言にもある、という。葉に虫コブが出来て虫が入っていて、のち穴を穿って飛び去る。この虫コブのあるのを素狄がヌルデの葉軸の虫コブと混同したのだろう。

8 是斎と定斎の和中散

大角家の遺構

滋賀県草津からほど近く、旧東海道筋に沿って建てられている旧和中散薬舗大角家の遺構がある。この遺構は昭和二九年三月に国の重要文化財に指定された商屋建築の一つであったが、老朽化がはげしくなり、昭和四五年九月に半解体修理を完了して、みちがえるほど内部はきれいになり、庭園も整備されて昔日の偉容をよみがえらせた。

この史蹟の説明掲示札も新しく変えられ、従来は「当家は慶長年間の建築と伝えられるが、主屋の様式上ほぼその頃の建物と認められる……」としていたのを、時代をはるかに下げて元禄期の建物とした。その全文を次に掲げておく。

「旧和中散本舗　旧東海道草津宿と石部宿との間にあって合の宿の本陣を兼ねて薬種和中散を製造販売したところで、屋敷は東海道をはさんで南北にわかれ、南側に本屋と書院、離れ家、土蔵、納屋、物置、庭園等があり、本屋の店舗には看板、湯沸釜等旧のままを存し、土間を隔てた仕事場には木製動輪と歯車によって操作される製薬用の石臼がある。北側には馬繋ぎ、薬師堂、隠居所等旧時を伝えており、史跡に指定されている。

本屋、書院、隠居所は江戸中期初め頃の形式を有し、家伝には弥右衛門正俊の代に建替られたことが伝えられているので、元禄初年の建立とみられる。建物の間取り構成および細部の手法には当時の特徴をよく伝えており、旧街道筋の代表的商屋建築として重要文化財に指定されている。

当家は東海道名所図会にも描かれ、その堂々たる偉観は産業史、交通史上の遺構としてもきわめて貴重である。

昭和四五年九月三十日　　滋賀県教育委員会」

梅木和中散の由来諸説

次のような諸説の由来が伝えられている。

・京都医家より伝授とするもの

『近江輿地志略』（一七三〇）に「和中散　梅木村の製する所なり、相伝（う）寛永年中是斎と云う者、京都の医家にて是を習ひ、六地蔵梅木に来て是を売り、或は推て是斎薬と云

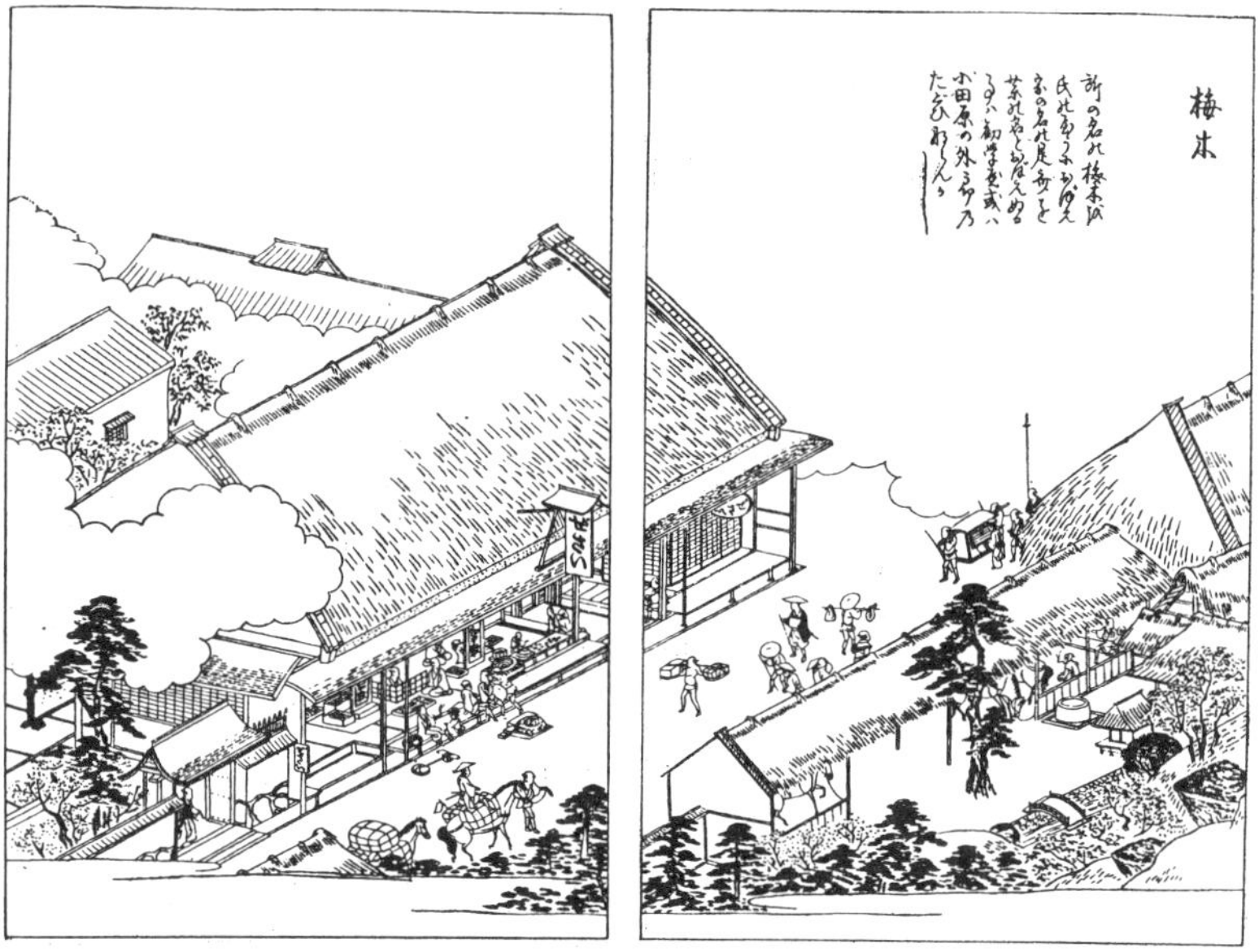

46　梅木ぜざい和中散（東海道名所図会）

ふ。積聚、霍乱、食傷、眩暈等を治す。今此地和中散を売るもの数家。毎家店を張り皆梅木の和中散と号す。然れども、ひとり仮名を以て〝ぜさい〟と書するもの本家なり……」とあるが、『東海道名所図会』（一七九七）も京都伝授説をとりながらも若干違った書き方をしている。

「ここに元和の頃、梅の木ありてその木陰にて和中散を製し旅人に買ふ。本家をぜさいといふ。其初は織田氏と号して、元和元年医師半井卜養が女を娶って和中散小児薬の奇妙丸等の薬法を授り、永々此家に商ふ……」

・大坂・天下茶屋津田家の分家とするもの

『摂津名所図会』（一七九六）に大坂・天下茶屋の名産和中散が出ている。その条に壺天閣記がある。壺天閣は津田家の庭内に安永八年（一七七五）一〇月一二日に設けた楼屋で、この記文は越後新潟・片猷孝秩甫草と伝える。

「浪華城ヲ距テ南半里可リ天下茶屋ト曰フ。舗ヲ開キ牌（看板のこと）ヲ懸ゲ和中散ヲ貨ル者津田氏ト曰フ。寛永年中其六世ノ祖宗本翁基ヲ玆ニ肇テ又次男総左衛門ヲシテ別ニ近江梅木邨ニ舗カシム。所謂是斎是レ也。梅木ハ東海道口ニ於テ四方履歴スル所ナリ。故ニ是斎ノ名ハ海内ニ遍シ。窮区遠陬ト雖ドモ梅木ト曰ヘバ則チ是斎ヲ知リ是斎ト曰ヘバ則チ和中散ヲ知ル。是レ以テ本舗ト雖ドモ是斎ト呼バザルヲ得ザル也……」

これをみると、梅木村の是斎和中散が有名で、天下茶屋のそれを凌駕していたことがうかがわれる。東海道口という地の利を得ていたのである。

『伊勢参宮名所図会』（一七九七）も「是斎和中散　元祖津田宗左衛門藤原是斎なり。今は代々織田彦十郎を以て称す。薬は寛永の比より売始めけるとぞ。医書に和中散の名は多くして薬方は悉く異なり、此薬は和方にして医書に見る所にあらず。○此家に毛利家長寿の額といふものあり、松永貞徳の和歌木庵の侍など書そへたり」とあり、それに続いて次のような注目すべき記事がある。

「○同村に定歳と名乗て家造り等、格別にしつらひたるあり、此名を大隅弥右衛門といふ。すべて和中散は此地の名方なり。」

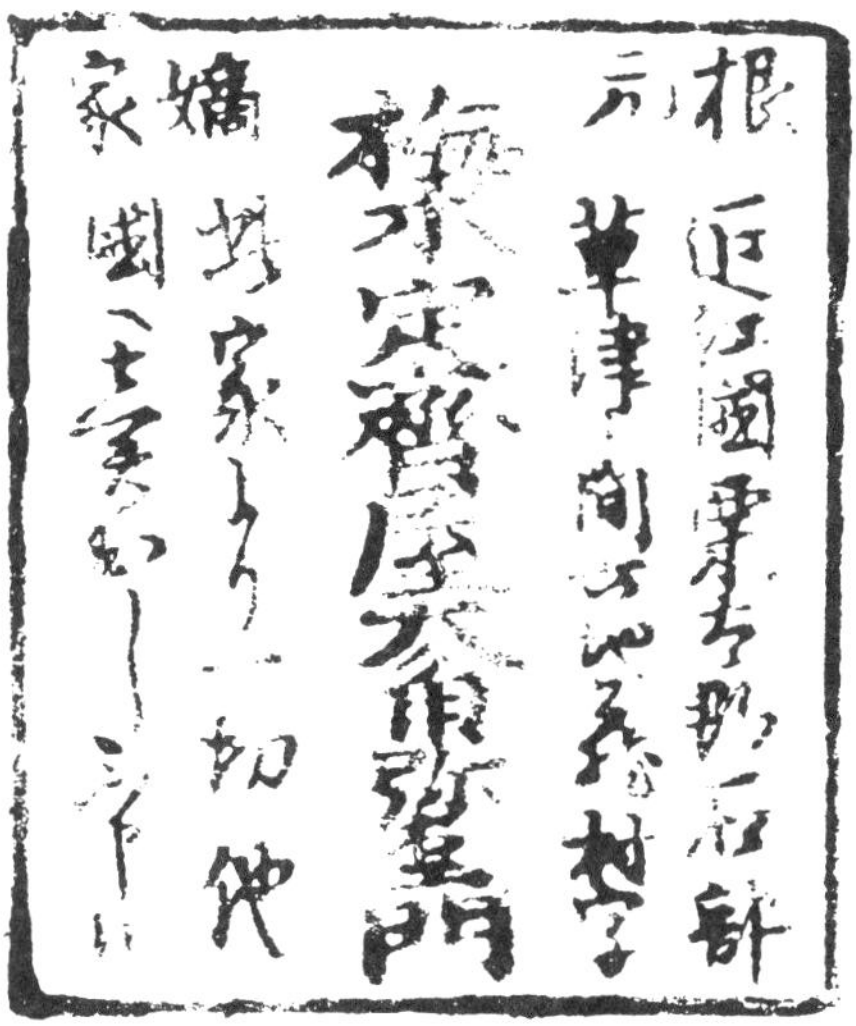

47　梅木定斎屋大角弥右衛門版木

ここにいう大隅弥右衛門は現存の遺構の大角弥右衛門家のことであろう。大角家が是斎でなく定斎であることは、同家に現存する版木に「根元嫡家　梅木定斎屋大角弥右衛門」とあるので知れる。では定斎和中散の由来はどうなのか。

・大角家の伝えるもの

当家は大角与三郎清孝が慶長元年（一五九六）に梅木に移住したといい、和中散の名は、慶長一六年（一六一一）徳川家康が近くの野州祇王村（現・野州町）永原に陣したとき、腹痛を起し、侍医本間素庵がすすめる秘薬を服用して、たちまち全快したので、家康がその薬効をほめ、和中散の名を与えた。この秘薬が大角家の和中散だという。

・ケンペルの記すもの

長崎出島の蘭館医ケンペルは、元禄四年（一六九一）江戸参府の帰途、梅木和中散に立寄ったときの様子を次のように記している。

「……この村は和中散という他所では調剤できない薬効の高い散薬の製造地として有名である。この薬は、いろいろな腹痛、とくにこの国特有の疝痛に効能がある。東インドに産する木香と国内の種々な草根、近くの山から採れる苦い薬草を主成分とし、これらを乾燥して粗く刻んだ後、三棟のそれぞれ別戸建に離して建てられている作業場に運び、薬臼で粉末に碾き、貯蔵して置いて売り出すのである。

江戸からの帰途、われわれはここで使用している碾臼の扱い方を見たが、欧羅巴の芥子臼を扱うように、四人の男がこの臼を碾き回し、二人の女がその他の作業をやって、粉末にした薬を屋内に運び、それを縦横四指幅の四角い紙に包み、紙袋に入れる。

……この薬の発明者は、手原村の住民で貧しい信心家であったが、ある夜日本の薬物学の守護神アポロともいうべき薬師如来が夢枕立ち、近くの山に前記の苦い薬草が生えていることを教え、腹痛に悩む村民のために薬を作ることを命じたという。かれはこの夢のお告げによって和中散を作り、大いに信用を博し、売行きがよく、短日月の間に貧困から富裕な金持になり、立派な住居を建て、作業場の向い側に薬師如来を本尊とする立派な堂祠を建てた。……発明者の二人の身寄りの者が、この散薬の処方を譲り受け、これを商って同様に金持になり、薬師如来のために堂祠を建てた。これら堂祠の一つの傍に、一軒の小さな家が建てられており、そこには僧侶が一人住み込み、お堂を掃除したり灯明を照らしたりして薬師如来に対する奉仕に専念している。」(今井正訳『ケンペル日本誌』)

数軒あった梅木和中散のナゾ

梅木村に数軒あった和中散についてさらに諸書から拾いあげてみると、ケンペルが訪れた六〇年もあとの様子を『伊勢道中行程記』(一七五一)は「梅乃木、此処ニ和中散屋七軒在(リ)、中ニぜさいと云かんばん在処本家也、御大名之昼休也本ぢん也、家かまへ皆きらびやか成大家也、いぶきもぐさもあり」と、合の宿本陣(昼間の休憩所)が是斎本家であると明記している。『改元紀行』(大田南畝、蜀山人著、一八〇二)も「左の方に始めて梅の木和中散と言へる店あり、聞しにも似ず小なる店と思ふに、また同じ店あり。三軒目の店良し。四軒目之に次ぐ。島林定斎と記るせり。五軒目を本家ぜさいといふ。門口に提灯を出せり。家居広く住みなして偓寿軒と言う額見ゆ。大道を隔てて店の前に設く庭に薬師堂あり。又座敷あり。山泉といふ額を懸けたり……」とあり、『東海道名所図会』(一七九七)も同じく「ここに和中散の薬店三軒許あり是斎を本家といふ。……店前に薬師堂あり、本尊は伝教大師の作にして長、座像二尺許を安置す。鎮守は稲荷天満宮、泉水の中に弁天の社あり、庭中に奇石奇樹玲瓏として、ゆききの諸侯多くここに駕をとどむ」と記している。

ところが、定斎大角家には、承応元年(一六五二)からの『御大名様方御入駕帳』(いわゆる宿帳)が残されていて、少なくともそのころから合の宿本陣であった。しかし、『東海道名所図会』や『伊勢参宮名所図会』(『近江名所図会』もそっくり借用して同じ)に掲げられている「ぜさい」和中散の図は、大角家の現在の遺構とそっくりの外観(ただし屋根瓦葺でない)のように見えるのに、「ぜさい」の看板があがっていて定斎ではない。

大角家の遺構の梅鉢紋は天下茶屋のと一緒だし、また同家に現存する看板類をみると、「本家ぜさい」、「本家是斎」と

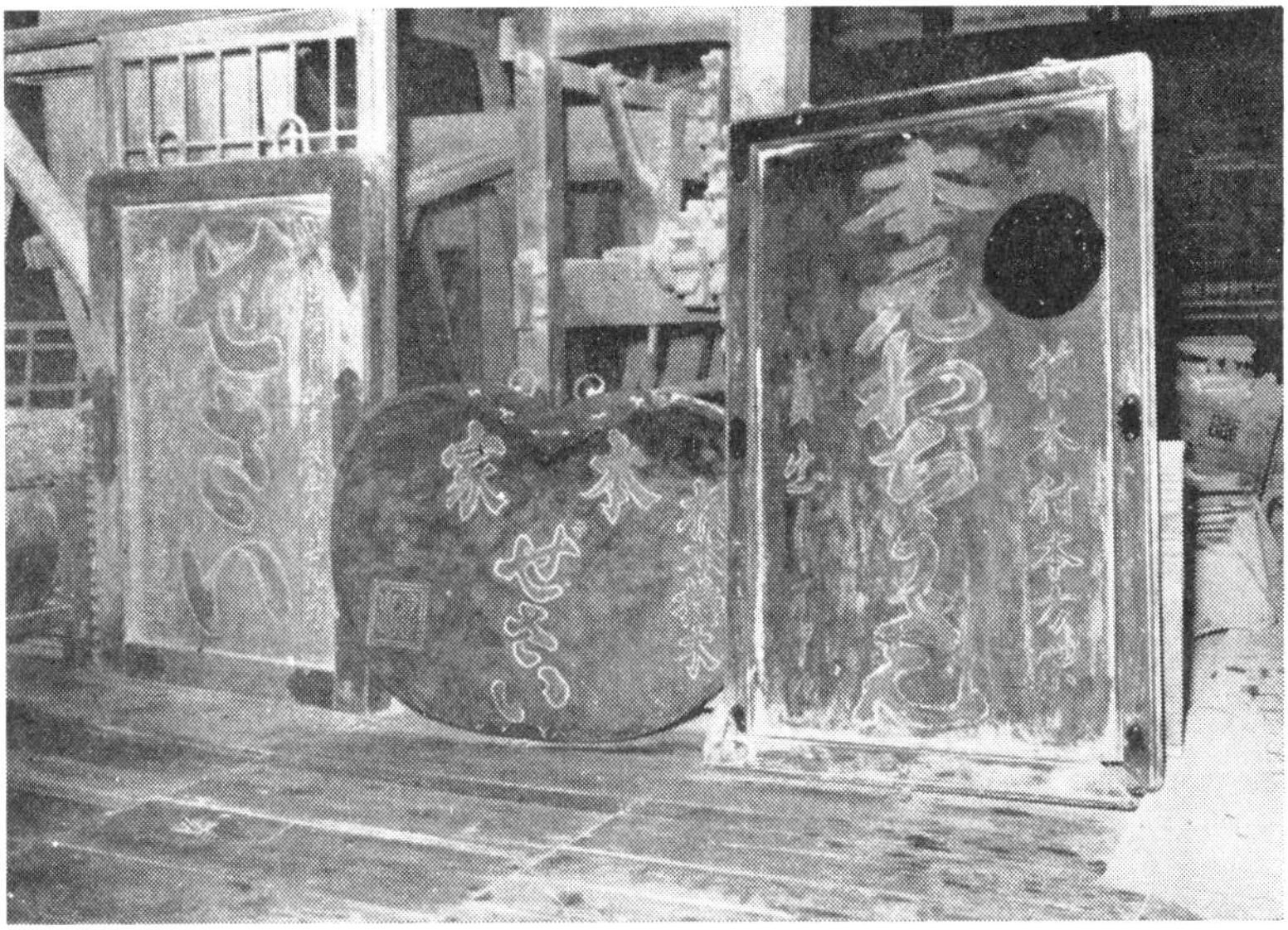

48　現存のぜさい和中散看板類の一部

書かれたものがあり、その一つの軒先吊看板は名所図会に描かれているものと同型である。また「是斎と申（す）和中散（は）外ニ御座無く候」とある。また、「わちうさん」と書かれた看板二種のうち、大きな置看板には「本元家梅木村元祖　わちうさん　かな書（き）看板（は）外ニ類那し」とあり、もう一つの角形吊看板には「梅木村本方家　本元わちうさん……」とあって表現は若干違っても「本元」とある点が共通し、前記の「本家ぜさい」とは異なっている。版木類をみても「本方家」、「本元」、「根元」、「嫡家」などとあって、「本家」とあるのは「是斎」とあるもののみである。ただし大角家では、天真膏に「本家」を使い「本家大角梅雲軒」（版木）とある。

　こうなると、定斎大角家はなぜ、和中散に「本家」の字を使用していないのか。しかも定斎大角家に是斎の看板があるのも不思議である。梅木村の狭い地区にこのようなまぎらわしい表現のものがあること自体、和中散の由来の複雑さを示しているともいえる。

　もっとも、「本家」を名乗る是斎は、「本家是斎」とはいっても「本家和中散」とはいっていなかったものとすれば、是斎がこの地に進出して「本家」を名乗ったのは、是斎の本家の意味で、和中散に冠したものでないともとれる。

　和中散をこの地にもち込んだのが是斎なら話は逆になる。しかし、大坂天下茶屋和中散の津田家が近江出身であり、和中散をひっさげて天下茶屋に進出したとみられる限り、すでに和中散が近江側に存在していたと考えざるをえない（天下茶屋の和中散の名が後述する同地先住の芽木屋の軍中散に対抗した名だとする説が大坂側にあるのはあやしい。ちなみに軍中散は大角家にもあり、家伝・大角秘製と版木にある）。

天下茶屋津田家の分家が梅木に進出したのは、先祖の近江出身という点が見逃せず、天下茶屋で是斎といい出したのは既述のように梅木是斎の名が知られ出してからだという点も注目さるべきであろう。

和中散の由来説の中で、ケンペルの記す素朴な伝承が年代的に最も古い。これが大角家のそれと結びつくものとすれば、大角家では和中散に本家とか元祖とかをとやかくいう必要はなかったが、大坂是斎の進出後に、是斎との対抗上もってまわった表現となったのか。いずれにしても、大角家の古文書の調査が向後に残されていよう。

ちなみに、是斎と定斎の商戦は次の「梅の木踊」の歌詞にも現われている。

〽昔より売始めそろ、梅の木村に和中散、君の病は思ひか恋か、よその薬はじょさいでござる、こちの家には妙在とてはござらぬ。じんじゃく（腎癪）胸むしこはり腹、酒の二日酔ひには、妓や若衆のやとゝゝんゝゝ、寝顔で呑まんせの、呑まんせのゝゝ、よろづのむしに第一の薬ぢゃ。

天下茶屋和中散

同家の一枚刷によれば、豊臣秀吉が三韓帰陣の後、ある年疫病が流行して庶民が苦しんだとき、朝鮮伝来の薬法を同家の祖津田宗本に伝えたものだというが、これは天下茶屋の地が秀吉に関係深い点を利用し、後述の定斎薬の由来を取り入れてでっちあげた由来であり、また後述するように、天下茶屋の名称を徹底して利用した同家にとっては、秀吉をかつぎ出すのはお手のものだった。

天下茶屋の地名は、天正年間に豊臣秀吉が住吉神社参拝の折（一説に堺政所往来）、天神の森（紹鷗ノ杜）で休憩のため、芽木昌立が急場に拵えた茶亭を、秀吉休憩を徳として「殿下茶屋」＝「天下茶屋」と命名、芽木姓を天下茶屋と改め、この茶店が盛業し、天下茶屋の名が有名となり、それが宝暦以後安永のころに正規の地名になったのだという（『天王寺村誌』）。

芽木家は代々小兵衛と称し、天下茶屋小兵衛、略して「天小」の名で親しまれ、売薬も兼業していた。

近江出身の津田宗本が大坂天下茶屋の地に移住して来たのは寛文年間（一説には寛永年中）とされる。津田宗本は、この天小のつい鼻の先、同家の北方数十歩の地に薬舗をかまえ、宣伝上手で芽木家を圧倒するようになった。とくに、天下茶屋が正規の地名となってからは、天下茶屋是斎と称え、芽木家の天下茶屋の施行茶に倣って薬湯をつくり、通行人に自由にのませたりしたので、世人は秀吉休憩ゆかりの芽木屋の天下茶屋と混同するまでになった。

宝暦七年（一七五七）一二月五日から三年越しに興行したと

いう『祇園祭礼信仰記』に薬屋是斎として載り、安永八年（一七七九）一〇月一二日、既述のように庭内に壺天閣という楼屋を設け、文人墨客を招いてPRに努めたので、蜀山人の紀行文『葦の若葉』、十返舎一九の『膝栗毛』等々、是斎の記載はあっても、天下茶屋芽木家の名は載らないという状態で、俚謡にも「ここは天下茶屋梅の木是斎薬買はしゃれ旅の人」とうたわれ、住吉街道筋の名物薬となった。

田中華城の『大坂繁昌詩』（一八五九）でさえ「稍々南ニ一大薬舗アリ慶長中秀吉公駕ヲ駐スル所ナリ……其薬ヲ和中散ト曰フ、舗主是斎老人ハ売薬之祖トナリ故ニ人天下茶屋ト呼ブ……」と誤り、「是斎ノ製薬響雷ノ如シ……」と持ち上げている。ここでいう製薬の響とは、人力動輪による製粉装置のことで、大角家の遺構にも現存している。

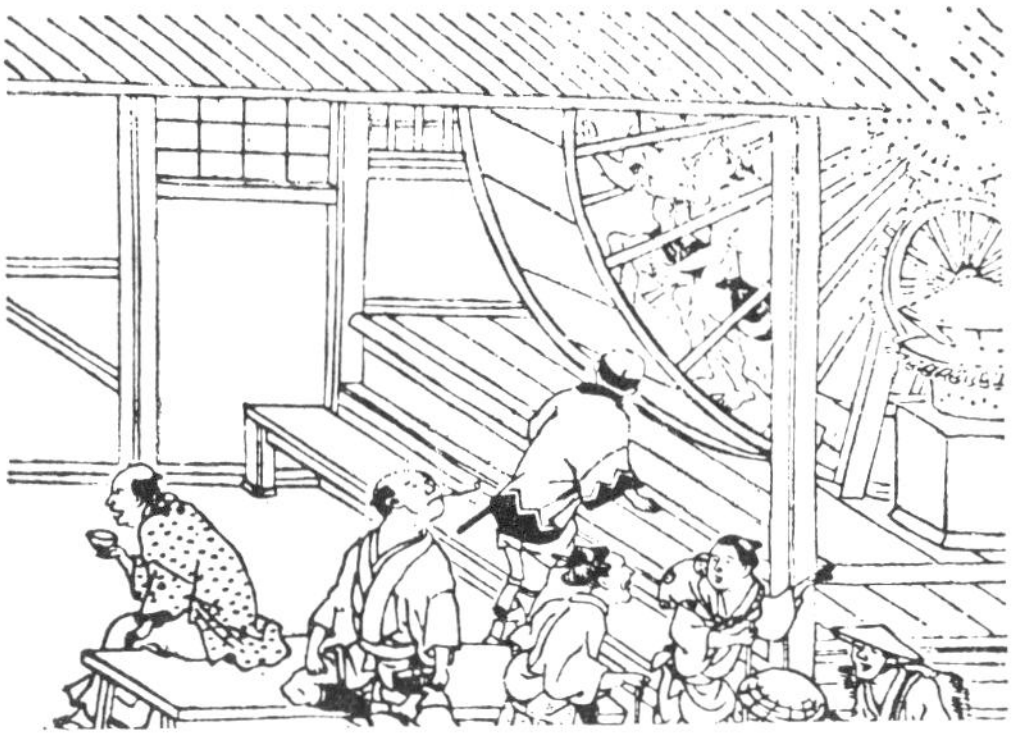

49　天下茶屋是斎店舗人力動輪稼動の景（摂津名所図会，部分）

和中散の人力動輪

大角家の和中散遺構にみられる人力動輪式製粉装置は『摂津名所図会』の天下茶屋是斎薬舗の図に同型のものがみえ、その稼動のさまが描かれている。

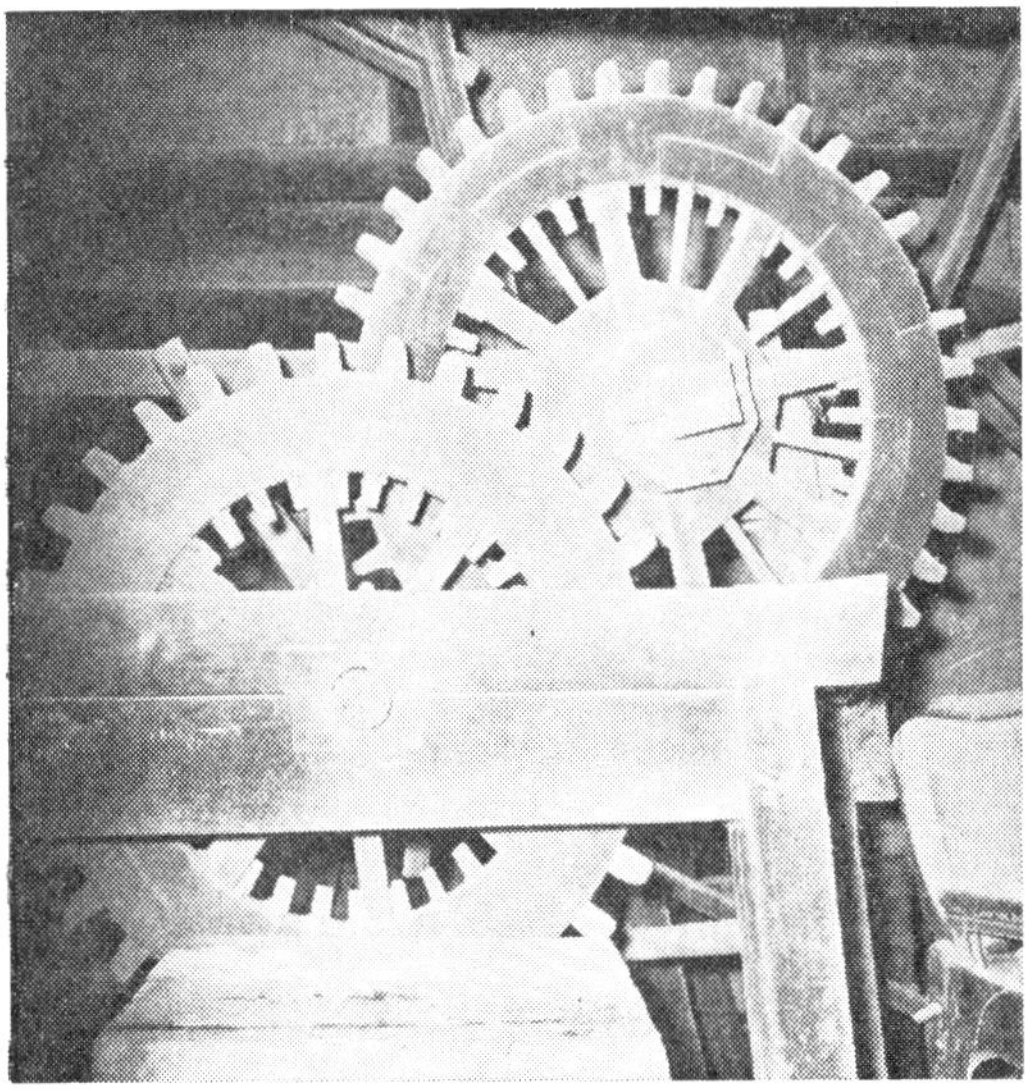

50　現存の大角家の人力動輪式製粉機

大角家のそれは、直径約四メートルの木製縦型大動輪（幅は一三センチ）の内側に人間が二人並んで入って回転させると、それが大歯車（四〇歯、直径約一メートル）を動かし、小歯車（一二歯）がかみ合って回転し、それが三二歯の歯車に伝えられて、連結する石製挽臼（ひきうす）を回転させる機構になっている。

これと同型の装置は、前記の天下茶屋和中散のほかに大坂淡路町の神仙巨勝子円にもみられ、また江戸大森村の和中散には、それの小型のものがあった。

既述のケンペルが元禄四年（一六九一）に梅木和中散を訪れたときの記事から察すると、ケンペルの見た製粉機は横型のものと思われるから、この装置はそれ以後のものと推測される。

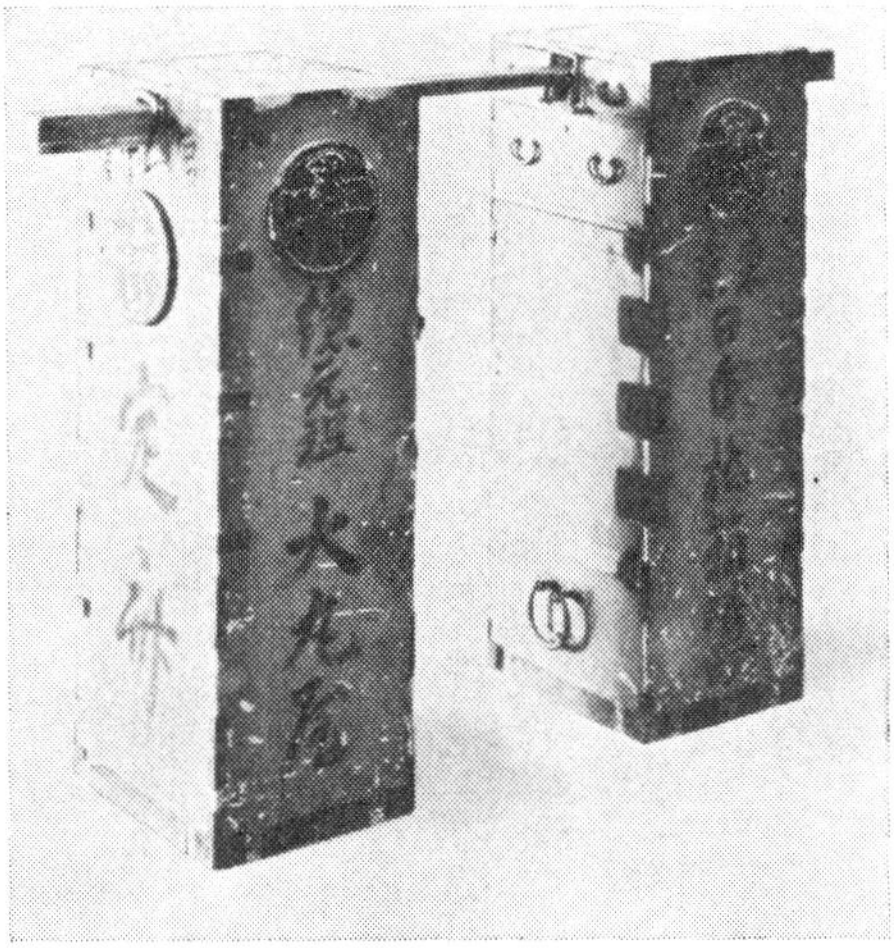

51　東京大丸屋定斎行商担箱

同型のものが梅木にあり大坂にありで、両者の関係はたしかに密なものがあったと考えてよい。これらとは違う神仙巨勝子円については後述する。

定斎延命散

是斎でなく定斎薬の名の秀吉に関係あるものとする薬が黒川道祐『雍州府志』に出ている。

「豊臣秀吉公、大坂城に在る時、城下の薬店に定斎なる者あり。天性俳優を好む故、公猿楽を催さるる時、定斎狂言を作る。曽て遊撃将軍沈惟敬、大明国より朝鮮国を歴て本朝に来りし時（注・慶長元年、一五九六）、沈惟敬みて霊薬方を秀吉公に授け奉る。公、斯方を以て定斎に授けられ、之を売って恒産をなさしむ。此薬、諸病を治す。世に定斎薬と称す。其孫、洛陽（注・京都）に来り東洞院綾小路に住し、今青木屋と称す。」

藤田理兵衛の『江戸鹿の子』（一六八七）には「延命散定斎」とあり、『日本賀濃子』（一六九一）も「摂津　道修谷延命散　大坂定斎といふ根本出所なり」とし、本郷正豊『医道日用重宝記』（一七一〇）も「延命散……世間に定斎といふは此薬なり」とあるので、定斎薬と一般に世間でいう場合は延命散を指していたようである。

斎藤月岑の『東都歳事記』（一八三八）の五月の条に「枇杷

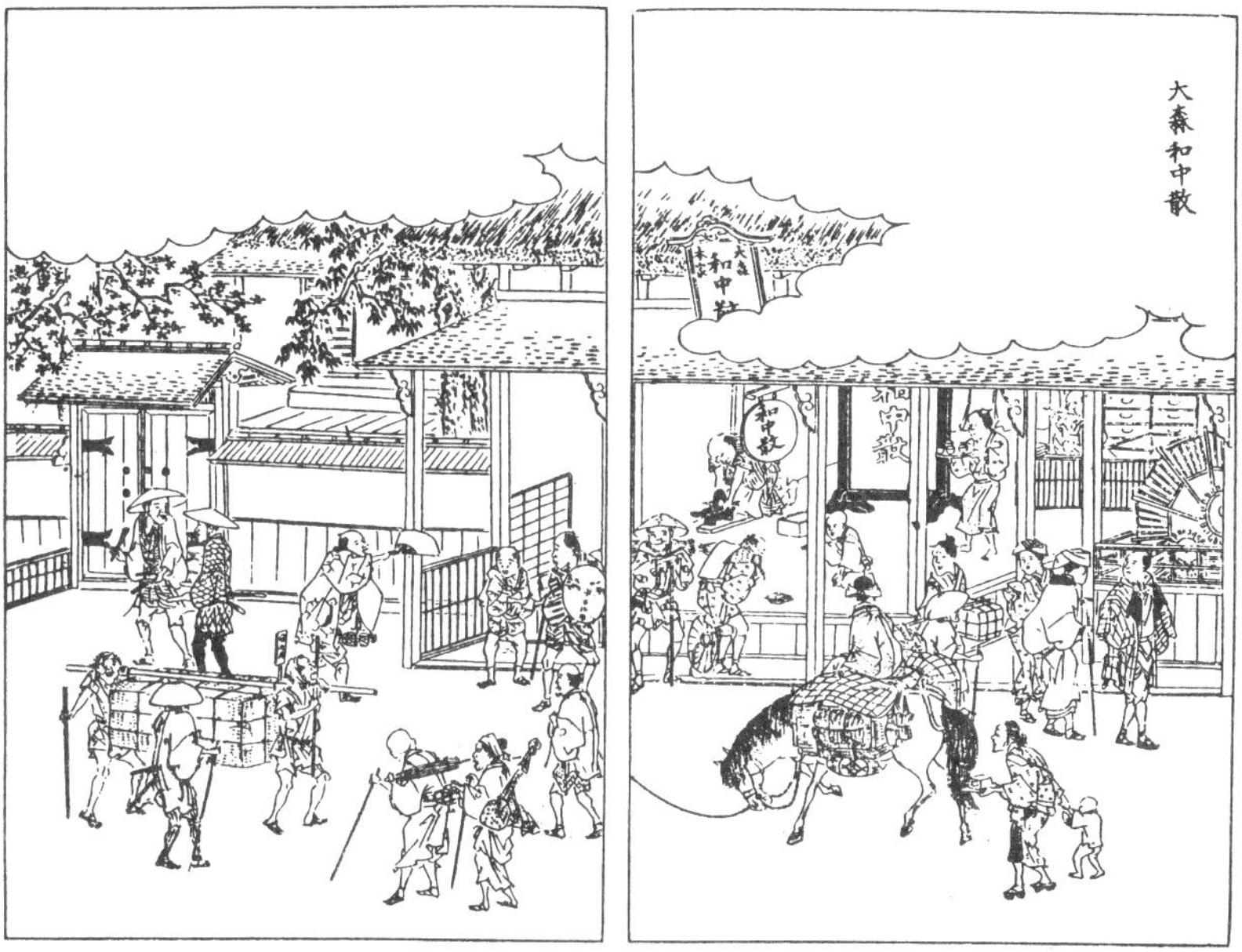

52　江戸・大森村の和中散店舗（江戸名所図会）

薬湯・延命散（世俗所謂定斎）売ありく」とあって、ビワ葉湯売りとともに夏の風物詩であった。菊地貴一郎（四代広重）の『江戸府内絵本江戸風俗往来』（一九〇五）に「定斎（じょうさい）　日本橋新右衛門町と馬喰町、この二軒の外なき売薬なり。五、六人一組となりて売りあるく。いかなる炎天にても笠をかむらず、日蔭を歩行せぬが、薬の功験を示せるとかや。薬箱は天秤にて荷なう。歩行（あるく）にまかせて、カチカチカチ、カタカタカタと音す。『ヱ定斎（じょうさい）やでござい』という。江戸市街夏の景気（けしき）を添えたり」とある。日本橋のは大坂屋藤右衛門、馬喰町のはいとや又兵衛の行商である。

　ところで、天下茶屋の是斎和中散も夏期に市中に行商に出たので、右の定斎薬と混合してしまい、また既述のように和中散に是斎と定斎があるところから混乱に輪をかけ、右の定斎薬も和中散のごとく取り扱っているのに、喜田川守貞の『守貞漫稿』（一八五三）がある。

「是斎売　消暑の抹薬（まつやく）なり、東海道草津の東に梅木村といふあり。其所に此薬舗五六戸あり。一戸を是斎といひ、其他定斎等の音近きを名とす。蓋し薬名和中散を本とす。大坂市街に売る者は住吉神社北天下茶屋某の家に製す。夏日のみ大坂に売巡る者数夫、各一様の襦袢を着す。地白木綿に濃鼠の碁器の形に似て五分許の小紋を染めたり。江戸は府内三戸あり。是れ又夏月のみ売る。荷ふ所の薬筥の文字記号、筥は朱漆青具等を以てし、又擔ふ夫は歩行に術ありて薬筥の鐶を鳴らし笠を用いず。又江戸の西、大森村に和中散の店あり。薬磨の車等を設けて前の天下茶屋に似たれども夏月市中に売巡ることをせず。世事談に曰く定斎薬は大明の沈惟敬が本朝に来て霊薬を秀吉に献ず。茲に大坂薬種屋定斎といふもの、俳優を好くし、秀吉中楽（さるがく）を催す時召に応じて意に合い彼の名方を授く。定斎之が業とす。故に名とす。今京東洞院青木屋は定斎の裔なり云々。然れば本名は定斎なり。」

剤名／薬名	梅木村和中散			天下茶屋是斎津田家方	『刪補家伝預薬集』（一七七八）	延命散		
	立悦伝	大和大掾方	近江大掾方			大坂定斎	『医道日用綱目』（一七四七）	『刪補家伝預薬集』（一七七八）
白朮	○	○	○	○		○	○	○
香附子	○	○	○		○	○		○
陳皮	○				○	○	○	○
縮砂	○	○	○	○		黄芪		黄芪
桂皮		○	○	○	肉桂			
茯苓	○	○	○	○	○	○	○	○
芍薬	白○		○			○	○	
木香	○	○	○	○	○	○	○	
甘草	○	○	○	○	○	○		
蒼朮			○	○	○	川芎	川芎	
乾姜		○	○	生姜		○	○	○
益母		○	○			良姜	良姜	
胡黄連		和○	当薬	竜胆	当薬	○	○	
枳実	○			沢瀉				沢瀉
青皮	○			呉茱萸		○	○	○
麦芽	○			猪苓		梹榔子	梹榔子	梹榔子
半夏	○						阿仙薬	
人参	○					○	○	
神麹	○					丁子	丁子 防風	
山楂子	○					地黄	熟地黄	地黄
山梔子	○	○				山薬	山薬	
莪朮			○			○	○	○
胡椒			○			○	○	
桔梗		○	○		○	○	○	
当帰		○			○	○		
厚朴				○	○	○	○	○
益知					○		三稜 華撥	烏薬
黄連	○			加賀○				○

表—7

大角家はこの表にない伊勢大掾と名乗ったらしい。宝永元年（1704）に屋号をめぐって，大坂出身の惣左衛門の子・彦左衛門（近江大掾藤原是斎）と大角家の間に訴訟事件があり，のち和解したとき，看板の表示などを協定した。現存の看板類はその協定の文面と一致する。但し，大角弥右衛門は，この記録では藤原是済とある。この事件で両者とも，一旦その称号を返上している。

和中散と延命散の薬方

和中散の薬方は、本郷正豊の『医道日用重宝記』（一七一〇）や西川国華の『上池秘録』（一七七七）、さらに三宅意安の『延寿和方彙函』収載のものは、白朮・香附子・陳皮・縮砂・鬱金・茴香の六味であり、既述のケンペルが記す木香は含まれず、またシーボルトの記すセンブリ（当薬）も含まれていない。

シーボルトの『日本』の中の「一八二六年の江戸参府紀行」には次のように記されている。

「三月二六日（旧二月一八日）……梅木村にある有名な薬屋のたいへん心地よい東屋で休み、評判のよくないいくつかの薬を買った。それらは神の力をもつ丸薬という意味の神教丸、ヨモギの粉末であるモグサ、千の黄金のねり薬という万金丹、膏薬で天真膏、誤ったオランダ語で……（略）書いてある万天油などである。私は後屋で薬を細かくひくために備えつけた踏臼を注意して眺め、数個の大きな俵が開いていて、センブリ（注・当薬）とダイダイ（注・陳皮）の乾したのを見つけた時に、この有名な万能薬、ことに胃痛や頭痛に効く和中散の秘密を偶然に発見したのである。私はすでに以前からセンブリを苦い薬として知っていたし、それはダイダイの皮とともにその売薬のふたつの主成分をなしている。……この男〔薬屋の主人は大角弥右衛門という〕は植物愛好家と見受けられたので、周囲の山々から植物を採集して、京都にいる私の友人を通じて、出島へ送り届けてくれるように頼んだ。……」（斎藤信氏訳による）

ここにみられるように、梅木大角家の和中散は当薬（和胡黄連）と陳皮が配合されていたことがわかる。梅木村の和中散薬舗の中には大和大掾や近江大掾の称号をもらっていたのがあったらしく、それらの薬方と伝えられるものを含め、大坂天下茶屋のものなどを較べると、若干の出入りがある。また延命散も和中散類似の薬方である。（表—7参照）

神仙巨勝子円

大坂日本橋堺筋北へ三丁目の若林宗哲のものと、淡路町五丁目心斎橋西入の沢宗貞のものが有名で、後者が和中散薬舗と同じような人力動輪式製粉機を備えていた。

沢家は「予製する巨勝子円は天正二年（一五七四）甲戌正月より売弘来候……」と能書にいうように創業の古さを誇っていたが、同家に伝わる次の話ではこの年は大坂移住の年になる。

沢家は泉州沢の庄の出身で、祖は元貞という姓を沢または杉原と称し、屋号を和泉屋といった薬種屋であった。天正二年（一五七四）正月一家をあげて大坂に移住、はじめは堂島に居を構え、貞享年間に津村北の町（淡路町御堂筋）に転居した。

二代目宗貞のとき、ある老人が店に来て数種の薬種をいつも決まったように購入すること一年余りも続き、ぷっつりと姿を見せぬようになったので不思議に思い、京都の広沢宗庵にその話をしたところ、宗庵は購入薬の品名をきいてハタと膝を打ち、これぞいわゆる神仙のもたらすところのものだとして、件の薬種を調合し、宗貞ともども久しく研究を重ねて、ようやく本剤を製することができたという。

ところが、神仙巨勝円の剤名は、中国書の『聖剤総録』や『奇効良方』に載っていて、沢家の能書記載の効能は『奇効良方』のそれをそっくり引用しているが、「論ニ曰ク」とし

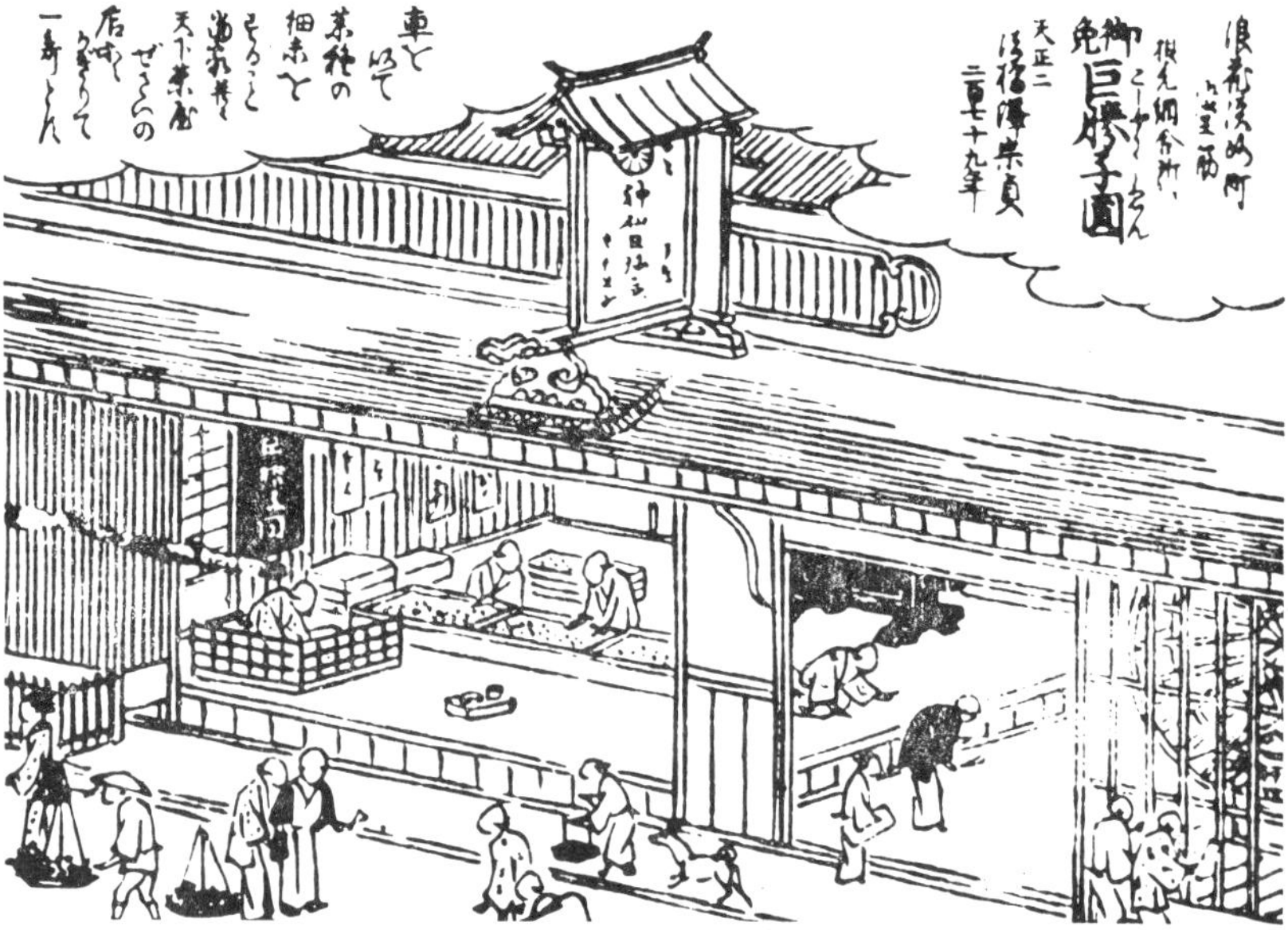

53　大坂・神仙巨勝子円薬舗（日本二千年袖鑑拾遺）

て出所をあげていない。

『奇効良方』には「魂ヲ安シ魄ヲ定メ、容顔ヲ改易シテ神仙ニ通ジ、寿命ヲ延ベ髄ヲ添ヘ精ヲ駐メ虚ヲ補ヒ、気ヲ益シ筋骨ヲ壮ニス、肌膚ヲ潤シ髪ノ白キヲ再ヒ黒ク歯ノ落タルモ更ニ生ズ、目視ルコト光有テ心力倦ムコトナシ、行歩飛ガ如ク寒暑侵レズ能ク百病ヲ除ク」とし、「此薬耳聾復タ聰ク眼昏再ビ明ナリ、服スルコト一月元臓強ク勝リ六七月ニ髪ノ白モ黒ニ変ズ、一百日容顔改変ス、目明ニシテ黒処ニ鍼ヲ穿ベシ、冬月単衣寒カラズ、若シ白雞ヲモッテ薬ヲ用ヒ飯ヲ拌ゼ喂（クワ）シムルコト六十日ニ則チ変ジテ黒雞トナルベシ」というのだから驚きである。

沢家は前記の人力動輪製粉装置を自慢にしていて「車を以て薬種の細末にすること当家并ニ天下茶屋ぜさいの店にかぎりて一奇」としている。文化一三年（一八一六）の「大坂市中売薬店数望（すもう）」という売薬番付には勧進元・神仙巨勝子円と差添人・天下茶屋ぜさいが別格扱いで並んでいるところをみると、大坂市中の最有力売薬舗であったのであろう。

沢家の主人はなかなかの文化人であったらしく、八代目清秀は蹴鞠を好み、九代目清宣は横笛を愛し、その技が抜群で、徳川家お抱え笛師・森田庄兵衛と伯仲するほどの技であったとされ、大坂の横笛はその多くが清宣の門流だという。なお、同家に所蔵の明笛二笛（時雨・関寺）は日本六笛（宮中の上り竜・下り竜、徳川家の雉子、大津人某の草笛）の内に数えられるものだった。

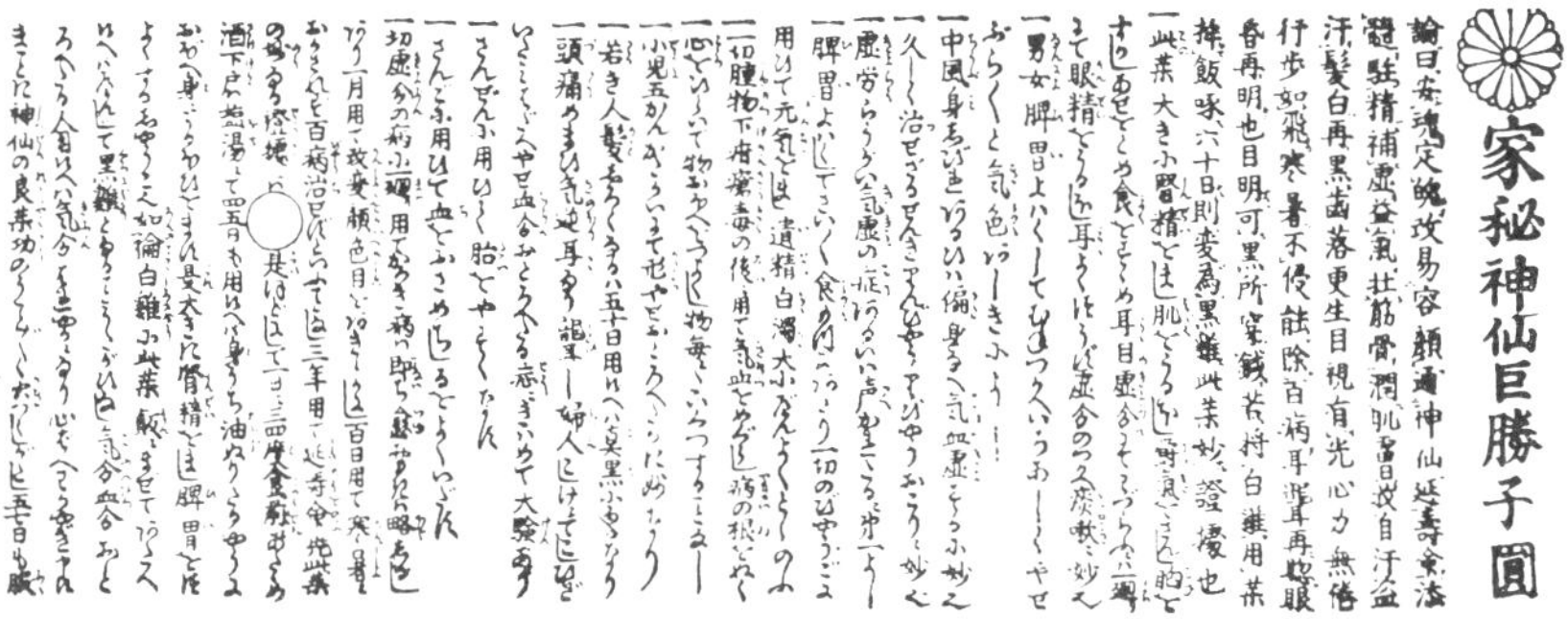

家秘神仙巨勝子圓

論曰安魂定魄改易容顔通神仙延壽益法
髄駐精補虚益氣壯筋骨潤肌膚去白汗益
汗髪白再黒歯落更生目視有光心力無倦
行歩如飛寒暑不侵能除百病耳聾再聰眼
昏再明也目明可黒所要鐵若持白難用薬
拌飯咏六十日則変為黒難此薬妙證懐也

↑ 54　大坂・神仙巨勝子円薬能書（部分）

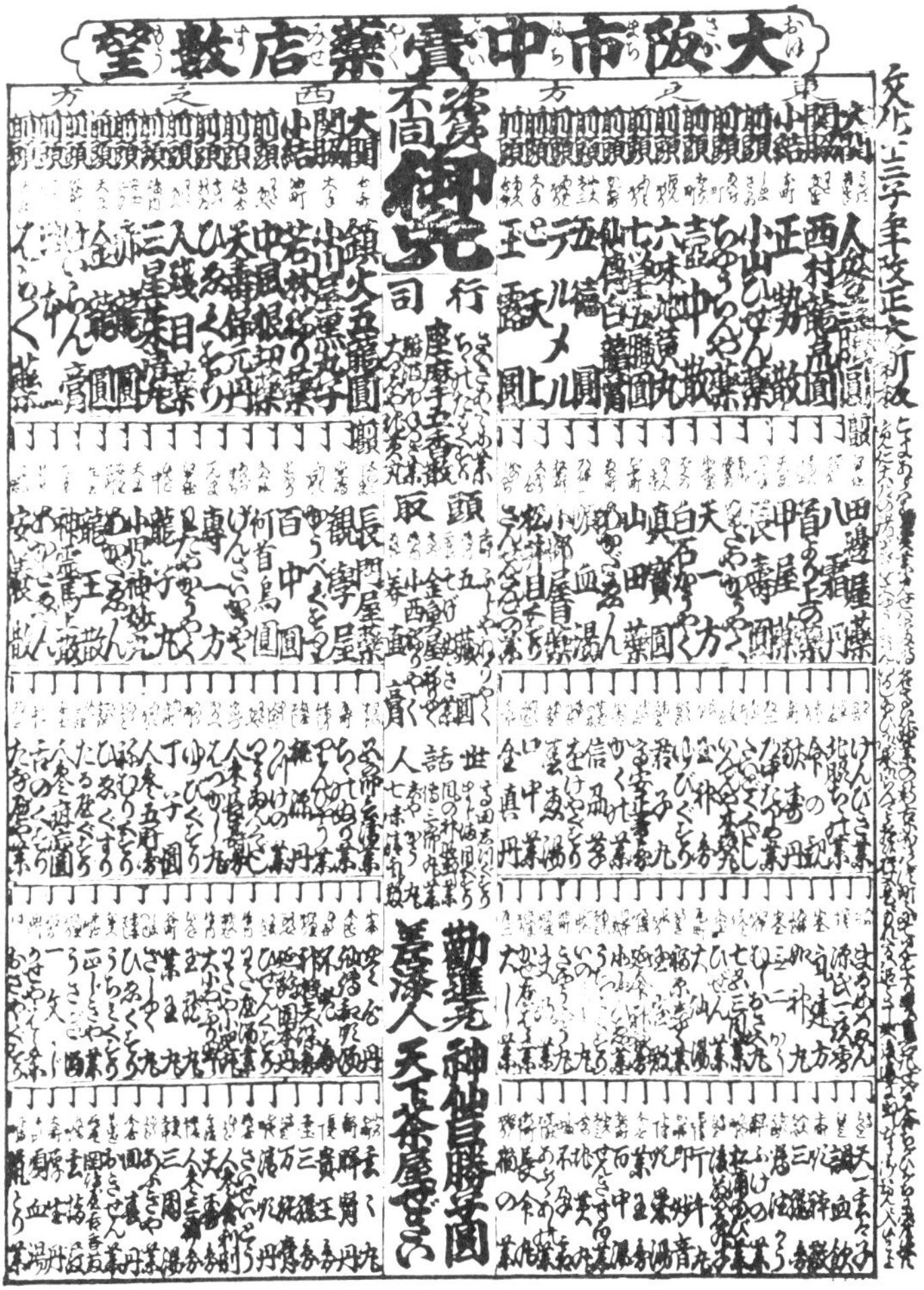

← 55　文化一三年大坂売薬番付

ほかの売薬の例にもれず、沢家も禁裏や宮家に献薬し菊花紋の使用を差許され、法橋の位を得ている。勧修寺の宮の御用薬だった。

沢家の薬方はわからないが、若林家のものが稲生若水口授の『諸家売薬方組秘録』に載っていて、『奇効良方』にまったく一致するので、沢家のも似たものだったのだろう。若林家の薬方で天雄（烏頭(うず)の大型品）を含まず、鹿茸を配するのは、『奇効良方』に「久ク服スルニハ天雄ヲ去リ鹿茸ヲ用ルモ亦得タリ」とあるのに相当するものである。ちなみに、薬方中、鶏頭実とあるのはヒユ科のケイトウ（鶏頭）の実のことではなく、スイレン科のオニバスの実で、芡実(けんじつ)のことである。稲生若水もこの点を誤らぬよう、とくに注記している。

薬名＼文献名	『聖剤総録』（△は一方に加える）	『奇効良方』（△は久しく服する方）	稲生若水口授 若林・神仙巨勝子円
巨勝子（黒胡麻）	○	○	○
地黄	熟○	熟○ 生○	生○
何首烏		○	○
枸杞子		○	○
兎絲子	△	○	○
五味子		○	○
酸棗仁	○	○	○
破故紙		○	○
栢子仁		○	○
覆盆子	○	○	○
鶏頭実		○	○
木香		広○	○
蓮花蘂		○	○
巴戟天	○	○	○
肉蓯蓉		○	○
牛膝	○	○	○
天門冬	○	○	○
桂皮	柳○	官○	○
人参	△	○	○
茯苓	△	○	○
楮実子	遠志	○	○
韮子		○	○
天雄		○ —	
蓮肉		○	○
続断		川○	続随子
山薬	○	○	○
鹿茸		△	○

表―8

1)△印はそれを加えた薬方も併載されていることを示す。一は別方で削除されている薬名。
2)広は広木香，柳・官は柳桂・官桂，川は川続随を示す。

9　夏の風物詩・枇杷(びわ)葉湯

ビワ葉湯売り

定斎薬とならんで夏の風物詩として庶民に親しまれたビワ葉湯売りは、『増訂武江年表』に「天明の始めより京烏丸(からすま)枇杷葉湯売歩行」とあり、江戸市中で見かけるようになったのは、天明ころ（一七八〇年代）かららしいが、『京都衛生年契』には「明和、安永ノ交……」とあって、江戸より数十年早い。

定斎薬は長い売り声をあげず、筥の音で特長を出したのに対し、ビワ葉湯は売り声をあげ、その内容は諸書に収載されているが、若干出入りがある。

『流行商人絵詞廿三番狂歌合』（曲亭馬琴、一八二七）には、次のようにある。

「本家からす丸びはえうとう、第一暑気はらいと、かくらん、毎年五月節句より、御披露仕ります。煎薬は代物におよばず、たびたびいちめんにお振舞もうします。半包みは廿四もん、一と包みは四十八銅、御用ならお求めなさい。烏丸枇杷葉湯でござい。サァ茶碗をかえします、ありがとうありがとう。」

このように、薬罐(やかん)で煎じて一杯ずつ試飲させながら行商した。もっとも『守貞漫稿』（一八五三）には、江戸は街頭の立売り、京坂は行商の歩き売りだとする。

「是また消暑の散薬也、京都烏丸の薬店を本とす、三都とも皆之を称す、蓋し京坂は巡り売を専とし、江戸は橋上に担筥も居て息(いこ)い売を専とす、又大坂元舗は天満にあり、売り詞に曰く、御存じ本家天満難波橋朝田枇杷葉湯云々と云ふ。」

定斎薬売りが炎天に笠をかぶらぬのを特長としたとする江戸期の風習が明治に入って変化し、笠をかぶるようにしたのと同じように、ビワ葉湯も明治末期の大阪光景では、前書にいうように江戸と同じく橋のたもとなどでの立売りがみられる。

「明治期の大阪の橋、それは天神橋や難波橋のような名橋はもちろん、西横堀川の尼ヶ崎橋といったさびしいところでも、真夏の夜は、浴衣姿の主人も御寮さんも、いとはんも、番頭はんも、おなご衆も、団扇片手に風を入れるので賑ったが、きっとといってよいほど欄干に沿うて飴湯や甘酒の荷が

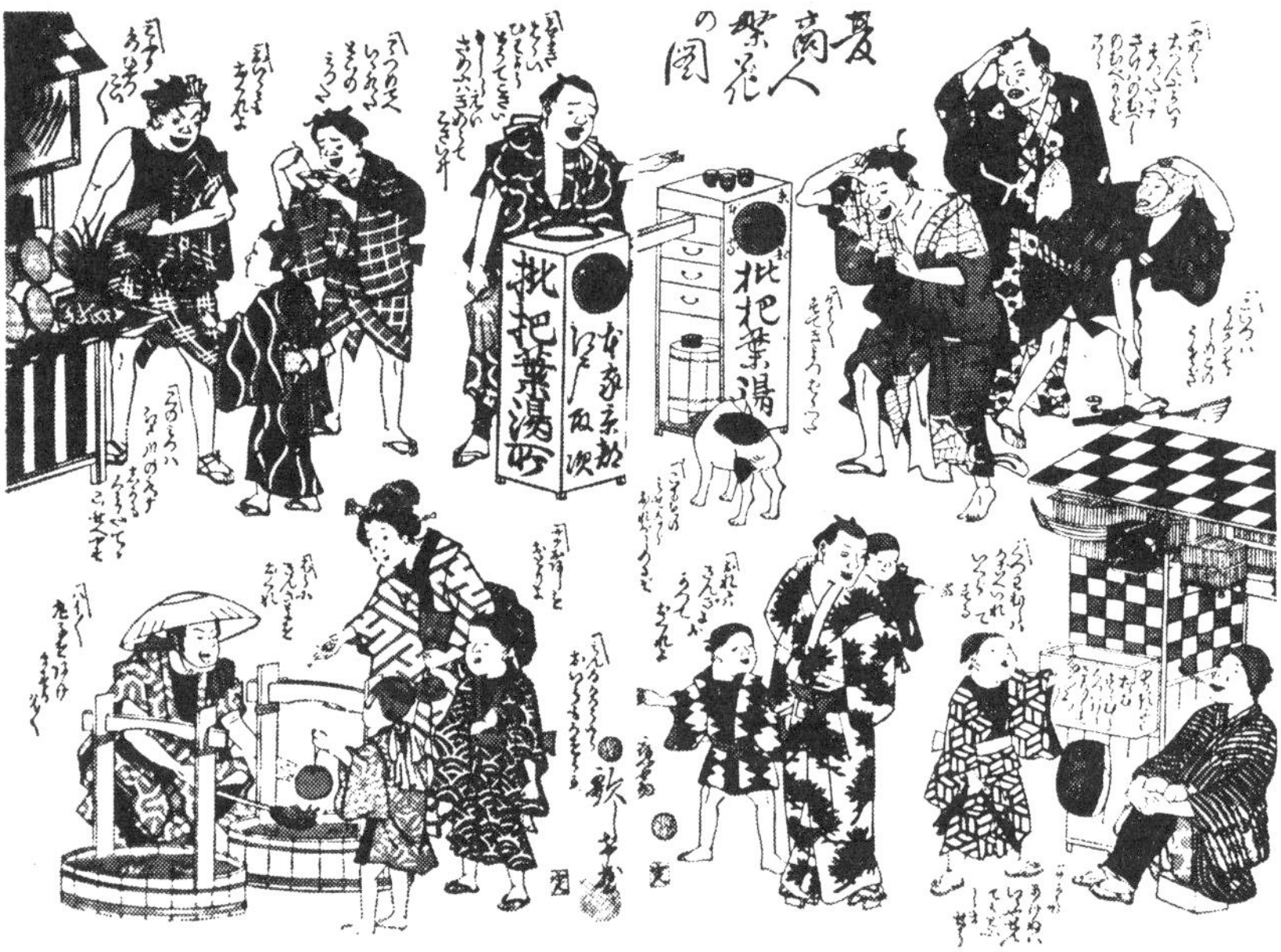

56　ビワ葉湯売りのみえる夏の商売姿錦絵

おろされていたもので、橋のたもとには、烏の図案をかき入れた提灯をつけた荷にはカンテキ（七輪）がはいっていて、薬罐はいつもシュンシュン煮あがっていて、必須条件としての美声を張り上げて、〝京都烏丸、本家枇杷葉湯……〟、にが甘い褐色の暑気払いの薬湯が売られていた。」（山川隆平回顧文）

　また、夏の薬屋の店頭では薬罐で煮たてて道行く人にふるまうのが常だった。隠語としての〝びわよう湯〟は、このように街頭で無断で誰にでも飲ませるところから、多情の女を意味するまでの流行語化したのも、庶民に親しまれたビワ葉湯の一面を示してくれる。

　梅暮里谷蛾作の洒落本『白狐通』（一八〇〇）に「オエンマアおきのさん、聞いてくんねえ。一度ぐらいなら見のがしてもおくが、二度三度じゃあきかねえわな、あのあまは、びわよう湯だからとも思うが、それを知りつつこののろまがあがらァな」とあり、川柳にも多く登場する。

　ビワ葉湯売りは京都烏丸が本家だというように、烏丸通二条東入ル の福井徳右衛門家が本舗として売り出している。島田玄弥氏の採録した売り声は次のように、江戸の諸書のより、手が込んでいて面白い。

「丸にからすの印をつけて歩きながらに渋うちわ、京都からす丸本家、びわ葉とう、私は毎年びわ葉とうを沢山しこみ、かのびわ葉とうを忠臣蔵にたとえ、申すもくだいうなれど、聞く事は早野勘平、聞いてお軽が与一兵衛、口中へ入れると四十四本の骨ぶしまで、病気さっぱり兵衛門、その訳はお医者様にも聞いてごろうじませ、即ち本草という書物にくわしく出てございまする。大づつみは四十七文、小づつみはお望み次第、茶わんには申し小波がわく程くんで上げます。銭がないとていざこそ買いにきだはち、やざまもないほど忙がしいわい。腹立てなさるな、かけにはせん先、お上がりなされ、さっさとあつけ、かくらん、暑気払い、一人で息せきしゃべり行く。」

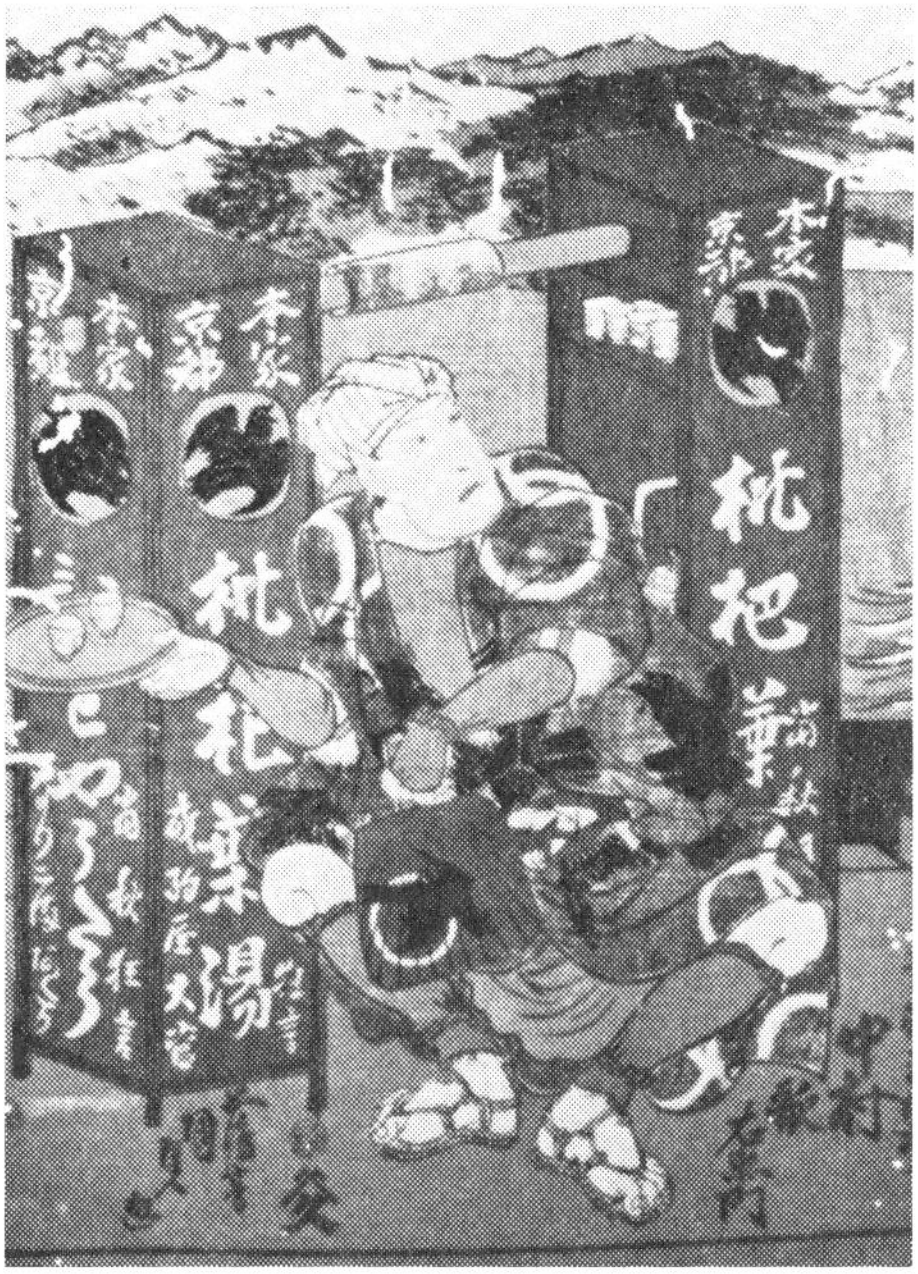

57　芝居のビワ葉湯売り錦絵

六世尾上菊五郎の『音羽屋百話』に、少年時九世市川団十郎に学んでいたころの懐古談として、「……稽古に飽きる事もありました。そう、時に夏であれば、枇杷葉湯を飲みに行くんです。この枇杷葉湯は暑気当りを防ぐために、毎日新しく拵えてあるんです。……そうして私たちがいつもビワユウトウと言うと団十郎はビワエフタウと云ふのだ。葉という字は〃えふ〃と読まなければいけないと云って叱られたんだが、江戸っ子誰だってビワユウトウと云うじゃありませんか」とある。

中国にないビワ葉湯

ビワ葉湯は長州毛利藩の二大名薬だったと、李家正文氏（『薬局』九巻、一九五一）はいっている。国司の竜王湯と李家の枇杷葉湯がそれで、李家就庵家二代の正玄が孟二寛（武林唯七の祖父）についてその調製法の伝授を受けたものだ、という。

李家は六代正美に至って医を捨て武で身を立てたが、そのとき名薬枇杷葉湯の根絶を憂えて柳井証賢の次男正辰に禄五〇石を分与して分知末家として譲医した。ときに文化二年（一八〇五）であった。これ以後、正辰は李家を名乗り、正辰の子孫がのち京都に移り、永く本願寺典医となって木屋（きや）町に住した。ここからビワ葉湯が庶民に行き渡ったというが、これでは前述のように時代が下りすぎよう。

ビワ葉湯を〃竹田の白振薬〃と呼んでいたと三宅意安（『延寿和方彙函』）はいっており、『続江戸砂子』（一七三五）には

「官医関本伯典家方、効験世に知る所也、世俗伯典のふり出し薬と称す」とある。

右の竹田とは、安土桃山時代の名医竹田定加のことで、竹田照慶の玄孫（清水谷令定の孫）、一名光英、雄誉と号し、元亀二年（一五七一）正親町天皇が痢病を患い、これを治して法眼となり、天正九年（一五八一）官女が瘧に罹り誰も治療できなかったのを治して法印に進み、織田・豊臣両氏に優遇された人で、この人の製したものとしてこの名がある、とされたのである。

香川修庵の『一本堂薬選』続編（一七三八序）は、「医人傷食ヲ治スルニ枇杷葉湯ヲ用、蓋シ此邦古ヨリ伝用テ間々効アルモノ、本草諸書未ダ言及セザルトコロ也、但之ヲ益知飲ニ比スレバ稍劣ルノミ」とし、『和漢三才図会』（一七一三）は「食傷及び霍乱を治す」、『本朝食鑑』（一六九五序）は「近世枇杷葉ヲ以テ傷食、霍乱等、病ヲ治ス、是レ李時珍カ所謂胃ヲ和シ暑ヲ解ス大都下気ノ功ヲ取ルモノナリ」とするように、宿食を化するを主効としたもののようで、和方である。

中国には枇杷葉はなく、枇杷葉散のみであって、『和剤局方』の薬方は、枇杷葉・陳皮・厚朴・丁香・甘草・霍香・麦門冬・木瓜・白茅根を配合したもので、中暑・伏熱・煩渇などを主効としているが、内容はビワ葉湯とは異なる。

しかし、売薬のビワ葉湯は、消暑（中暑、暑気あたり）の薬として、右の効能をそっくり採用し、古くから医家が使用していた振出し薬の枇杷葉湯を暑気払いの専門薬に仕立てあげたのだった。

暑気あたりの効能をあげているものに『丸散手引草』（一七六九）があるが、「食傷、腹痛、不食、酒、二日酔、エズキ等ニ用ユ、重キ食傷ニハ吐スルカ瀉スベシ、コノ薬吐スベキハ吐シ、瀉スベキハ瀉セシムル功アリ、暑月暑中リ、或ハ冷物ヲ食シ、菓等ノ中浣ニ停滞スルノ証ニ用ユ」とあるように、胃腸病を主効とし、暑気あたりは従となっている。

『中陵漫録』には「枇杷葉の一薬、諸国共に通じて、毎年六月朔日より八月十五日まで売る。此方、人知らざるものなし。……暑鬱を発して、最も佳なり」としている。

文化五年（一八〇八）閏六月八日より、市村座上演の夏狂言、南北作『彩入御伽草』の舞台にビワ葉湯売りを登場させ「……この枇杷葉湯は烏丸大納言様の御製法にて、諸人助けの為に御調合下されしを今売り弘むる。第一の効能は暑気あたり、霍乱、下り腹、渋り腹……」と口上させ、「本家烏丸枇杷葉湯」といわせている。

薬方

諸書にみえるビワ葉湯の薬方は若干の出入りがある。薬方中、眼子菜配合のものがあり、小石元俊によれば「按ニ東都関本伯典家之秘方也、其家方中ニ眼児菜アリ、此ヲ秘トナス」（『衛生堂備用方』）とあり、眼子菜配合は関本家の秘方であったらしい。

ちなみに、眼子菜はヒルムシロ科のヒルムシロのことで、水田などにはびこり害草とされるが、薬用にされたのである。松岡玄達の遺稿『用薬須知続編』には「其葉日乾シテ丸或ハ散トナシ積聚ヲ治ス、和方ニ天童ト云フ是ナリ、天童丸ハ是ヲ一味糊ニテ丸シタルナリ」とある。

ビワ葉を詠んだ川柳を参考までに次に掲げておく。

京の烏を江戸で売る暑い事（樽九三・18）

本家より出見世の多い烏丸（樽一二一）

仕て置いて烏丸とは憎い口（樽八一・31）

仁心を門に出しとく暑いこと（安永六年五五会）

仁心を門でほめてく甚暑なり（川傍柳三・18）

水売りのじゃまになるのが仁心さ（天明五年桜）

四季に売る枇杷葉湯を下女広め（樽六一・22）

薬名＼文献名	『本朝食鑑』『衛生堂備用方』	『丸散手引草』『和漢三才図会』	『延寿和方彙函』	『上池秘録』	『中陵漫録』	『医方如雲集』
扁豆			○			
藿香	○	○	○	○	○	
益知			○			
木香	○	○	○	○	○	○
莪朮	○	○	○	○	○	○
呉茱萸	○	○	○	○	○	○
桂皮	○	○		○		○
枇杷葉	○	○	○	○	○	○
陳皮						
甘草		○			○	
眼子菜						○
青皮				○		
山楂子						○
香附子						○

表一9

中神琴渓の『生生堂中神家方書』では，枇杷葉湯を一名如聖飲とし，「治食傷，霍乱，腹痛，大疝，泄泻，急積聚」としている。

和田東郭の『和田泰庵方函』の枇杷葉湯(家方)の薬方に関本伯典家方の秘方とされる眼子菜（含紫菜と記す）が配合されているし，小石元俊も『衛生禁方続編』で「(衛生) 備用方中枇杷葉湯ニ眼児菜ヲ加ヘテ大ニ為妙」といっているから眼子菜配合のものを実際に使っていたものなのだろう。

ちなみに，原南陽の『寄奇方記』に大嶋玄渝が寄せた枇杷葉湯方は九味（桂皮，乾姜，益智，丁香，縮砂，枇杷葉，莪朮，呉茱，木香）で，『医学入門』に枇杷葉湯が載っていると記載しているが，これは「枇杷葉散」の誤りで，湯剤は載っていない。

10　津軽の秘薬・一粒金丹

岡山からの伝授

寛政一〇年（一七九八）正月一五日から江戸桐座で上演した初代並木五瓶作の世話狂言『富岡恋山開』に「新右衛門、それでおれが、月々呑まそうと思って、伝手を頼んで、津軽のお座敷で所望した一粒金丹」とあるように、津軽藩の家伝秘薬に一粒金丹（いちりゅう）があり、代々藩医の製するところであった。

森鷗外の史伝小説『渋江抽斎』に、抽斎が家督相続後、一粒金丹製法の伝授を直ちに受けたとあり、その販売が家計を助けたとする。

「抽斎の家督相続は文政五年八月朔を以て沙汰せられた……家督相続の年は抽斎が十八歳で……抽斎は相続後直ちに一粒金丹製法の伝授を受けた。……抽斎は心を潜めて古代の医書を読むことが好きで技を售（う）ろうという念がないから知行より外の収入は殆んど無かっただろう。只津軽家の秘方一粒金丹というものを製して売ることを許されていたので若干の利益はあった。」

伝えるところによれば、一粒金丹は津軽藩四代藩主・津軽信政（一六四六〜一七一〇）が備前岡山藩主・池田輝録（一六四九〜一七一三）に乞うて、同藩医・木村道碩から自藩医・和田玄良に伝授を受けしめたものとされる。この年代は松木明知氏（薬史学雑誌四巻二号、一九六九）によれば、和田玄良が江戸・今大路道三に入門のため元禄七年（一六九四）六月に弘前を出立しているので、これ以後の江戸滞在中であろう、という。

このように、藩の秘薬とされてきたという一粒金丹の薬方が諸書に散見される。

小石元俊の『衛生堂備用方』には、津軽侯医官・桶口道川家蔵、また一書には津軽侯方、津軽家伝として載っているが、それらに若干の出入りがある。さらに刊本の『上池秘録』巻之一にもあり、その効能文に次のようにある。

「一粒金丹　五労七傷、男女諸般ノ癆嗽、吐痰、吐血、嘔酸、反胃、咳逆、風壅、痰涎、冷涙、鼻清涕ヲ流シ、水泄、痢疾、心腹、脹痛、腸鳴、痞塊、酒疸、食黄、水気、宿食化セズ、飲食減少、左癱右瘓、三十六種ノ風、七十二般ノ気ヲ治ス」

これは中国の『医学入門』巻六雑病用薬賦の〔瘴〕の部に掲げる一粒金丹の記文にほとんど一致し、それにみえる薬方の分量が若干異なるだけで、配合薬の種類もまったく同一である。

津軽医官・和田玄春製の能書（寛政一一年、一七九九）の効能は次の通りである。

「　一粒金丹試功
五労七傷男女諸般の労症痰或は血を吐き形ち痩(ヤセ)色青く手足倦怠飲食味なく上盛下虚自汗盗汗出るものに白砂糖一文目許を湯に入れ生姜汁少し許を加へ平旦(ヨアケ)空心(スキバラ)に毎(ツネ)に一丸を服す久しく服して強験あり
一脾胃損傷し久しく洩利して羸痩甚しきもの及赤白痢に裏急後重上厠数十行に亦夜中不眠に皆炊飯湯五勺許にて臥臨毎に一粒を服す
一陰症の傷寒及ひ中寒手足厥冷(ヒヘ)口舌不便(モノイハレズ)大小便自利ニ　炊飯上湯ニ生姜汁少許を加へ朝夕各一丸を服す
一久年腰足麻痺行歩不便或は中風手足癱瘓(キカズ)及老人年五十以上厳寒酷暑の間之を服して能時気堪行歩軽健(スコヤカ)なり　白砂糖湯にて平旦毎に一丸を服す
一三焦を潤し精気を補ひ筋骨を堅し男女の陽事(セイ)を強(ツヨク)し及ひ男子夢交婦人月経不順或は絶嗣(コナキ)ニ白砂糖湯にて平旦毎に一丸を服す
一心志労役及痔漏脱肛の人毎月朔十日廿日の平旦に白砂糖湯にて毎に一丸を服す　兼て能く年中時行(ハヤリ)諸病(ヤマイ)を避く
一凡(スベテ)金丹を服するに必刀剉(ハモノ)及ひ歯嚼(ハデカム)ことなかれ　服して後慎て動揺思慮することなかれ又終日酢及芋(サトイモ)を禁ず……」

どこのものか不明であるが別の能書も大同小異である。

「男女老少脾胃損傷し飲食不和して久しく泄利し羸瘦甚しきに。痢病裏急後重して上厠数十行諸薬あらざるに。吐血衄血下血及痔疾脱肛久しくいえざるに重症は日に一丸軽症は半丸臨臥に服す数日ならずして極めて験あり以上炊飯上湯にて服す。労症咳嗽数日痰或は血を交へ形痩色沢なく手足倦怠し虚悸怔忡して飲食味なく盗汗出て五心煩熱し或は眠らざるに・中寒手足微冷舌強語言蹇渋大小便自利するに炊飯上湯に生薑汁少し加へ朝夕各一丸を服す。中風手足癱瘓或は半身不遂恍惚健忘及久年腰脚麻痺行歩不便或は二便禁ぜざる者皆平旦空心に一丸を服す久しくして愈験あり……。男女年五十以上寒暑の間之を服して能時気に耐入行歩軽健なしむ……。亢稟受虚弱の人常に服して元気を益し精血を補ひ胸膈を寛し筋骨を壮にし虚脱を堅す以上白砂糖湯にて服す……」

これからみても、津軽の一粒金丹は、原方を『医学入門』に拠っていることは明瞭であるにかかわらず、藩の秘方とされ、前記の和田玄春も記すように、「此薬我が藩の禁方にて国より他方に無き処、仮令(たとへ)我が藩の医といへども猥に之を製する能わず、然るに近来多く売薬などに出て禁方を犯すものあり、故に今新に講官予が姓名を録して以って彼の売薬に異うものなり、今よりして後、予が姓名及び印章なきものは皆糊口の売薬敢て欺かるることなかれと云爾」とあるので、売薬製剤続出の対策におおわらわであったことがうかがわれる。

江戸売薬の一粒金丹は、安永期の『富貴地座位』薬品之部に「山崎屋利左衛門神田」とあり、文政期の『江戸買物独案内』に「常盤橋御門前本町一丁目川岸、長崎屋平左衛門」があり、また小石川春町万屋徳兵衛発売のものは「津軽伝方」とうたっている。

右の『医学入門』に載る薬方は、アヘン（阿片、阿芙蓉）とオットセイ（膃肭臍）が配合されていて、これを原方とする津軽の一粒金丹や売薬製剤にもこれが含まれていたので、少なくともこの二品の原料確保が津軽藩にとって優位にあったがために、藩の秘薬となしえたのであろう。

ちなみに、一粒金丹の名は朝鮮刊の『東医宝鑑』にもみられるが、その薬方は川烏頭・白附子・自殭蚕・白疾藜・五霊脂・白礬・没薬・朱砂・細墨・麝香でまったく異なる。

国産アヘンのこと

八代将軍吉宗の〝享保の治〟において、殖産興業策の一環として国産薬種（和薬）の流通機構を整備し、和薬検査のための「和薬改会所（わやくあらためかいしょ）」を全国五ヵ所に設置したが、その検査基準として出された『和薬種六ヶ条』中に、今まで生産しなかったので市場になかったが、今後は流通にのせる和薬の品目の一つとして「和阿片（ケシノヤニ）」があげられているので、国産アヘンが市場に出廻るようになったのは、このころ（一七二〇年代）からと思われる。当時唯一のアヘン生産を行なっていた津軽藩のアヘンが、市場に出しうるだけの量産が可能になったのであろう。

津軽藩がアヘン生産のためのケシの栽培をいつごろからはじめていたのかは明らかでないが、元禄期（一六九九）にまで遡りうる記録があるらしい。また、なぜアヘン生産を他国にさきがけて行なったのかも不明ではあるが、少なくとも藩の秘薬として一粒金丹を藩内で統制下におけたのは、その原料薬の一つアヘン生産を藩が管理しえたことが大きい。

ちなみに、関西地方でのアヘン生産は、摂津国三島郡（当時島下郡）福井村の某が大坂道修町の薬種屋からアヘン製造の利あることを勧められ、ケシの種子を取り寄せ栽培して、アヘン生産を行なうようになったのが嚆矢とされる。天保八年（一八三七）のことという。これと相前後して、同郡西面村でも同じく種子を道修町より仰ぎ栽培に成功したといい、数年にして栽培製造人が漸増し、郡下至る所に栽培を見るようになったという。三島郡にケシが伝播したとき、津軽の異名でアヘンを呼んでいたというのも、津軽のアヘン生産の先進性が示される。

もっとも、国産アヘンは津軽が当時唯一の生産地であったからといって、アヘンの入手が困難だったわけではない。輸入アヘンが使われ、その需要が高まってきたがために、右の時期から国産品の登場が期待されたのである。一粒金丹が秘薬であったが故に、アヘンの配合が津軽へ薬方伝授後に加わったとみる向きもあるが、輸入品は使えたのだから、これは当たらない。

津軽のアヘン生産は、明治八年（一八七五）の政府の実体調査の時点で、すでに衰微に向かっていた。これはモルヒネ含量が他県産のものにくらべて少なく、また遠隔地のために輸送の便を欠いていたためとされる。

明治一〇年布告の「売薬規則」でアヘン配合の売薬が禁止になったので、一粒金丹もこれ以後はアヘンを抜いたはずで、明治一六年の次の広告にみえる一粒金丹はアヘンを含まぬものであろう。

「健胃滋腎　一粒金丹　小包金十銭より　売薬印紙の令下てより普通売薬の如く往々価を揚ぐると雖も我一粒金丹は元済生の微志にして射利の為めに翼くに非ず　依之目下貯製の薬品限り従前の価格を以て販売す　愛顧の諸君幸に之を了せられる事を

東京本所緑町三丁目四十五番地

本舗　旧津軽家医師　浅越氏

日本橋通三丁目須原屋・住吉町板坂・京橋尾張町白牡丹・同南伝馬町命の親玉・芝口三丁目須原屋・浅草平右衛門町多紀・本所緑町五丁目伊勢喜・深川高橋比田」

（明治一六年五月二五日『開花新聞』六四号）

オットセイのこと

津軽特産のアヘンと並んで一粒金丹の主薬に使われたオッ

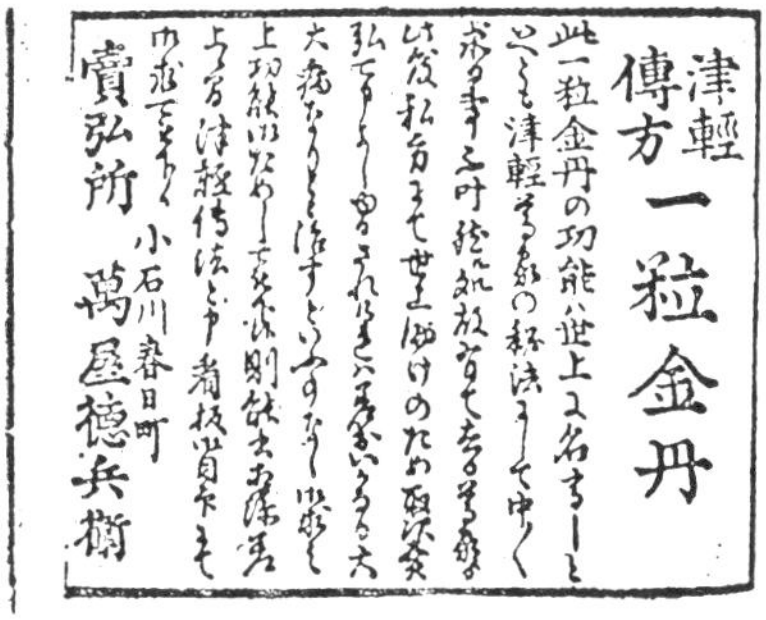

58　一粒金丹広告（江戸買物独案内）

薬名＼文献・出所	恵美三白方	津軽家伝	津軽侯方	『衛生堂備用方』津軽医官桶口道川家方	『上池秘録』『医学入門』
膃肭臍	○	○	○	○	○
阿芙蓉（阿片）	阿仙薬	○	○	○	○
竜脳	○	○	○	○	○
麝香	○	○	○	○	○
硃砂	○	○		○	○
原蚕蛾	○	○	○	○	○
紫河車		○			
肉蓯蓉		○			
射干		○	○	○	○

表―10

一粒金丹は，アヘンとオットセイがどの薬方にも含まれているが，広島の恵美(えみ)三白（1707―81）の方剤には，アヘンの代りに阿仙薬を使っているので上に掲げた。全く薬効の異なるこれを配した理由はわからない。

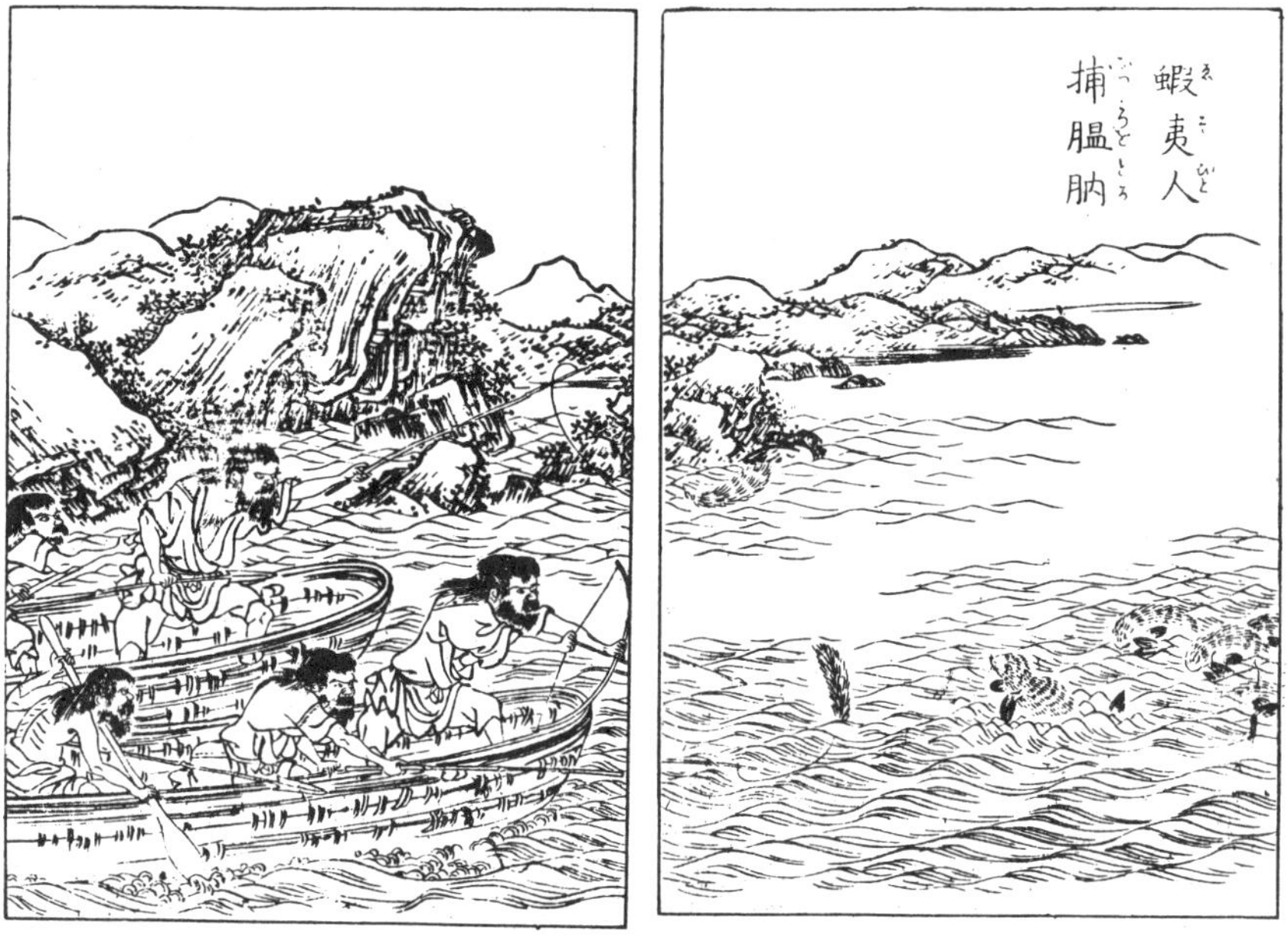

59　エゾ捕膃肭の図（日本山海名産図会）

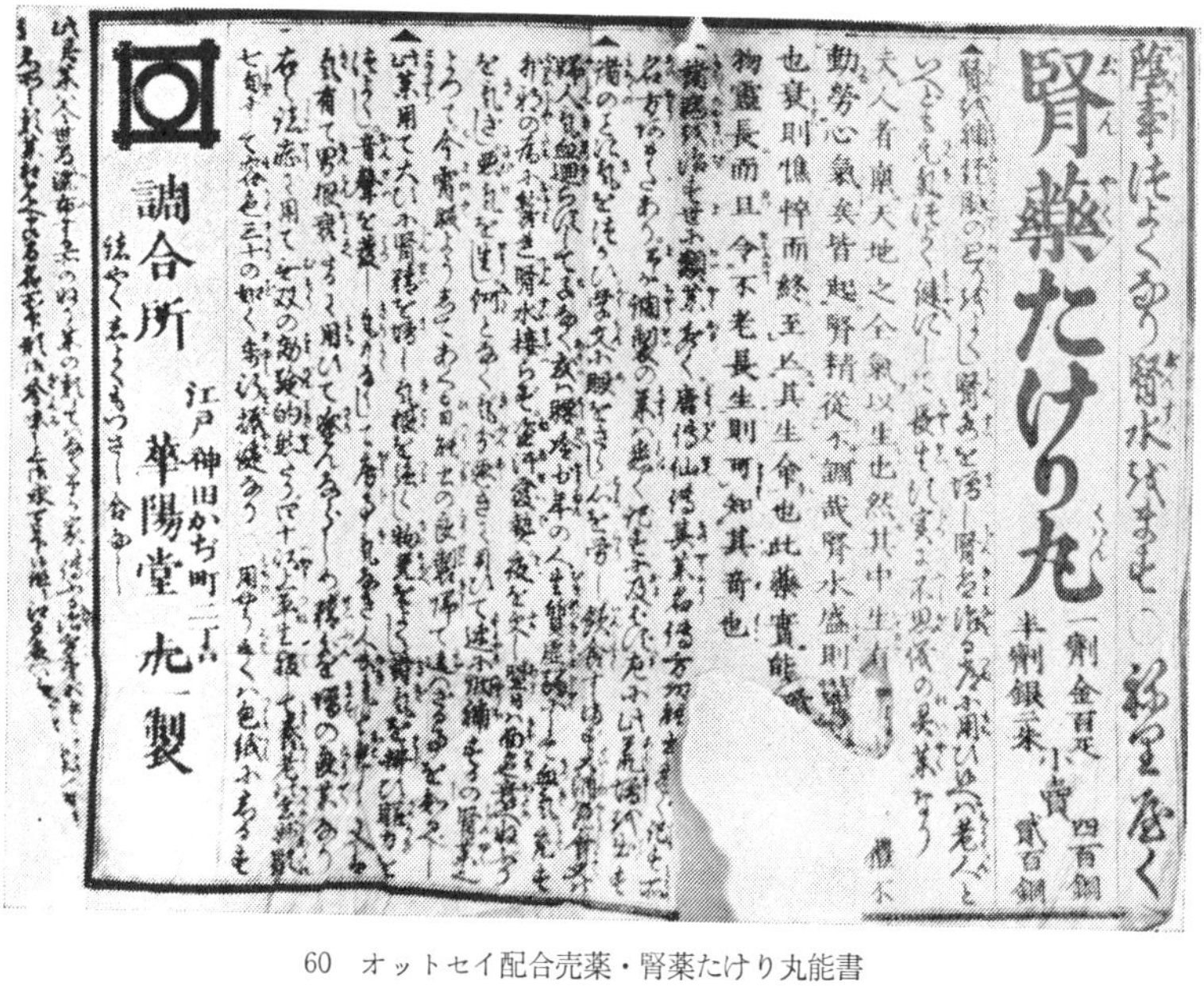

60　オットセイ配合売薬・腎薬たけり丸能書

トセイは、松前や津軽の海で捕獲するものであったから、これまた津軽にとって原料面で優位に立っている。

オットセイ（膃肭臍）はわが国で動物名となっているが、中国では膃肭の臍で薬用部を示す薬名である。

膃肭（獣）は骨豽とも書き、また海狗の訳名もある。アイヌ語でその雄をヲンネプ、ヲ・ネップ（onnep）といったから、膃肭・骨豽はその系統の語の音訳だろう。老大獣の意だという。

中国の陳蔵器『本草拾遺』（七三九）に「骨豽は西蕃突厥の国に生じ、胡人阿慈勃他儞と呼ぶ」とあるが、突厥（とっくつと読むのが正しいという。チュルフの音訳）の国は六世紀中ごろから約二世紀間、蒙古高原・アルタイ地方を中心とした内陸遊牧民国家だから、ここで産するはずはない。これは右の遊牧民がしばしば沿海州方面に侵出して北日本海産のオットセイを捕獲して食料にしていたからなのだろう。

薬用もこれら内陸系遊牧民から中国に伝わったものらしく、『回回（ふいふい）薬方』と称するアラビア薬方を収める書物には、膃肭臍が多数処方されている。

動物そのものをオットセイと呼ぶことの誤りについては、つとに江戸期の識者によって指摘されている。

貝原益軒の『大和本章』（一七〇九）には「膃肭臍トハ其陰茎ナリ、臍ニ連ネテ用ル故ニ膃肭臍ト云ト時珍イヘリ、今外腎ヲ用ズシテ全体ヲ用テ薬トスルハ誤ナリ」とし、『日本山海名産図会』（一七九九）も「膃肭獣をヲットセイといふは誤なり、獣の名はヲットッなり……」とあり、『松前志』（一七八一）にも「膃肭臍（タケリ）、是即（ち）海狗腎也、今膃肭臍ヲ以テ膃肭獣ノ別名トスルモノハ誤ナリ」「膃肭世俗ハ膃肭臍ト云ハ其臍ヲ連ネテトルノ名称ナリ、是即チ其外腎ナリ、然レトモタチリヲ採ルニハ其臍ヲツラネテ採ルニハアラズ……」と訳している。

オットセイには贋物が多く、海獺（あしか）などが為代替品に使われたので、津軽の一粒金丹は偽物を使わない点でも信頼を受けていたのであろう。

ちなみに、オットセイのハーレムは有名であり、その強精ぶりにあやかろうとして、オットセイを配した売薬類がたくさん出現しているし、川柳にもその効が詠まれているが、多くは右のような贋物をつかまされていたのだろう。

川柳に、

おっとせい転んだような薬の名（万句合・明和二年義6）
おっとせい転ばぬ為の薬の名（拾遺二・22）
功能で女房よろこぶ夫ト勢（しげり柳）
薬喰いでも後家は忌めおっとせい（享保・長ふくべ）

とあり、一粒金丹も次のように詠まれているが句意は不明。

一粒金丹大音で頼んましょ（樽百・143）
宰予が門ロ大音で頼んましょ（樽百五四・14）

11 華岡青洲の麻酔薬

六種の薬物

華岡青洲（一七六〇〜一八三五）の名は近時よく知られるようになった。世界で最初の全身麻酔薬を創製して乳がん手術に成功した紀州（和歌山県）の外科医だというのが、その評価である。

青洲はその麻酔薬の創製に当たり、和漢古今の方書を渉猟し、ひとり深山幽谷にわけ入って草根木皮を採集し、黙々として自ら空地に薬草を栽培して、その優種を得ることにつとめ、これを自家で飼っている小禽や小獣に試み、ときには自らこれを口にし、あるいは家族（母や妻）に与えて薬効を験するなど、身を削り心を砕くこと実に二〇年、ついに諸外国より数十年も早く、前代未聞の全身麻酔薬の創製に成功した、というのが一般に流布されている青洲伝である。

青洲の麻酔薬は通仙散といった。その薬方には次のものが配合されている。

- マンダラゲ（曼陀羅華）……俗名キチガイナスビ、ナス科ダツラ属チョウセンアサガオの花・茎・葉・実など。
- ソウウズ（草烏頭）……キンポウゲ科ヤマトリカブトおよび、その近縁種の子根と母根の小さいものを、塩製または炮製したもの。
- ビャクシ（白芷）……セリ科ヨロイグサ、オウモシウドの根を乾かしたもの。
- トウキ（当帰）……セリ科ホッカイトウキの根を湯通しして乾かしたもの。
- センキュウ（川芎）……セリ科センキュウの根を除き、根茎を湯通しして乾かしたもの。
- テンナンショウ（天南星）……サトイモ科テンナンショウの根茎を輪切りにし乾かしたもの。

これら六種の薬物は、いずれも当時、新規なものではなく、薬効が知られていたものばかりである。とすれば、青洲の独創性とは、これら薬物を新たに組合せた上に、独特の薬方を生みだしたというのか。この問題を解くカギは、主薬の一つであるマンダラゲの薬用が、当時どうであったかを知ることである。

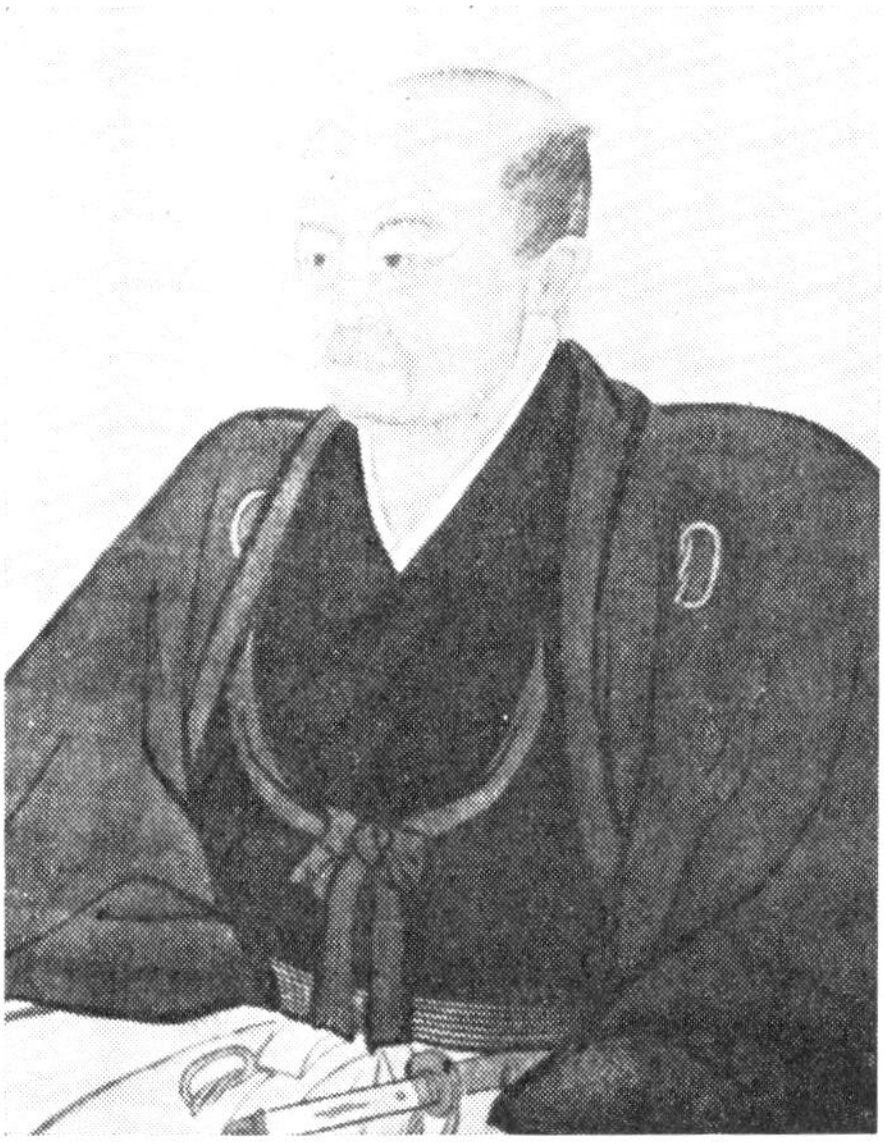

61　華岡青洲像

マンダラゲの薬用

マンダラゲは、比較的新しくわが国に渡来した植物で、四世・伊藤伊兵衛の『地錦抄附録』(一七三三)によれば、天和・貞享中に渡来したものとされ、同人著『広益地錦抄』(一七一九)に次のように記されている。

「曼陀羅花　春たねをうゆる、はへ出ハ茄子苗のごとくにて段々枝出て葉も茄子のことく故に異名山茄といふ、秋花さく白大りん花形あさがほのことくたくましく異形なれり、俗に唐人笛といふ、尤そのかたちなり、花壇に植て朝鮮あさかほといふ、朝にひらき夕にしほむ。時珍が曰……八月白花開云葉牽牛花の如ク大シ朝に開、夕に合スト いへり、よくも見たり、此葉を湯にせんし寒湿脚気を治、小児慢驚風の薬ニ用云」

また、これより早い刊行の寺島良安『和漢三才図会』(一七一三)にも「按に近頃朝鮮より来り今人家多く之を栽ら……」とあるので、わが国には一七世紀末ごろに渡来して一八世紀初頭にはかなり多く一般に栽培されていたもののようで、おそらく舶来の園芸植物として、好事家の観賞に供され、一部は右のような薬用もなされていたものらしい。

小野蘭山の『本草綱目啓蒙』には、伯耆・豊前・周防および諸州に野生品があるが、京師付近には野生がみられない、とある。俗にキチガイナスビといわれたように、その有毒性

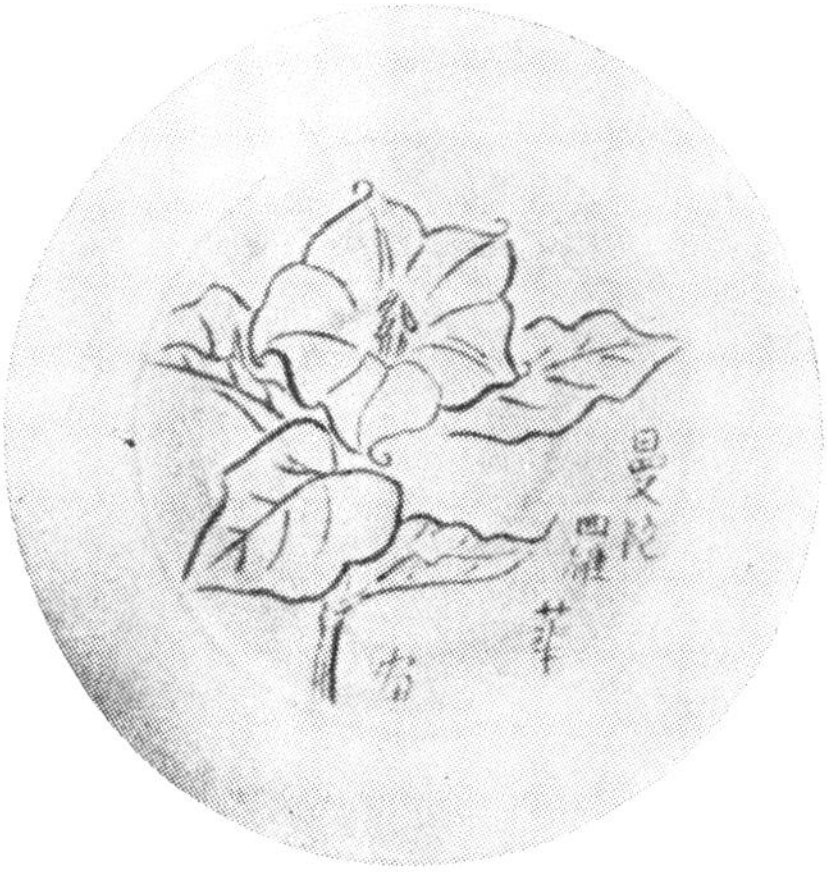

62　マンダラゲ

も一般に知られていた。

マンダラゲは熱帯性植物で、これが中国に伝わり薬用に使われ出した時期をみてみると、一一世紀の宋代に観賞用に栽培され、またマンダラゲを入れた酒もあった。薬用は金元医学に現われ、一三世紀の医書に外用が、一四世紀の医書に複雑骨折時の正(整)骨術に内用がみられる。これは、元代の中国における正骨科独立に相応ずるもので、ジンギスカーンなど元代の遠征にともなう軍事的要求とイスラム世界との交流による骨関節損傷の治療のための新知識が導入され、専門分化の独立が促進された結果とみられる。こうして、元代に正骨術の疼痛緩和のために使用されはじめたマンダラゲは、次の明代の薬物書『本草綱目』(一五九六)に収載されるようになったし、明代の正骨医書にも登場して、これらの知識がわが国に伝わった。しかし、わが国の正骨術の専門書で一八世紀半ばころのものに、中国系正骨用麻酔薬を掲げてはいるが、マンダラゲ配合のものは見当たらないのである。

ところが、中国系でなく、南蛮・紅毛系の外科書には、右の日本の正骨書よりも早い時期からマンダラゲの記載がみえる。たとえば『南蛮流金瘡療法』(一六七一抄写本)に「マンダラゲという草花がある。葉の形は木綿葉に似て少しく大きく、花の色は白で芙蓉の蕾のようだ。ただし、花は使用せず、茎や葉を煎じて猪口の肉をきるときに用いる。煎薬を投与してから半時たって猪口の肉をきって痛みを覚えない。マンダラゲ葉は大疵などに粉にして疵底へ振りかける。……また大疵を縫うとき、茎の煎汁を呑ませて針で縫う」とあり、花部は使われていない。

蘭学時代に入ればさらにその知識が増えてくるが、実の使用が多く、中国書にみえる薬用部位(内用は花部、外部は花・種子など)と異なっている。また、単味の使用が多い。

通仙散の原方

前記のように、わが国でマンダラゲの薬用は、中国系よりも先に、南蛮系および、それに続く紅毛系・オランダ系医学によって伝わったとみられる。そうなると、漢蘭折衷派である青洲は、洋方のマンダラゲの使用に、漢方系の既述の薬物を加えて、新たな観点からその麻酔薬を創製したのだろうか。

ところが、中国の正骨書記載のマンダラゲ配合の薬方に似たものを用いている一群の先駆者が青洲以前にいた。それは京都の花井才蔵とその弟子の大西晴信ら漢蘭折衷派である。花井は青洲が京都に遊学した天明二年(一七八二)には、すでに没しているが、大西は存命中であり、青洲と同時代の人である。

この花井・大西の使用薬方は、中国書のそれとほとんど一致し、マンダラゲの使用量もまったく同一である。ただし、中国書の原方にある薬物の若干を抜いている代りに、それにないテンナンショウが加わっている。こうなると、中国原方のマンダラゲ薬方を、わが国で採用したのは、花井・大西らであったとみられる。しかし、花井・大西方では、薬用部位が花でなく、実・茎・葉となっている。これは中国書とはちがった用い方である。おそらく、既述のように、洋方のマンダラゲ使用が先に伝わったため、すでに当時の洋方医たちがマンダラゲ単味の使用を実・茎・葉で実施していて、それに刺激された形で、漢蘭折衷派が中国書を参照し、その原方を採用するに当たって、日本的にアレンジしたためだと考えられる。

この花井・大西方と青洲の通仙散とをくらべてみると、青洲のそれは、花井・大西方を改変したものであることがわかる。こうなると、青洲方の直接の原方は花井・大西方で、間接には中国元代の薬方であることになる。ただし、青洲方の特長とするところは、薬効面でマンダラゲの量を多く配合した点と、安全性面で酒のほかに水煎を採用した点にある。

青洲は花井・大西方を参考として、その改変を試み、マンダラゲの量を徐々に増量して麻酔効果の増強をはかろうとする反面、溶媒を酒から湯煎に代えて吸収速度をおさえ、安全性をはかろうとして治験を重ねたものと考えられる。おそらく、この過程で、実験台になった母は没し、妻は度重なる試用で中毒性の失明の悲運にみまわれたものなのだろう。こうして青洲は、完成された形において〃通仙散〃と名付ける薬方に到達した。

文献名／薬名	『世医得効方』(一三三七序)	『麻薬考』(一七九六)花井氏方	『麻薬考』大西氏方	通仙散(華岡麻沸湯)	
				『青嚢秘録』	本間玄調秘授麻薬
マンダラゲ	5	5	5	6	9.5
(草)烏頭	1+5		10	2	1.5
(川)烏頭	5	5	15		
白芷	5	5	15	1	1.5
当帰	5	5	15	2	4.5
川芎	5	5	15	2	4.5
猪牙皂莢	5	5	15		
木鼈子	5	5	15		
紫金皮	5				
烏薬	5				
半夏	5				
(舶上)茴香	1				
小茴香		10	10		
木香	3	3			
坐拏	1				
天南星		5	5	1	1.5
溶剤服用量	酒2	酒2	酒2	水(大人2 小人1)	水2合

表—11

この表では青洲の通仙散の薬方に到達するまでの各種の薬方を載せなかったが，中川修亭の『麻薬考』(1796)・青洲の『瘍科方筌』・『続禁方録』・『禁方拾録』(1791)などにその記載がみられる。また，当時のわが国におけるマンダラゲの使用も単方または数方の組合せで，吉雄元吉・中神琴渓・今村了庵の薬方に見ることができる。しかし，それらは内科的使用が主で，外科的観血手術には応用されてはいなかったのである。

だから青洲は、当時知られていた個々の麻酔性植物を、まったく独創的に第一歩から組合せて研究をしたのではなく、その先駆的研究者の業績をふまえて完成したのである。

青洲は通仙散を用いて全身麻酔施行に当たり、術前の患者熟診、半夏瀉心湯の使用、術後の塩茶・三黄瀉心湯による覚醒促進、覚醒後の人参調栄湯・回生散等による術後回復の促進等、一連の患者管理を術式に加えている。

こうして、文化元年（一八〇四）一〇月一三日、全身麻酔下乳がん摘出術の成功をはじめ、多くの乳がん治験、腫瘍・欠唇・鼻・眼・陰部等の手術・整骨術を行なって、華岡流外科を創設したのであった。

また青洲は各種の薬方にも創意を加えている。なかでもよく知られているものとして、「十味敗毒湯」（『万病回春』の荊防敗毒散」の加減方）、「赤石脂湯」（『弁惑論』の「補中益気湯」加赤石脂）、「帰耆建中湯」（『傷寒論』『金匱要略』の「小建中湯」の加減方）、「氷硼酸」（『外科正宗』の同名方の加減方）などがあり、また民間の奇方（「伯洲散」など）をも積極的に採用している。さらに、膏薬療法に新たな組織化をはかっており、それらについては別項でふれるが、中国・明の陳実功『外科正宗』（一六一七序）の「当帰潤肌膏」を改良した「紫雲膏」は現在もひろく愛用されている名方である。

（付）マンダラゲとマンドレーク

マンダラゲはナス科のチョウセンアサガオのことだが、マンダラゲと似た名のもので、地中海沿岸地方を原産地とするマンドレーク（マンドラゴラともいう）という同じナス科の別の植物がある。

マンドレークの二股の根が人体に似ているものは、特に珍重され、中世以降近世に至るまでヨーロッパで呪術的護符として、それを所持すると富と健康が与えられ、また怪我や中毒から身を護ってくれると考えられた。中世の麻酔海綿や麻酔坐薬にもこれが使われた。

俗伝によれば、マンドレークの根をひき抜くとき、哀切きわまりない悲鳴をあげ、その声を聞いた人は、誰彼の区別なくたちまち狂乱するか悶死する、とされた。そのため、採薬人はその危険な悲鳴が耳に入らぬよう、犬に綱を縛りつけ、その綱の端をマンドレークの根に結んで犬にひき抜かせ、採薬人は遠く離れて角笛を高らかに吹きならすのだとされた。

ちなみに、マンドレークと同じく人間の形をしたものが珍重される朝鮮人参にも、声を発する話が伝わっており、東西の俗伝の交流も見逃がせない。

それにしても、マンドレークに発音の近いマンダラゲの訳名が与えられずに、まったく違うチョウセンアサガオ系にそれが当てられた点については、その理由は今のところ詳かではない。

12　多彩な膏薬

内服と外用薬

われわれは、何の疑問を感ずることなく〝内服〟という言葉を使っている。〝内に服する〟というのは、薬物を服する――身につけることが前段にあって生まれたものである。

病気の原因と考えられた悪霊が体内に入り込まないよう、薬物を身につけたり、衣服に縫い込んだりしたことから起った言葉が〝服薬〟であり、さらにそれを体内に摂取することによって、体内にひそむ病魔を追い出す効果を期待した思考が〝内服〟である。

わが国の〝クスリ〟の語義についても、病苦を和らげる説と効能が奇しき説のほかに、体につける説があり、平田篤胤の『静の石室』に、クスリの古詞は〝貼ル〟ことで、貼伝る義だとしている。このように、薬には内用とともに外用のものがあり、わが国薬物療法の初見とされる出雲神話の薬も外用薬であった。

薬物療法の移り変り

出雲神話の薬　オオナムチ（大国主命）の登場する出雲神話の有名な因幡の白兎物語と火傷の治療物語は、わが国薬物療法の初見である。

前者はワニのために丸裸にされた白兎が、オオナムチの教えた蒲黄でもとの姿にかえり、後者はオオナムチが焼石で火傷死したとき、キサガイ（赤貝）とウムキ（蛤）の汁の外用で蘇生したとする。ともに外用療法である。

もっとも、これらは経験的民間療法の由来を語った民話風の説話と受け取られているが、オオナムチはスクナヒコナ（少彦名命）と力を合せて人民とケモノのため、療病の法を定め、鳥獣・昆虫の災をはらうため、マジナイの法を定めた（『日本書紀』の一書）とあるように、オオナムチは巫医的性格（病をラサムとともに国をヲサム首長でもある）をもった神であり、この物語には呪術医学的性格をくみとる必要がある。

この物語を貫いているものは、この神の通過儀礼（一生に経験する折々の儀礼習俗）の二つの様相を示すとすれば、前者は生誕の鎮魂儀礼としての裸身をガマの蒲綿（白くふわふわした褥）で包む行為、後者は成人式であり、死んだ子供が若者としてよみがえる姿を意味する。

　こうして、蒲黄をその文字づらから、漢薬の蒲黄（ホオウ）（ガマ科のガマ〈香蒲〉の黄色の花粉）に当てるのには問題があり、またキサ貝・ウムキに指定されている後者は、両貝が生産能力をあらわすシンボルとして、キサ貝は赤貝の名に示されるように、女陰の意味する生産力を、ウムキは産ム汁（ウキ）であり、それが母（オモ）の乳汁に似ており、ウムキの名がオモカイ（母貝）の約でもあって、母乳のもつ霊力を意味するならば、この両物語を単純に経験的薬物の外用療法とすることは問題が残る。

　ちなみに、この貝のくだりは諸書によって解釈が異なっていて、「赤貝の汁をしぼって蛤の貝に受け入れて母の乳として塗った」（武田祐吉）、「けずりおとした赤貝の粉を集めて、それを蛤の汁で溶いて塗った」（倉野憲司）、「赤貝を細末にし焦焼したものを蛤の汁で母乳のようにして塗った」（本居宣長）等がある。

『医心方』の膏薬　わが国の現存最古の医書で、平安期の円融天皇の天元五年（九八二）典薬頭・針博士・丹波康頼（やすより）が隋・唐までの医書百数十巻を引用して選述したこの書には、当時の外科（傷科・瘡腫）として、悪性化膿性疾患の癰（よう）・疔（ちょう）・癤（せつ）・丹毒を含む癰疽の治療に、多くの外用療法があげられている。

たとえば、腫物の化膿しきらないものには、伏竜肝（竈（かまど）の焼土）を酢でねって塗布（医門方）、犀角・大黄・升麻・黄芩・黄連・甘草の七味の煎汁を荒目の厚布にひたして湿布、黄耆・黄芩・芎藭・当帰・黄連・白蘞・夕薬・防風の八味を搗きふるい、卵白に和し塗布、大黄・黄芩・夕薬・白蘞・赤石脂の五味を卵白に和し塗布（効験方）、成練松脂・蜜蠟・猪脂・当帰・黄連・黄檗の六味の煎汁を塗布（録験方）等々がみえる。湯傷・火傷用の膏薬基剤としては、麻油・猪脂・羊膠・蜜などが使われている。

南北朝期の金創秘薬　内科（本道）から外科が独立するのは南北朝のころ（一四世紀）からで、戦乱の背景下に金創（金瘡とも書く。刃物による外傷）専門書が出現するのも、この時代である。

　延文二年（一三五七）の奥書をもつ『金瘡療治鈔』には、三種の膏薬がみえる。いずれも各家に秘伝されてきたものである。

- 朝府膏（檜油・胡麻油・沈香・松脂・雄黄・硫黄）、近江の国湯次庄野村秘蔵。
- 調府膏（檜油・胡麻油・雄黄・硫黄）、遠江の入道秘蔵、大和杉本膏も同じ。
- 朝府膏（胡麻油・松脂・雄黄・硫黄・丹・衣草灰・蚰蜒灰・トウノ木灰・甘草）、宇律官侍所の伝。

安土・桃山期の膏薬　安土・桃山期に入って、外科は金創医と瘡科または瘍科の二派に分かれ、前者からはのち産科医が出ている。

京都の儒医・黒川道祐の『本朝医考』（一六六三）に「本朝瘍科凡ソ両家有リ、一ハ高取ト称ス。是レ本朝ニ伝ル所ナリ。一ハ南蛮流ト称ス。西洋耶蘇(ヤソ)之徒ヨリ出ヅ……」とあるように、高（鷹）取流（天正・慶長のころの播磨の人、鷹取甚右衛門尉・藤原秀次の創始した流派）とヤソ会士が伝え、のち南蛮流となった二つの流派が主流であって、両派共膏薬外科といわれるように、多くの膏薬が使用された。こうしてこの時代から多彩な膏薬が登場し、江戸期に入って売薬化した。

南蛮流外科では、化膿性疾患を主体とする瘍瘡に対し膏薬として、初期には押薬(おし)を、腫れが増していれば散薬(ちらし)を、化膿にはそれを促進させる膿薬(うませ)、膿口を開かせる口開薬か針で切開排膿させる処置がとられた。これは鷹取流などでも大同小異であった。それに使われた膏薬基剤のヤシ油・ポルトガル油（オリーブ油）・マンティカ（豚脂）・テレメンティナ（生松脂、それから採るテレビン油）などの舶載薬物は、鷹取流でも一部採用されている。

南蛮流の基本膏薬として、青膏（ヘルテインコエンタ、ポルトガル語 verde Unguento、吸出用）・白膏（フランコインコエンタ、ポルトガル語 Branco Unguento、散らし用）・黄膏（アマレイロインコエンタ、ポルトガル語 Amarello Unguento）・赤膏（コルラントインコエンタ、ポルトガル語 Cornado Unguento、愈(いや)し用）・黒膏（ネクロインコエンタ、ポルトガル語 Negro Unguento、上引き用）があり、伝書によって薬方に出入りがある。たとえば、青膏はタバコの生葉汁を用いるので青（緑）色であるが、のちタバコの代りに緑青を加えて青色を出したり、白膏は軽粉（塩化第一水銀、甘汞）・唐土・白蠟で白色が、黄膏は松脂・黄蠟で黄色〟だったのが、のちには黄柏・黄芩・黄連が加わったり、赤膏は丹礬（硫酸銅の五水化物）が、のちには朱（赤色硫化水銀）・キリン皇（ヤシ科キリンケツヤシの果実から分泌する紅色樹脂）などが加わる、といった具合である。

江戸期の膏薬

黒川道祐は『雍州府志』（一六八六）の土産門の薬品部で、膏薬について、前述と似た文章を記したあと、「太乙膏、万応膏、楊柳膏等所々之ヲ売ル」と記している。

太乙膏　中国宋代の『和剤局方』に収載されている「神仙太乙膏」が原方で、同じ薬方が『医学入門』に「太乙膏」の名で載っている。

わが国で「太明太乙膏」の名で南蛮膏薬だとするのがあるが、この薬方は「神仙太乙膏」中の肉桂の代りに青木葉が加わっているだけの相違であり、『改補外科調宝記』（一八〇五）の「奇方神異膏」も黄丹の分量が違うだけで「神仙太乙膏」に一致する。この書の「太乙膏」や『外科上池秘録』（一八〇一）の「太一膏」も「神仙太乙膏」の薬方をベースとして他薬が加わったもので、さらに後述の「無二膏」や南蛮膏薬

「万応膏」・「万能膏」と称するものの中には「神仙太乙膏」の加減方がみられるなど、太乙膏は重要な位置を占めている。黄丹（鉛丹・光明丹・四三酸化鉛）配合の吸出し（排膿用）硬膏である。

無二膏　三宅意安は『延寿和方彙函』中に「雨森無二膏」の薬方を掲げ、『医学入門』の「太乙膏」の加減方だと明記している。

雨森無二膏は、雨森良意（初代）が一七世紀半ばごろ、近江国伊香郡雨森村から上洛、京都御所に近い車屋町に住み、御典医として勤務のかたわら創製したものだとされる。慶安元年（一六四八）ごろという。

雨森家は代々良意を襲名し、外科医が本業だった。有名な貝原益軒（一六三〇〜一七一四）は、同時代の良意について、「京都稲若水弟雨森良意瘍医ニ而候、唐流博覧良医ニ候、神農唐之木像其家ニ蔵置候、祇園之辺宅地を求小祠を立、安置仕候由……」と書いている。

稲若水（稲生若水、一六五五〜一七一五）はいうまでもなく、当代一流の本草家であり、儒医で、墓は雨森家代々の菩提寺である迎称寺（左京区真如堂町）にあり、若水の父、恒軒の分骨墓もここにある。雨森家には若水の記す家訓書（正徳元年、一七一一）も伝わっている。

ところで、正徳三年（一七一三）版『良医明鑑』に、同じ車屋町に雨森良意のほかに雨森良寂の名がみえる。『平安人物志』の文化一〇年（一八一三）、文政五年（一八二二）、天保九年（一八三八）に良寂の名が出てくるが、良意の名はない。

良寂は医家として代々高槻藩医であり、前記の人物志に出てくる公広（良寂）、正弘の父子は、明楽（唐韻）・篆刻をもよくした文人でもあった。この良寂もいつの時代からか無二膏を販売した。『京羽二重大全』（一七六八）には、良意・良寂の二店がみえる。良寂家の墓も、同じく迎称寺にある。二つとない名の無二膏が同じ町内に二軒もあるのがおかしいとして、〃無二膏が二つある車屋町〃と俗謡されていた。

無二膏は、『富貴地座位』に「から薬のお頭、無二になる京極」とあり、川柳にも〃唐までも吸出しに行く雨森〃とよまれて有名だった。江戸にも取次店をもち、小網町三丁目の「かまや艾本家」がそれだと『江戸買物独案内』にみえる。

雨森無二膏は既述のように、中国系鉛丹硬膏であるが、南蛮流・紅毛流の医書に、無二膏の名が出てくるが、その薬方はかなり違っているのがあるので、同名異質といってよい。

山脇道円の『阿蘭陀流外科書』（「外科良方」、一六七〇）にあげる無二膏の薬方はもっとも簡単で、丹と黒胡麻油のみであるが、無二膏の別名として白石膏、万能膏、狐膏薬の名がみられる。

狐膏薬　この名の売薬は、たとえば、名古屋・末広町からやくや吉兵衛に家伝方としてあった（『名古屋市史』）し、十返舎一九の『金草鞋』四編に「十曲峠、狐膏薬を売る家多し、名物は効能書にあらはれて化すてはなし狐膏薬」とあり、さらに大田蜀山人の『壬戌紀行上、一名木曽の麻衣』（一八〇二）の中津川の条に「坂を下りて板橋を渡る、小流なれど河原に石多し、松の並木のもとをゆくに人家あり、本家狐膏薬といえる板あり、是又お六櫛と同じく所々に多し……、又石まじりの坂をのぼる事長し、左に人家一戸あり、きつねからやくをひさぐ、ゆくゆく道をのぼりて立場あり、同じく膏薬をうる看板に十曲峠とあり」とある。江戸にも同名のがあった。

万能膏　この名を記す薬方は諸書によって薬方にかなり相違があり、既述の「神仙太乙膏」系のものもあれば、まったく違うものもある。また、万応膏と似た名のものもある。

　ジャワ島西海岸・英国植民地のバンタムに留学した磯辺竜庵の伝えるエゲレスノ金立膏の説明に「此膏ハ万能ナリ、世間ニ云万応トハ違フナリ、是妙方也、磯辺氏の何某バンタント云国ニ渡ルトキ伝授シタル膏薬ナリ」とあって、この金立膏（万応膏）の薬方は、白胡麻油・黄丹・巴豆・木鼈子・丸薬柳皮・産生髪・麝香・金箔で、他書の万能膏の薬方と違っている。

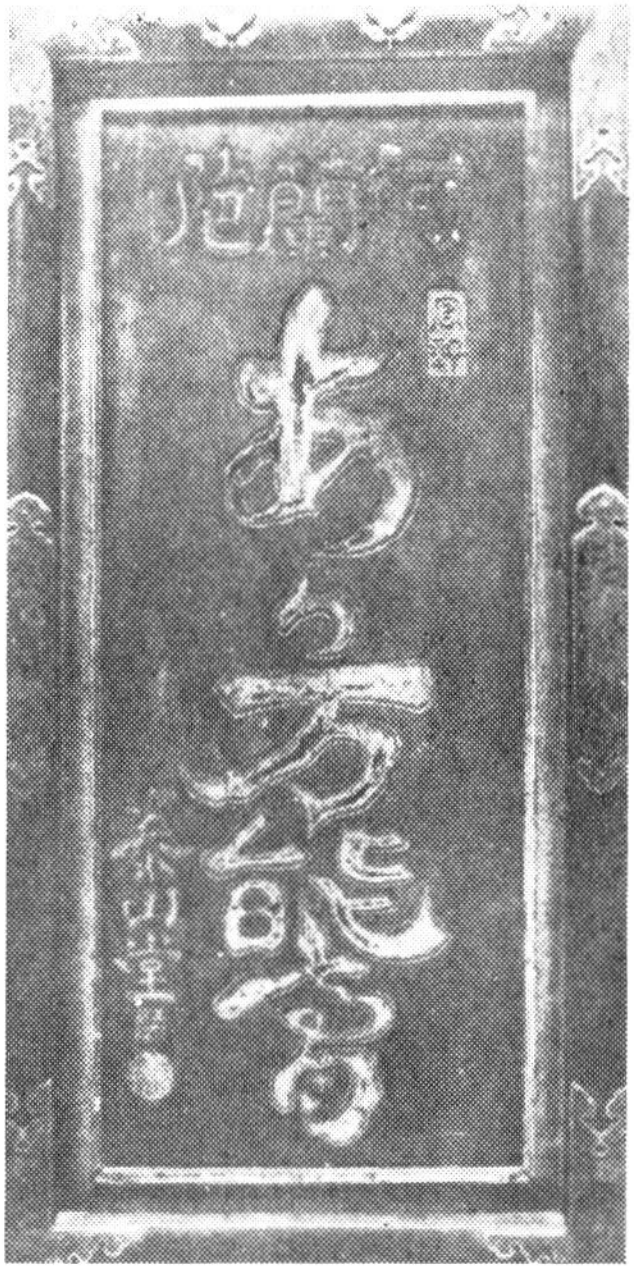

63　阿蘭陀あか万能膏看板

　諸書の薬方をいちいちあげるのも煩雑なので省略することにするが、多くの同名異質の売薬があって、川柳にも多く詠まれている。

　万能に達しからやくなどを売（樽四九・40）

　　万能一心・万能に達し一心達せずなどの諺にちなむ句

　万能を一文で買う湯やの見世（樽四一・13）

　傘の痛みに万能膏を張り（樽百三・15）

清見寺膏薬　浅井了意の『東海道名所記』（一六五八）に「興津の宿の中に万病によしとて膏薬あり」という清見寺膏薬も万能膏とうたっていた。

　興津の清見寺下の海岸沿いに、元祖を名乗る小長谷家、本家と称する山梨家があって、ともに家紋が〝三階菱上り藤〟だったところから「藤の丸膏薬」ともいわれたが、本名は置看板にのこるように「万能膏」であり、元祖の方は池大雅筆、本家のそれは伝細井広沢筆とされる。このほかに、この宿場町には膏薬屋が軒をならべて妍を競っていて、「藤の丸からやく屋軒を列べて見えける万病によし」（西鶴『一目玉鉾』）と記されている。この興津の宿で膏薬屋が繁昌したのは、東海道筋という地の利もさることながら、販売にホモの美童を当たらせたという裏商売の評判があずかっていたとも膏（こう）という剤型は、外観から来た名称で、内用と外用の二種があり、外用がいわゆる膏薬と一般にいわれる油膏である。内用の膏剤は、薬物を水で煎じて滓を去り、液汁に砂糖や蜂蜜などを加えて煮つめたもので保存性が高い。慢性症や虚弱者に常用するものが多い。外用の油膏は、一般に植物油を煮て薬物成分を溶かしこみ、滓を去って柳の小枝でよくかきまわしながら煮つめたもので、高温下で行なうのがコツとされる。

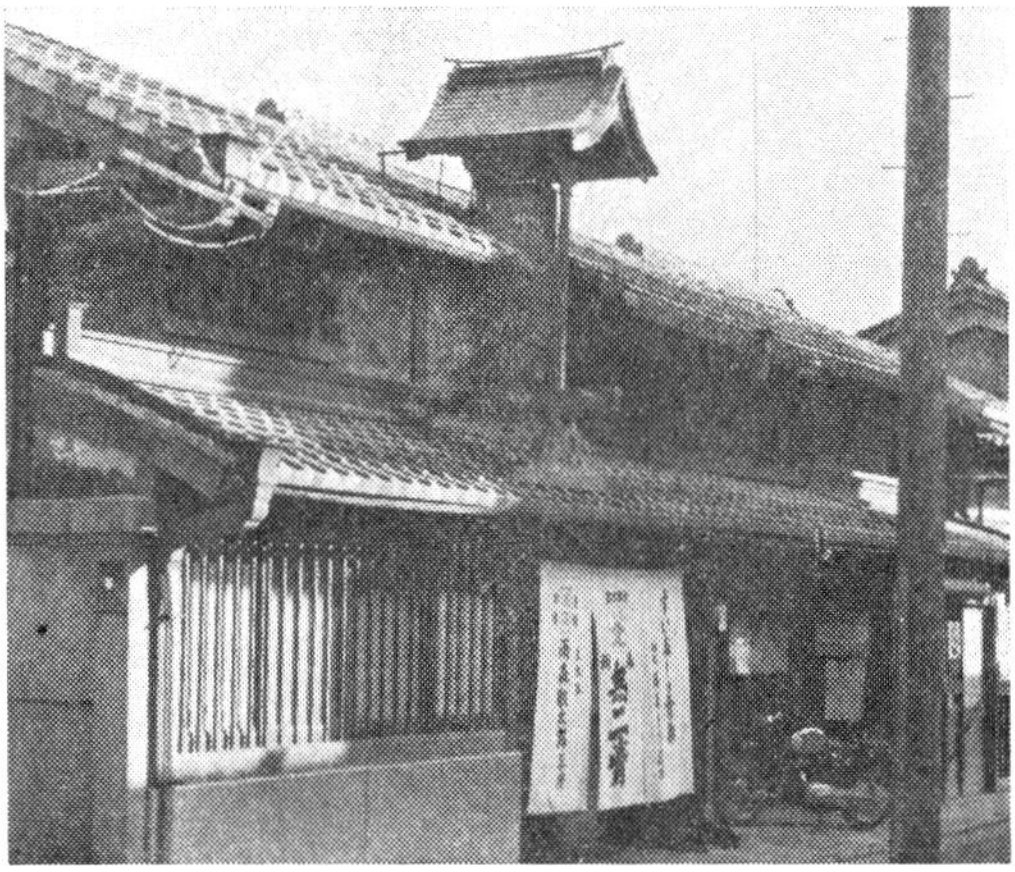

64　雨森無二膏（北印）薬舗

表―12

薬名＼剤名	万能膏『阿蘭陀流外科書』(一六七〇)	万応膏『南蛮外科綱領』	神仙膏『南蛮外科綱領』	雨森無二膏『延寿和方彙函』	奇方神異膏『改補外科調宝記』(一八〇五)	太一膏『外科上池秘録』(一八〇二)	太乙膏『改補外科調宝記』(一八〇五)	太明太乙膏	神仙太乙膏
当帰		○	○	○	○	○	○	○	川○
玄参		○	○	○	○	○	○	○	○
肉桂	○	○	○	○	○	○	○		○
地黄	○	○	○	生○	生○	生○	生○	○	生乾○
芍薬	○	○	○	○	赤○	赤○	赤○	○	赤○
白芷	○	○	○	○	○	○	○	○	○
大黄	○	○	○	○	○	○	○	○	○
青木葉	○			木香				○	
黄丹	丹○			○	○	○	○	○	○
木鼈子	牽牛子	川芎	川芎	川芎		○	○		
阿魏	苦辛			白檀		○	○		
軽粉	桑白皮			紫檀		○	○		
槐枝	麝香			黄柏		○	○		
柳枝				連翹		○	○		
血余	柳皮○	人参	人参			○	○		
乳香	○	松香		○		○	○		
没薬	○			○		○	○		
胡麻油	○	○	○	清油○	○	○	○	白○	○

され、川柳にも詠まれている。

　膏薬も若衆で売れる清見寺（雲鼓・宝元2）

　浮世なり若衆名付のかうやく屋（天神花4）

もっとも、こんな裏商売の方法ばかりでなく、草紙本をつかっての宣伝、口上による宣伝もあったらしい。善教寺猿算『色道懺悔男』（一七〇七）に次のような口上が載っているが、実際の口上だったのかはわからない。

「某は是より東、駿州駿河の者で御ざる。今に此羽衣清見寺にござる。されば歌にも清見潟舟漕ぎ出でし三保ヶ崎松の上行く月を見るかな、と詠ぜし日本無双の景地なり。此門前に代々の名方万能紫金膏と申す膏薬、紫はむらさき、金はこがね、斯様にのばせば金色一切り口は紫、さるによって紫金膏と申す。先は日本で名膏薬と申すは、兜膏薬、長崎に白石膏薬、筑紫に板坂、高野山に大師大夢想待乳膏、京大坂は藤の丸、道中にては名物清見寺は、日本六十余州八浦の浜、鎮西博多の浦までも隠れ御座ない。忝くも神通印伝と御朱印を頂き、御参勤の大名小名御乗物の内より御国許への土産に小判や一歩を以て召上げられ、夜は夜中に限り黒い格子に銅の行灯ともし、稚児や若衆数多集まり、櫛の歯を挽く如く商う膏薬の能毒申上げるに及ばねど、あらあら申し上げる。根太腫物、瘰癧、たんるい、ひょう疽、つまばらみ、蛇や百虫のくひ口、筋気、脚気、若い女中のそうでの痛み、疵ならば兵庫一の谷越え、玄卜様の薬研の様な疵でも、一代根を切り申す、さて又心痛と書いてむねいたと読む。大事の患ひ、四十に足るや足らず三十の内にても、こりゃ山椒味噌と死ぬるは此患ひ、此膏薬を痛む所に貼れば即座に痛みを止め一代起らず、さるによって代々売止むことなく、道中にては二十銭なれど、万人の御手に入れんが為、半見風前の塵、只の六文で売弘めます。胡乱なことはありない。」

　小長谷家の調査に当たった斎藤幸男氏によれば、膏薬の製法は代々主婦の仕事とされ、その処方や製法のコツは家督の嫁へと口授されて伝えられたので、製法の記録は残っていないという。

　その薬方は、松脂・湯の花・烏賊の甲・菜種油・当薬を配合するものであったが、明治期の売薬制度の変更時に当たって、湯の花は硫黄華に、烏賊の甲は炭酸石灰に代えられたという（斎藤幸男『静岡薬史考』）。なお、丹波・河津玄達秘方『新補嚢中秘方』という写本にも清見寺膏薬の薬方が載っているが、忍冬薬・青木葉・仙人草・麻油・松脂の配合で内容は違っている。いずれも鉛丹の配合ではないので、一般にいう万応膏の鉛丹硬膏ではない。

　ちなみに、右の口上の中で京大坂の名膏としてあげられている同名の藤の丸膏薬は、京都では烏丸・藤屋権兵衛発売で、江戸にも同名のものがあった。

　式亭三馬の『浮世風呂』に「藤の丸は旧家なり、慶長年中、湯島天神の前において創業し、万治二年（一六五九）日本橋通二丁目に開店してより、年数凡百五十余年、連綿と相続す。江戸に於て膏薬をひさぐ店は、藤之丸法橋高室見林を元祖とせり、其証委しくは国家万葉集に見えたり。且慶長よりかぞふれば、凡二百余年に及ぶ。おのれ三馬当主と金蘭の友たり……」と紹介している。

川柳にもみられる。

腫物の口やゝとぢて藤の丸（さすの神子）

膏薬も氏ハ母なん藤の丸（ケイ三）

万金膏　万能膏・万応膏に似た名の万金膏は、『和剤局方』、『證治準縄』に載っているのが原方で、草烏頭・槐枝・当帰・厚朴・猪牙皂角・白芨・黄芩・竜骨・木鼈子仁・黄蘗・鼈甲・烏賊魚骨・白斂・黄連・苦参・香白芷・柳枝・川芎・黄丹・滴乳香・没薬・麻油、と多種の配合がみられ、同名異質のものが、『朱氏集験良方』、『普済方』に出ている。

わが国では、高志玄登の『骨継療治重宝記』（一七四六）に

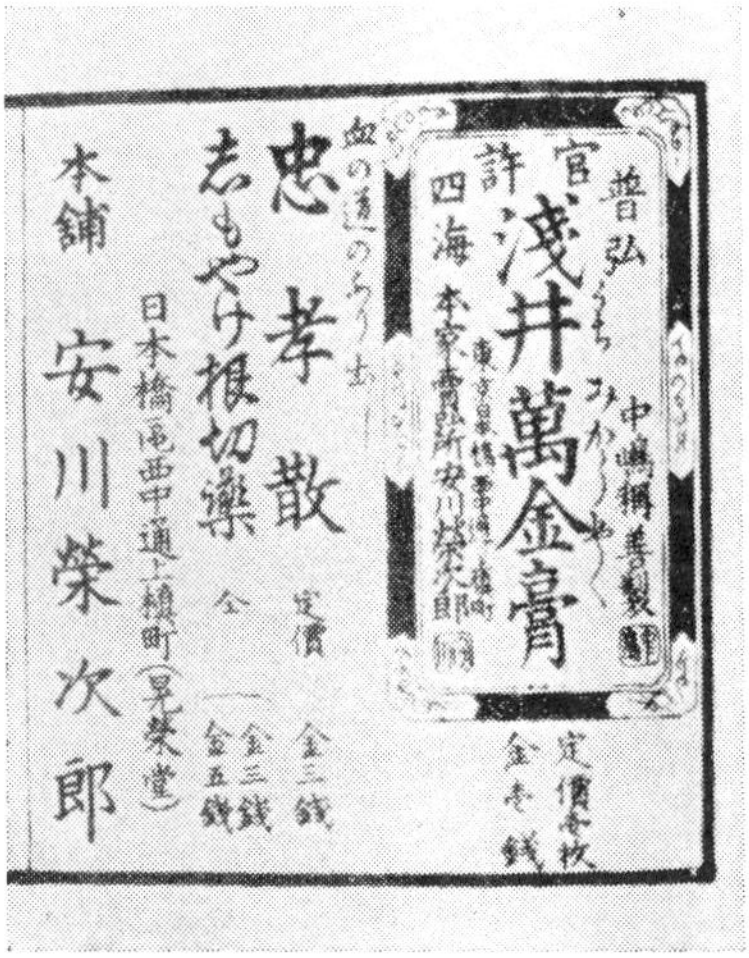

65　浅井万金膏広告（東京買物独案内）

右の原方が採用される以外に、原方採用例は管見に入っていない。

『外科調法記』の「万病無憂膏」というのがこの万金膏に近い薬方であるが、草烏頭・川烏頭・槐枝・当帰・猪牙皂角・白芨・木鼈子・白斂・苦参・白芷・柳枝・黄丹・乳香・没薬・麻油、と右の原方にくらべ数品少ないが、原方にはない連翹・烏薬・肉桂・桑枝・棗枝・桃皮・赤芍薬が加わっていて、総数として同数に近い。南蛮流の「無双膏」にこれと似た薬方があり、川烏頭・草烏頭・当帰・芍薬・黄蘗・白朮・連翹・白斂・白芨・烏薬・肉桂・木鼈子・サウヤク・苦参・乳香・没薬・槐枝・桃皮・桑枝・棗枝・柳枝・黄丹・胡麻油を含む。

鷹取甚右衛門尉の『外療細壍』（一六〇六）の「万金膏」も、脂・仙人草・白物の薬方でまったく違っており、また満金膏と似た名のもあるが、これも別の薬方である。

浅井（あざい）万金膏　万金膏の売薬では、尾張国葉栗郡浅井村温故井の一子相伝森氏製・浅井万金膏が有名だった。

森家初代林平（一六八五〜一七七二）が邸前の大池で釣りをしていたとき、足を折った一羽の鶴をみつけ、柳の枝で副木して手当してやったところ、ある夜美女が彼の枕元にあらわれ、件（くだん）の礼をのべて、中国の整骨書を授け、鶴の姿にかえって消えた。この書物から林平は万金膏を創製したとの由来が伝えられている。

森家は代々接骨医を業とし、『安永本邦万姓司記』（一七

七五）に、二代林平について「接骨高名、父林平已来流行、本国及近国より来る、手折足折は羽蟻之風に逢ふがごとし」とあり、四代林平（一七六五〜一八三〇）は、某日陰嚢破裂の患者を手際よく鯨匕（げいひ）で処置し、万金膏を貼布して一週間で治した。これが父敬斎（二代林平）の認めるところとなり、兄の三代林平にも伝えない術を伝授されたという。文化八年（一八一一）に一〇代尾張藩主斉朝の落馬負傷を治して面目を施した。それ以来斉朝は領内各庄屋に万金膏を天下の用薬として扱わしめるようになったといい、さらに抱え力士の負傷にも使うよう下知したので相撲膏ともよばれ親しまれた。

相撲赤膏薬　相撲膏薬といえば、江戸・両国元町大徳院門前の、行司式守家「相撲赤膏薬」が有名だった。『江戸買物独案内』にも載っているこの膏薬は、鞍馬山鬼一相伝とうたい、式守家の内職として力士ばかりでなく庶民にも愛用された。似せ物も多かったが、〝似せ物〃皆なげられし角力薬、団扇のあがるひがし両国〟と狂歌にも詠まれている。

オランダ膏薬　鎖国下に貿易が許された唯一のヨーロッパの国は、いうまでもなくオランダであり、長崎出島に駐日機関の蘭館があった。この蘭館付医官が教えたオランダ（紅毛）医学は主として外科術で、それに使う多くの膏薬であった。なかでも、慶安二年（一六四九）来朝のカスパルが伝えたカスパル一七方膏薬が日本化されて後代に影響を与えた。また蘭学医に学んだオランダ通詞（通訳官）の楢林・吉雄の両家からそれぞれ医者となった楢林鎮山・吉雄耕牛およびその子孫は、多くの膏薬を使用した。

楢林鎮山の次男・栄久（端山）創製の膏薬に栄久はテイケル（tijger、虎）の名を冠してオランダ人に贈ったところ、その効能が神のごとく強力で、虎の走るがごとく速効があるとして、フレモテイケル（他邦より来る虎の意）といったという。世俗はこの膏薬が万腫に効くといって、「オランダ万能膏」と呼んだが、オランダを冠するのは当たらないと同族の楢林宗建は強調している。その薬方は、胡麻油・豚脂・金蜜陀・松脂・鉛丹である。

楢林宗建が新製した一膏は、ヘイムストサルフと呼ばれ、ムカギヌ油と黄蠟の配合膏薬という。

吉雄流は楢林流よりもさらに多くの膏薬を使用した。前者の日用方が一六、七方であるのに対し、後者は三五方を数える。

『外科撮要』の膏薬　明和五年（一七六八）刊行の上州・青木絚剛編著の『外科撮要』に三〇方の膏薬が載っていて、それらはすべて実験に効果を確認した経験方であると編著者はいっている。華岡青洲もこの書を利用していて、日本化された膏薬療法の基本書となっているので、その薬方を掲げてみよう。

1　万応膏（香油・家猪油・金炉粕・光明丹・瀝青）
2　黒竜膏（薬方略）
3　人参竜王膏（薬方略）
4　黄竜膏、一名六油膏（瀝青・蜜蠟・ヤシ油・牛油・鹿

油・雞油・ポルトガル油・香油）
5　平和膏（黄竜膏＋白竜膏）
6　瀝青膏、一名松肪膏（瀝青油・松肪・牛油・蜜蠟・香油）
7　青竜膏、一名琥珀膏（薬方略）
8　九一膏（香油・松肪・蜜蠟・酢・ポルトガル油・牛油・鹿油・雞油・ヤシ油・枯礬・胆礬・硝子・乳香・緑青）
10　変色膏（薬方略）
11　六一膏（薬方略）
12　黄牛膏（薬方略）
13　麒麟膏（蜜蠟・ポルトガル油・松肪・血竭・没薬・乳香）
14　白竜膏（生胡麻油・ロウザ・イバラノ油・ヤシ油・唐白蠟・枯礬・鉛華・竜脳）
15　赤竜膏（薬方略）
16　辰砂膏（薬方略）
17　偎人膏（煙草自然汁・偎人草自然汁・香油・ヤシ油・家猪油・ポルトガル油・蜜蠟・枯礬・胆礬）
18　大茴香膏（大茴香・イノンド・ルウダ草・煙草・蒼耳子・香油）
19　小茴香膏（薬方略）
20　金竜膏（薬方略）
21　止痛膏（薬方略）
22　青葉膏（香油・煙草自然汁・蓖麻子葉自然汁・青木葉・蜜蠟）
23　潤肌膏（香油・当帰・紫根・蜜蠟）
24　煉蜜膏（煉蜜・酢・緑青・枯礬）
25　緑青膏（緑青・香油・家猪油・ヤシ油・蜜蠟）
26　黒鉛膏（香油・蜜蠟・鉛・鉛華）
27　緑礬膏（薬方略）
28　紅花膏（薬方略）
29　玉竜膏（薬方略）
30　天竜膏（黒砂糖・天南星・コムギ粉・井苍水）

華岡青洲の膏薬　華岡青洲は、膏薬の使用を兵法の戦陣の法にたとえ、中国唐代の李靖の十四陣法の名称を膏薬名に当てている。

1　大玄、一名シンミャウ、又エンハラストアルホ、別名、人参竜王膏、黒竜膏、万能膏（前掲に相当）
2　大赤、インクエントミイニョ、別名、赤竜膏（前掲15に相当）、カスパル方、吉雄流にもある。
3　青蛇、アホストロールレ、青洲の師家・大和見立使用の「腐切」。
4　白雲、カンフラント、カスパル方、吉雄流にもある。
5　左突、ハシリコム、カスパル方。吉雄流にもある。
6　右撃、ムスラキニブス、カスパル方、吉雄流にもある。
7　前衝、コルタカンフラト、ヌニバント（コルタ・カンフラ）。
8　後衝、カンフラトアホス。

9 摧兇、ヒクルマン。
10 決勝、サンキラスタラコトネス、別名、麒麟膏（バシリコン・麒麟血・乳香・没薬・硫黄）
11 決勝、アホスハシリ。
12 先鋒、コルタアト、別名翠雲膏（松脂・黄蠟・油・翠雲草一名鷰不食草）
13 中黄、オオリウン（香油・黄蠟・鬱金・黄柏）
14 遊撃、エンハテストテレーキル、又ミイニイト（香油・丹）

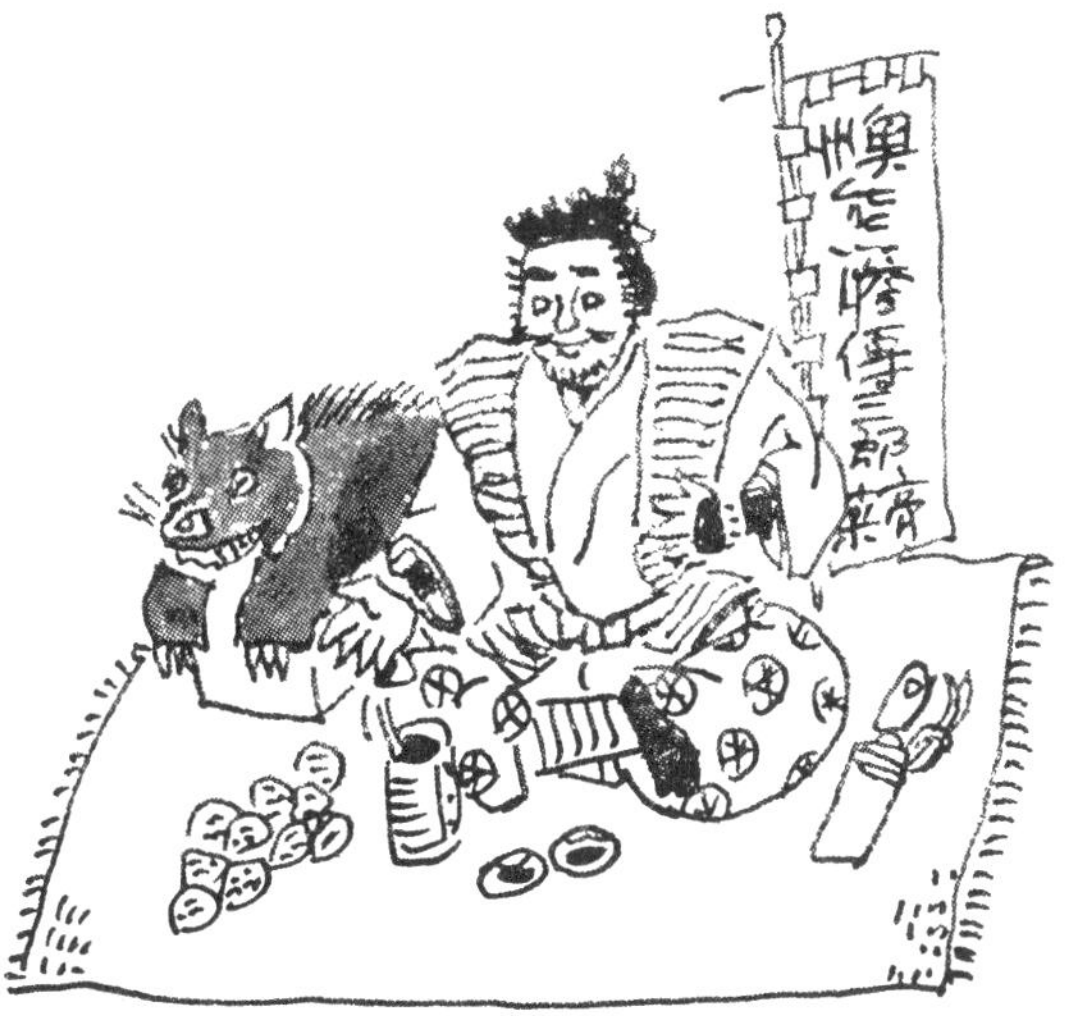

66　熊の伝三膏薬（江戸風俗画）

以上の一四膏は常備のもので「一日モ欠クベカラズ」とある。

15 ソロフル（カンラニトン・黒鉛）
16 仙人膏。前掲の17に相当。
17 インクエント・ルウタ（ルウタ・香油・セイラ・没薬・乳香・白礬）
18 鶏連膏（鶏蔓・蓮葉・桃花・珊瑚葉）
19 イキビシャコン（白蜜・苦酒・緑青・丹礬）
20 インクエント・フレイト（生茄子・蝸牛・馬歯莧・蘩縷）
21 止血（青木葉・麒麟血）
22 潤肌膏、一名紫雲（香油・当帰・紫根・蜜蠟・家猪油）。前掲23に相当するが、原方は中国明の陳実功『外科正宗』巻四にある。原方に家猪油（豚脂）を加え改良。
24 豕椒散（散とあるが外用剤）
25 玉竜膏、前掲の29に相当。

青洲の膏薬方は、全国に及ぶ多数の門下生によって使用され、高弟の水戸・本間玄調の『瘍科秘録』にも多数の実施例がみられるし、幕末の文久元年（一八六一）刊の伊賀・辻璉（真斎）撰輯の『製膏新書』もこの路線上の薬名と使用がみられ、その薬名から使用の順序がわかるものだった。

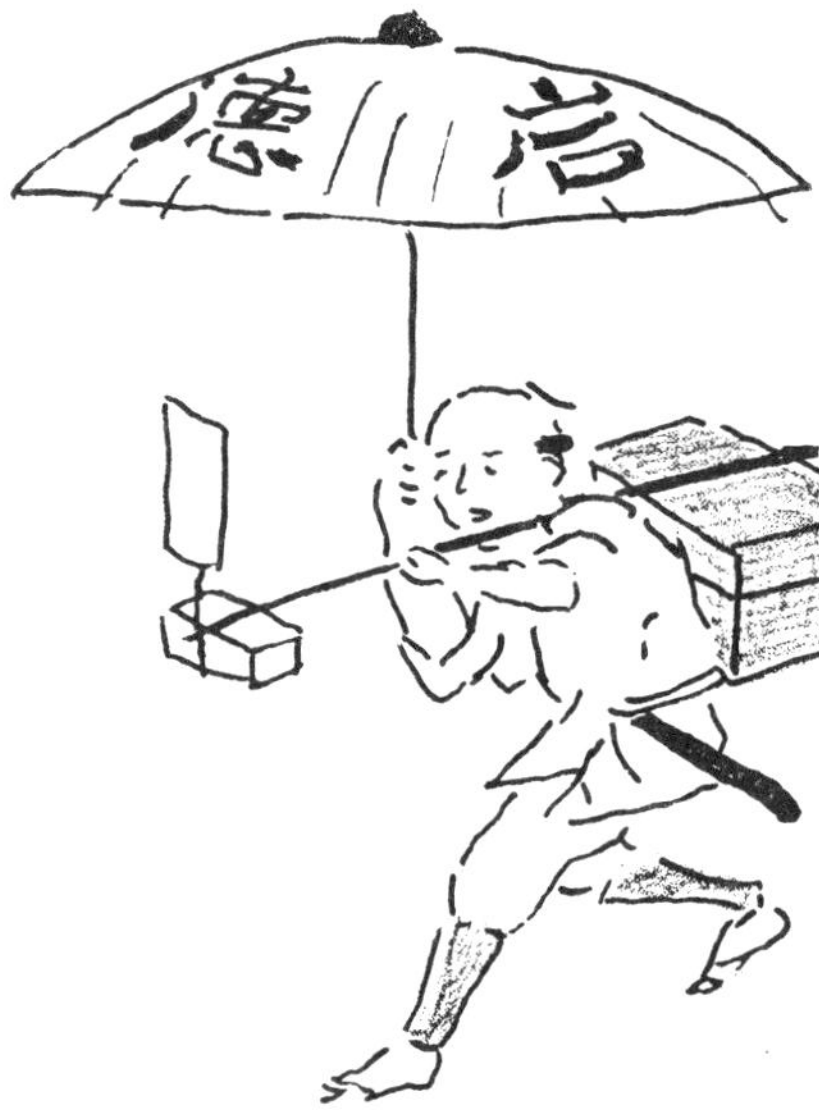

67　徳平膏薬売り（近世流行商人尽詞）

行商の膏薬売り

浅草寺額堂にあったという享保癸丑（一七三三）の年号のある奥州熊膽伝三郎奉納の絵馬が知られている。俗に熊の伝三といい、その膏薬が有名だった。

熊の伝三膏薬　〃これは皆さま御ぞんじの、山田の伝三が熊のかうやく、きりきず、しゆもつ（腫物）も即座になおる、物はためしとおっしゃろう、これこのうでをきりまする、ところへこうすりこめば、見るうちにたちまちなおる、かぶれもできず、きものにつかず、なんと奇妙じゃございませぬか、一貝がわずかのお金でかえる〃

こんな売口上で蛤貝に盛られた黒い煉膏薬が、大道にムシロを敷き、熊の頭つきの皮を箱の上においたり、生きた小熊を看板代りにして売られていた。

〃皮ばかりまことの熊を飾りおきて、うそつきの輪の伝三膏薬〃と狂歌に詠まれていたから、本物の熊の脂を使っていたかどうかは疑わしいが、この狂歌は月の輪熊にかけたもの。また、〃もうけためて雪には穴にこもるらむ熊の伝三がくまのこうやく〃とも詠まれているが、これも熊の冬眠にかけた穴ごもりともとれるし、穴は裏店の別称として雪が降ると街頭に出ないで自分の住居の裏店へひっこむのにかけた、ともとれる。

「石部を過ぎ、梅の木にて奥州熊の伝三の薬売り四人、壱人は小熊を曳ゆくに、小熊眠り自由に歩かぬもおかし」（『綺語文章』）とあれば、江戸市中ばかりでなく上方までも足をのばしていたものらしい。

類似のものは、例によってあり、馬琴作の『三七全伝南柯夢』（北斎画、一八〇五）に、奈良で笠松平三の膏薬売りが登場し〃世にひびあかがりの薬はあまたあれど、やつがれが製するところは、見たまふごとく熊の脂に、家伝の薬種の煉あわしたれば、衣服につかず又かぶれず、一たび用る人は、一切腫物の根をきること、その功神のごとし〃と口上をいわせているのも一例である。

きつつなれにし皮衣伝三郎（樽百四・41ウ）

下女が足熊野伝三に入れ上ル（樽百廿・30ウ）

熊の子は伝三へやるとおどされる（樽八七・23ウ）

など川柳にも詠まれている。

徳平膏薬 同じく奥州の膏薬で徳平膏薬というのが、天明ごろから化政ごろまで江戸市中にみられた。

「小さき挟箱様の物に、会符のごとく、奥州仙台岩沼徳平としるし、奥州仙台岩沼の徳平が膏薬は、あれやこれやにゃきかなんで、あか切れなんぞにゃよくきくそうだ、と云ひて売ありく……」（『わすれのこり』）

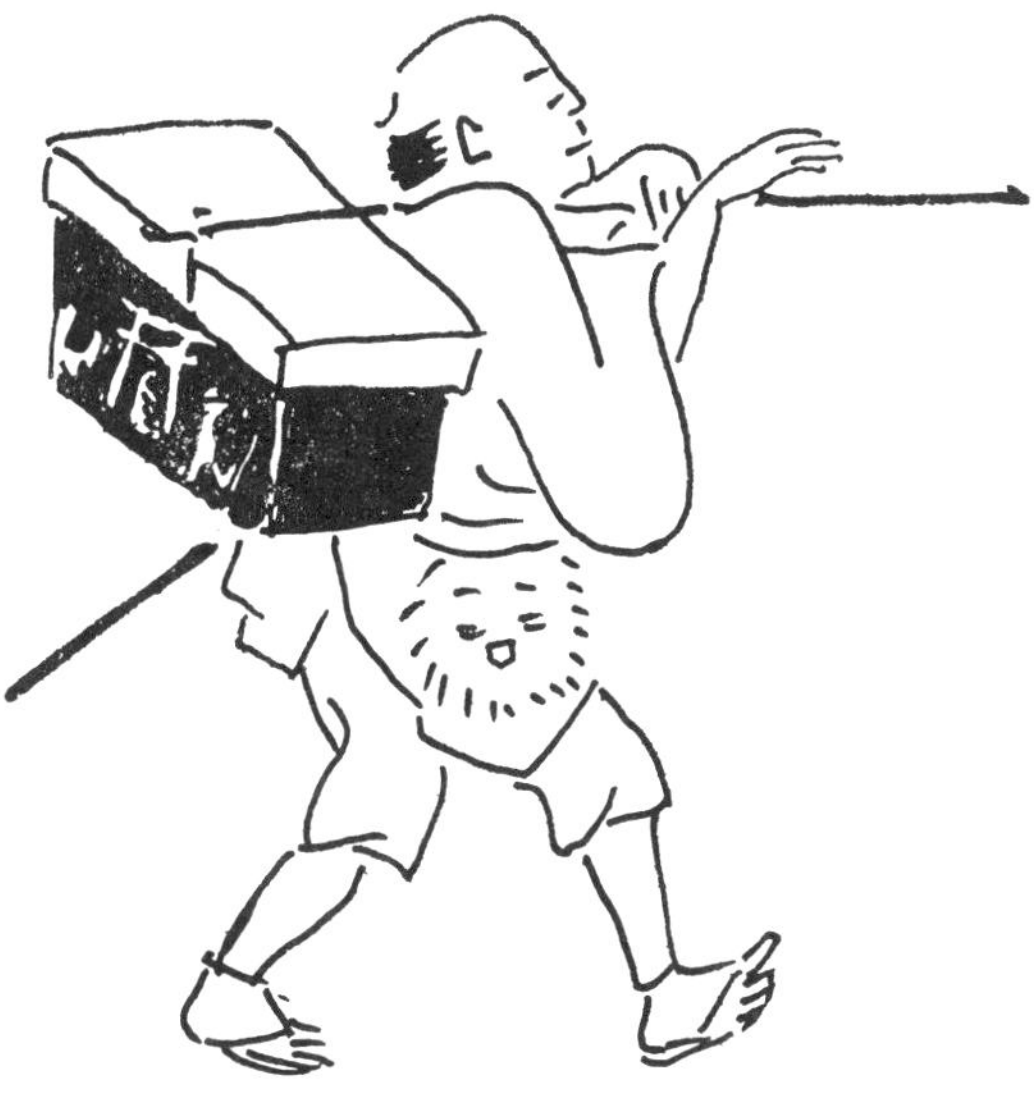

68 与勘平膏薬売り（近世流行商人尽詞）

とあり、あか切れ専門薬として下女仲間に評判がよかったらしい。

あいたいと徳兵さんを下女は待ち（樽五七・29オ）

ほまち銭下女徳兵衛に入れあげる（樽卅八・13ウ）

ところが、この徳平が有名な江戸後期の探検家、最上徳内（一七五四〜一八三六）の前名だとする説がある。『近世商売尽狂歌合』（石塚豊芥子、一八五三序）に次のようにある。

「徳平が膏薬、予幼き比は多く売あるきし、其もの功能を述る詞に、奥州仙台岩沼の徳平がから薬は、あれやこれやにゃきかなんだ、あかぎれなんぞにゃよくきくそうだ、ひゞしもやけの妙薬と言つゝあるきしなり、又所々之取次売あり、……或随筆、徳平は鎌倉河岸に住居す、膏薬を以て所々をあるきて産業とす、然るに文化初の頃、蝦夷地公儀かゝりとなりて、御勘定奉行石川左近将監殿、御目附遠山金四郎殿、此外にも小役人数多手附として彼地へ渡り、所々順見して改正し、夫々下知をなす、此時一人の御普請役何某、徳平と懇意ゆへ、彼を伴ひ彼地へ渡り、石川殿の案内をするに、殊之外くわし、是徳平が教し故也、然に此御普請役、彼地にて病死せり、依て案内に差支けるに付、石川どの徳平を呼んで、貴方はあのものゝ家来なるや、私事雇われ来りし者に候、いっ躰は日本国中膏薬を売あるく徳平と申者と答ふ、石川殿其方公儀御人に抱入ありて、一ヶ年金十八両四人扶持遣すべし、御家人になり帯刀いたし、御普請役相勤申べくや、徳平申には私は武芸を存ぜず、筆算も自身用位にて、是を以て御承知ならば、いかにも御案内仕可仕と申に付、金四郎殿請合にて、徳平御普請役仰付られ候条申渡し、其方苗字はいかにと御尋に、私風情何も苗氏あるべくと申、石川殿然ば生国は何くにや、出羽の最上にて候と申、爰を以て石川殿最上を氏とし、徳平を改、徳内と称しける。蝦夷御用を首尾よく相勤、其後諸国山々の材木を出し、御褒美頂戴しける、屋敷は小石川金剛寺坂上、子供二人惣領は御留守居与力へ嫁け（二百三十俵）今一人平松何某へ嫁す、是徳平の略伝也、扨此膏薬廃れて町々をあるかず、芝柴井町に見世あるよし、当時流行あるは一文膏薬〔あんまかうと云〕天地膏〔本元は八官町、偽薬は所々にあり〕熊の膏薬〔所々にあり〕」

与勘平膏薬　安永のころ、江戸市中を泉州信田の森の与勘平という、奴姿の二人づれが、挟箱を担って、〃泉州信田郡稲荷、御夢想よかん平が膏やくは、疝気寸白にはったら与勘平、癪やつかえに呑んだらよかん平、肩から裾まではったら与かん平〃と売声をあげて売り歩いていた。

この膏薬売りが流行したのは、安永五年（一七七六）森田座で中村富十郎が演じた狐葛の葉劇「桔梗染女占」の中で、与勘平（大谷広治）、やかん平（三津五郎）という役名があり、この狂言が大当りに当たり、〃狂言はやり信田妻よかん平ぶし〃という唄さえ出来たのに関連がある。この役名や薬名が、関東のべいべい言葉に一致し、〃よかんべい〃はよろしかろうということだから、江戸庶民にはおぼえやすい名であった。当時の数え唄に〃四つとや、よかん平膏薬から人は信田の狐にばかされたソノウ〃とある。

『続飛鳥川』（一八一〇）に、「木綿のふとき立縞の半天を着、股引をはき真鍮太刀拵の長き脇差を帯し、医師の薬箱入るはさみ箱のふさきを、角に真鍮の金物を打、真鍮にて鳥居と猟（狐の誤り）二疋を付、是をかつぎありくに、大名の先箱の如く立派にして、よび声、稲荷御夢想かたやかいなのいたみに付たら与勘平と、いかにもしわがれ声にていふ、毎日幾人となく通る、皆同様なり」とあり、『流行商人絵詞女三番狂歌合』（一八二九稿）に「是がはじめて出るは安永のころなりき、かくて寛政のなかばに至りて、鎌倉河岸なるかど店に、見世棚ものものしくうちひらきてありけるが、類焼ののち跡なくなりたり。近ごろの事なれば見しれる人多かるべし」とある。

陣中膏ガマの油

香具師仲間の売る「ガマの油」も有名である。

俗伝では、筑波山の中腹にある中禅寺の住職・光誉上人が大坂の陣に徳川方として従軍、戦傷者の手当に上人の使った膏薬がよく効くというので評判となった。上人の顔がガマ（ヒキガエル）に似ていたところから、ガマ上人の油薬として陣中でもてはやされ、それがガマの油としてのち有名になったものだ、という。この話では、その名称は原料のガマに無関係になる。

光誉上人の死後、七、八〇年たったころ、新治郡新治村永井の部落の兵助が、この薬を江戸でひろめた、とされる。もちろん、これを裏付ける史料などない。筑波山が江戸開府以来、江戸の鬼門に当たるところから、中禅寺を徳川将軍の祈願所にしていたので、その寺の信仰と結びついて、江戸の庶民に筑波山は親しいものとなっていた。この背景のもとに、香具師仲間と宣伝と相まってガマの油が有名になったものなのだろう。

ガマの油売りの口上　〃さあさあお立会い、ご用とお急ぎでない方は、ゆっくりとお聞きなさい〃ではじまるガマの油売りの口上は、古典落語にもとり入れられて人口に膾炙している。もっとも、ガマの油売りの噺の原形は、『両国八景』にあって、盛り場で香具師が膏薬の効きめを試そうと、われとわが腕に刀で傷をつけ、にじみ出る血を止めてみせようとするのだが、調子に乗って酒を飲み末梢血管を拡張してしまったからたまらない。止血どころか出血がひどくて止まらず、あわてる、というオチがついている。

　ガマの油売りは、永井兵助から松井源水がうけつぎ、源水の流れをくむ香具師がその商売を担ったといい、その口上は関東では筑波山を産地とするが、関西では伊吹山とする。

関西の口上　関西の口上をあげれば、

「……遠出山越し笠のうち。物のあや色と利方がわからぬ。山寺の鐘が陰々と鳴るといえども、童子一人来り鐘に撞木を当てざれば、鐘が鳴るか撞木が鳴るか、とんとその音色がわからぬ。だがしかしお立会い、手前持ち出したるこのなつめ、この中には一寸八分の唐子カラクリ人形、あまた日本に細工人もあるといえども、京都にて柴水、大坂表には竹田縫之助近江の大掾藤原朝臣、手前持出したるは近江津守細工、のどには八枚の羽車を仕掛け、大道へ据えおく時は、元の光に地のしめりを受け、陰陽合体致せば、なつめふたをぱっと取り、つかつか進むが進むが虎の小走り虎走り、雀の駒どり駒返し、孔雀雷鳥の舞、人形の芸当は十二通り」

「ああ放り銭、投げ銭はおよしなさい、大道にて未熟なる渡世を致しても、憚りながら天下の町人、放り銭や投げ銭はもらわず、何を稼業にするやという」

と前口上が長々と続く。これを早口ことばで一気にしゃべりまくる。こうしてからいよいよ本題となる。

「だがしかしお立会い、手前持ち出したるは四季蟾酥は四六のガマの油、今の御人のようにそういうガマは俺の縁の下や流しの下には沢山いるという。それはお玉ガエル、ヒキガエルというて薬力や効能の足しにはならぬ。手前持ち出したるは四六のガマ、四六五六はどこでわかる。前が四本で後足のつかめが六本、だからこれをなぞらえて四六のガマという。」

　と、ガマの説明が入り、産地の話となる。

「このガマの住むところは、京都よりはるか彼方、伊吹山の麓においてオンバコという露草をくらってせい息なし。」

　として、オンバコ（オオバコ、東前草）をたべて生きてい

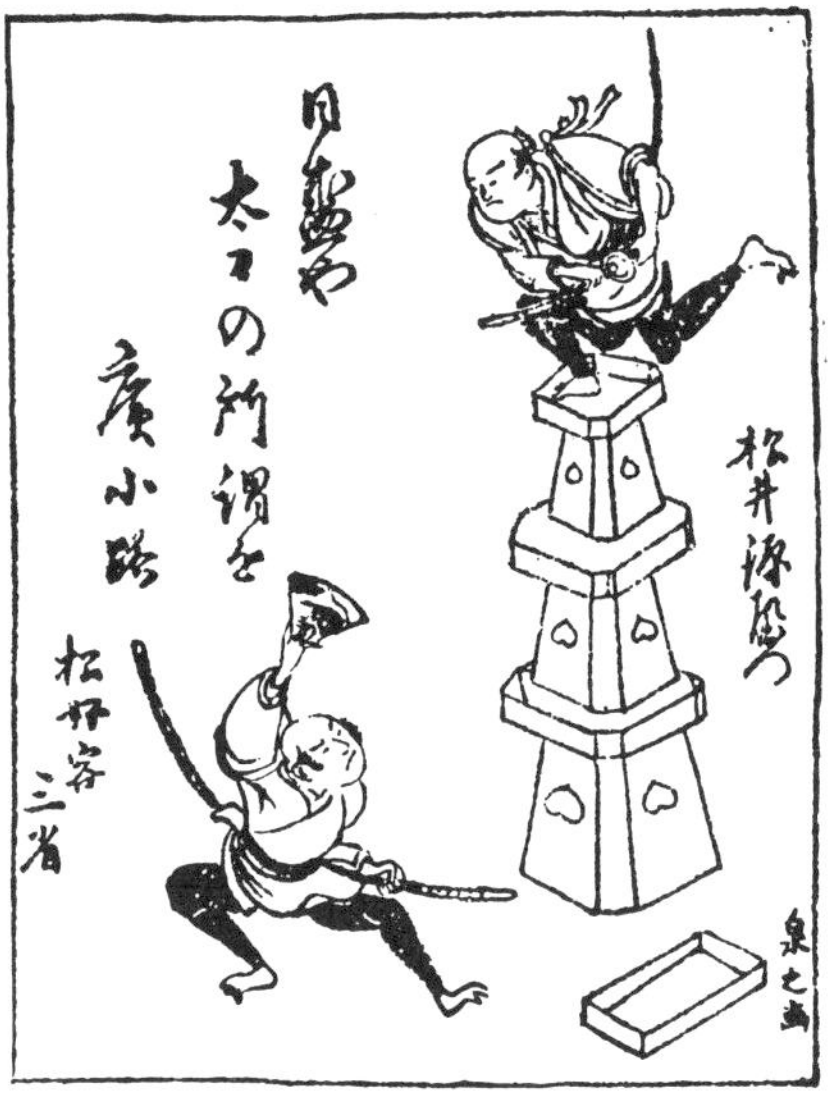

69　松井源左衛門居合抜（名物鹿子）

るガマを、関西では伊吹山麓で捕獲するとする。伊吹山は薬草の宝庫として関西ではよく知られている山であり、オオバコは漢名を車前（草）というれっきとした薬草である。生の葉を火であぶってからカスリ傷や火傷・おでき・腫物などに外用する民間療法として使われる植物であり、方言名にカエルクサ、カエルッパ、ビキグサ、ゲェロッパなど蛙にちなむ呼称をもっている。悪童が蛙をいじめて失神状態にさせても、この葉をかけておくと、いつの間にやら元気をとり戻して逃げうせてしまうところから名付けられたものらしい。こんな力をもつので、〃おおばこの神〃と表現し、『かげろう日記』にも出てくるので、ずいぶん古い伝承といえる。蛙に関連ある薬草としてオオバコを登場させた手なみは、よく庶民の心理をとらえている。

「ガマの油をとる時は、四方へ鏡を立て、下に金網を敷き、その中へガマを追いこむ、ガマはおのれの姿が鏡にうつるおのれの姿を見ておのれと驚き、タラーリタラーリと脂汗（あぶらあせ）をたらす。その脂汗をば下の金網より抜いてとり、柳の小枝をもって三七二十一日の間トローリトローリとたきつたるがこのガマの油」とその製法がもっともらしく述べられているが、これは真赤なウソ。

関東の口上　関東の口上も似たようなもので、

「さて、この軍中膏ガマの油は、今を去ること何年前、筑波山を去ること十六里の山奥におきまして、大ガマを四方へ金網を張り捕え、家に持ち帰って、四方へ鏡を張り、その中へ三日三晩大ガマを入れておきますと、大ガマは己の姿の醜さに、汗をダラリダラリと流し、苦しんで血へどを吐いて往生する。その脂汗を以て製したるところの、昔信玄公軍中にて賞美あらせられたる妙薬……」

とあり、また次のようなのもある。

「……御用とお急ぎでない方は、聞いてお帰りなさい。此所に持出したるは神伝ガマの脂、が、しかしお立会い、先程もガマは俺の家にも雨降あげくには縁の下から出ると云われたが、同じガマでもこれは前足の指が四本、後足が六本、四六四季千種のガマ、これより東一百三十里の彼方、筑波の山の谷間、オンバコと露とで育つ、脂を採るには、四方に磨いたる鏡を立て、下には金網を張り、その中にガマを放つ時は、己が姿に己が驚き、たらりたらりと脂汗を流す、その脂を採って、テレメンテイカ、マンテイカ、八品の薬を以て三七二十一日の間、柳の小枝を以て、とろりとろりと煉き上げる……」

ここに出てくるテレメンテイカとマンテイカは、それぞれテレメンチナ（ポルトガル語 terebenthina、スペイン語 ter-mentina で生松脂である。これからテレビン油をとる。瀝青、チャンともいった。（一六〇頁参照）とマンテイカ（ポルトガル語 manteiga、スペイン語 manteca で豚脂である）で、ともに南蛮医学以来の洋方膏薬基剤であり、これを実際にガマ油に配合したこともあったが、一般にはゴマ油や蠟などが使われたようで、一六代松井源水の弟子という明智三郎氏の語る製法は次の通りである。

「ゴマの油一升にムカデの大きなのを一〇疋漬けて半年もおくと、みなとけてしまう。これにガマのさらしたやつを一〇疋入れて、ある程度につめ、骨などをすくい出し、和蠟で固める。ガマはミミズなどたべているので一ヵ月ぐらい何もやらずに餌っておいて腹の中を空にしたのをさらす。柳の小枝とは、梅にウグイス、竹にスズメというのと同じで、カエルに柳ということだけ、実際は木炭で一日煮つめる。これをハマグリの貝殻に入れる。」

しかし、ニセ物ではヘットに澱粉を練りませたのやら、白色ワセリンに色素で色をつけたのやらさまざまだ、という。

ちなみに、食用ガエルの脂肪層だけを切りとって乾かしたのがあり、この脂だと体温でとけるくらい融点が低く、これこそ正真のガマの油だというが、これは香具師は取り扱わない。

右のガマの油の製法にムカデ（蜈蚣）を配合するのは鎮痛効果をねらったもののようで、ムカデを腫物や痔の痛みをとるのに外用する方法は医書にみえる。右のように作ったものなら、ガマの油売りの口上はさておいて、合理的なものといえるし、右の製法で柳の小枝でとろりとろりと煮つめるというのも、昔は実際にそのようにして長時間かけて膏薬が作られたのである。高温度の油に薬用成分が溶け込み、一部タール化されて、すぐれた膏薬が出来上るプロセスとして大切な方法だった。

戯作の油売り　ガマの油売りをテーマにした戯作に十返舎一九の『敵討蝦蟇妙薬』（一八〇九）がある。その荒筋は次の通り。

駿州庵原の目代に仕えた鴨江太次郎が、故あって主家を離れ、家伝の秘方ガマの油を製して生業にしたが、不祥事をおこして無常をさとり、仏門に入って諸国修行の途次、食客の村雲軍八に討たれた。その一子太之吉は、日ごろ信心する観世音の加護によって首尾よくその敵を討って故主へ帰参がかなった。

この太之吉が製するガマの油がよく効くというので、それを請受くる者が多く、これを施薬していたため出費がかさんで難渋していた。これを日代が聞召され、請人の助けのためだからと、薬の代金を下賜したので、広く施すことができた。今も駿河の国、藁科にはその妙薬があるそうだ、というのである。

戦後は、三木鶏郎作詞作曲の「ガマの油売り」が流行した。

「ガマの油を一寸つけりゃ打身切り傷、かすり傷、胸に悲しいあの傷も、ケロリたちまち治っちゃう。ケロリンポンたらケロリンポン。

四六、五六はどこで見る、ちょいと数えりゃ足の指、前が四本後六本、そこら近所じゃ見当たらない、……

おのれの姿に驚いて、タラリ、タ－ラリ油汗、三七二十一日間トロリ、ト－ロリ煮つめるよ、……」

（付）香具師のこと

香具師が盛り場の露天で、居合抜やその他さまざまな剣技をみせては人を集め、ガマの油などの薬や歯磨粉を売ったことは、川柳にも多く詠まれている。

鍔元をくつろげて居て薬うり（樽一八・28）
剱戟をふって薬をうりつける（樽七・32）
二三合たたかい薬売りつける（樽一六・17）
奴もも引でさよぅさよぅと切られ（傍二）
薬売日なが一日血判し（拾九・29）
薬売のは納めると人が散り（樽二二・38）

喜多川舎山の『守貞漫稿』に、「喜三郎（松井）と兵助（永井）は人集めに筥三方等を積累（かさ）ね、其上に立（ち）大太刀を抜き、或は居合の学びをなし、玄水（松井源水）は独楽（こま）をまわして人を集め、歯磨粉及び歯薬をうり、又歯療入歯もなす也。其他能弁を以て或は有能或は無能の薬をうり……」とあるように、永井兵助は居合抜で有名で、また歯磨売が表看板だった。

『御府内備考』第十五には、

浅草元旅篭町壱丁目　はみがき売　居合抜　兵助
天明元年申より当町にて、はみがき家業仕罷在候、然る処、文化子年四月浅草寺地内において、西の御丸様御覧に罷出候節、御用候乃刄にて九尺三寸御座候、御用相済、御褒美として白銀壱枚頂戴仕、当兵助にて二代相続仕候、御尋ねに付この段申上候……

とある。

13　疳の虫妙薬・霊伝赤蛙丸

麹町三丁目、南の横丁東側にあった根本助惣、こと橘屋助惣発売のこの薬は、『江戸買物独案内』に次のように広告している。

「此良法江州伊吹山、丹州篠山両山より出ル赤蛙の内功能すぐれたるあり、見所有て是をえらみ、其生肉を以（て）製法する丸薬也。小児諸虫の良薬なり。尤（も）此蛙常に稍にあって新樹を食し、泥土にそまず、至て清浄なり。外に赤蛙乾干あり。」

ちなみに、この助惣店では助惣焼という餅菓子が名代であった。『嬉遊笑覧』に、「江戸にて助惣というは総鹿子に麩の焼、麹町十一丁目助惣と出で、その家今にあり。（十五六年前まではいと下品なる物なりしが、近頃は世の風につれて、これもいとよく製して昔の風味にあらず）」とあり、一一丁目より三丁目に移ったらしく、さらに維新後は芝三田二丁目へ移ったという。ドラ焼の一種であった。

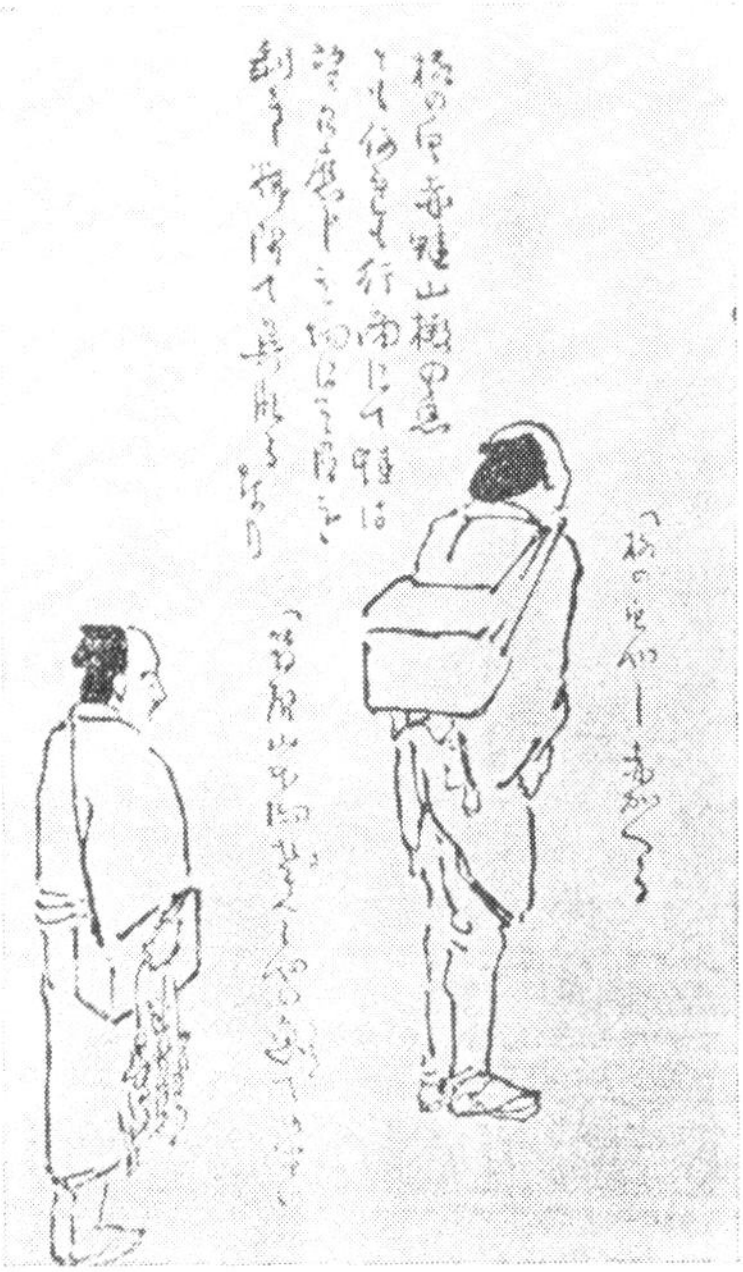

70　赤蛙・山椒魚売り（実見画録）

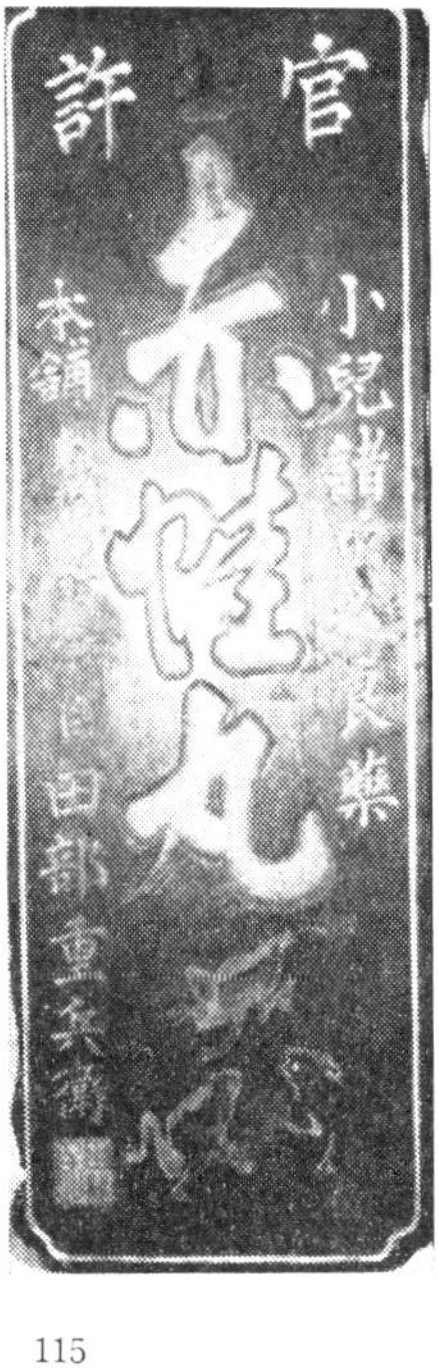

71　赤蛙丸看板

赤蛙は疳の虫の妙薬として、江戸では生きたまま持ち歩き、注文があればその場で料理して売られた。関西では赤蛙の腹を抜いて一匹ずつ串刺しにし干したのを篭に入れ〝アカガエルェー〟と売り声をあげて売り歩いた。これを醤油につけ焼して小児に食べさせたのである。梅雨どきに、この売り声が街中に流れ、小唄に〝うっとしいのは梅雨の空、それよりお前の泣き上戸、ふさぎの虫や赤蛙、明るく笑ってみせないか〟とある。

川柳にも多く詠まれている。

青い子のため忠義の赤虫（樽六九・10）

めえめえと泣くなと蛙料ってる（樽十八・37）

一人子に草を分って赤蛙（樽二一・12）

田舎乳母むくじってやる赤蛙（明二・桜4）

蛙釣る女郎の側に薬鍋（拾六・19）

医書にヒキガエルの類（蟾蜍・蝦蟇）が、いっさいの五疳・八痢・腫毒・破傷風病・脱肛を治す、と記されていたから、赤蛙を疳の虫の妙薬としたのはこの知識によったのだろう。

昭和二〇年代までこの売り姿がみかけられた。

（付）中国の医書から

カエルの外用療法を中国書からひろってみると、崔寔の『四民月令』に「五月五日にとった蟾蜍は悪瘡の治療に用いうる」とあり、多くは五月五日に採集した蟾蜍または蝦蟇を炙焼してから粉末にし、それをそのまま患部につけ、小児の口瘡（秘録）、小児の蓐瘡（秘録）、小児の臍瘡（外台秘要―牡蠣等分を加えることもある）を治するのや、猪膏で和して月蝕耳瘡（外台秘要）に用いたり、手のこんだのでは、ガマ灰と兎屎等分を末にしてつける（陰蝕―肘後）、大ガマ一個と乱髪一個ほどを猪油四両で煎じ枯して滓を去り、膏のように凝ってから、まず桑根皮・烏頭の煎湯で瘡を洗って拭き乾し、やいた竜骨末を四辺にふって、その後へ前の膏を貼る（附骨壊瘡―錦膏秘覧）。

腫毒の初期には、大ガマと石灰とを泥状にすってつけ、たびたびかえる（余居士方）とか、腸頭の挺出には、蟾蜍の皮一片を瓶に入れて烟に焼き、燻じてつける（孫真人）とか、折傷接骨には大ガマを生で泥のようにすり、竹をさいて、その骨をつつんで練るとよい（奚嚢備急方）とかの記載もみえる。

さらにオコリ（瘧―マラリア）の呪術的方法として、五月五日に大ガマを取って晒乾し、紙で封じて絳嚢に入れて貯え、本人にそれと知らせずに、男は左、女は右の臂上に繋ける（楊氏家蔵方）とよい、ともある。

14　六神丸と長命丸

ガマ（ヒキガエル）といえば、古来漢薬として重用されてきたものに蟾酥（せんそ）がある。ヒキガエル類の皮膚腺（耳腺）から分泌する乳液を集めて乾固したもので、その詳しい採集法はわかっていないが、李時珍は次のようにいっている。

「蟾酥を取る方法は一定したものでない。或は手で眉稜を捏して白汁を油紙上に取り、また桑葉上に取って光線の入らぬ場所に挿んで置けば一夜にして自ら乾く。或は竹筒の中に盛って置く。真なるものは軽浮にして口に入れれば味の甜いものだ。或は蒜、及び胡椒等の辣い物を口中に納れると蟾の身から白汁を出す。それを竹篦で刮り下し、麪で和して塊にして乾す。」（『国訳本草綱目』による）

このセンソを配合した製剤としては六神丸があり、長命丸があって有名である。

六神丸　中国には各種の六神丸があるが、わが国のそれは、雷氏方と称するものの改変方の系統で、その売薬化は明治の後期で意外と新しい。

雷氏方六神丸の原典は不明であるが、『中国医学大辞典』によれば、犀黄（牛黄）・腰黄（雄黄）・珠粉（真珠粉）・元寸香（麝香）・冰片（竜脳）・蟾酥で、その効能は腫物（はれもの）の治療が主体になっていて、わが国のそれが強心作用を主効としているのとはかなり相違する。しかし、センソの強心成分（ステロイド類）の研究が進み、強心作用が確認されてきたので、その面での製剤化が増えてきている。

長命丸　江戸期にもてはやされた江戸両国広小路の四つ目屋忠兵衛発売の有名な四つ目屋薬の目玉商品「長命丸」は、『枕文庫』にみられる薬方では、丁子・阿片・蟾酥・紫稍花・竜脳・麝香の配合であり、『嘉良喜随筆』では蟾酥・阿片・紫稍花・胡椒・麝香の配合で、似た薬方である。

中国でこの種の薬方は歯痛薬として出てくる。たとえば、『太平聖恵方』にはセンソにジャコウ・コショウを配合したものがたくさん載っている。

牙疼を治す胡椒円（胡椒末・蟾酥）

牙疼で忍ぶべからざるを治す経効蟾酥円（蟾酥・生附子角・巴豆・麝香）

このような歯痛に対して、抗炎症・止痛・局所麻酔作用をもつセンソ配合剤を、男性用媚薬として活用（？）したのも中国で、『修身演義』に出てくる安禄山徹夜恣情散や隋煬帝遍宮春などという塗布薬は、このセンソ配合のものだったという。その使用法についてここであげる必要はあるまい。

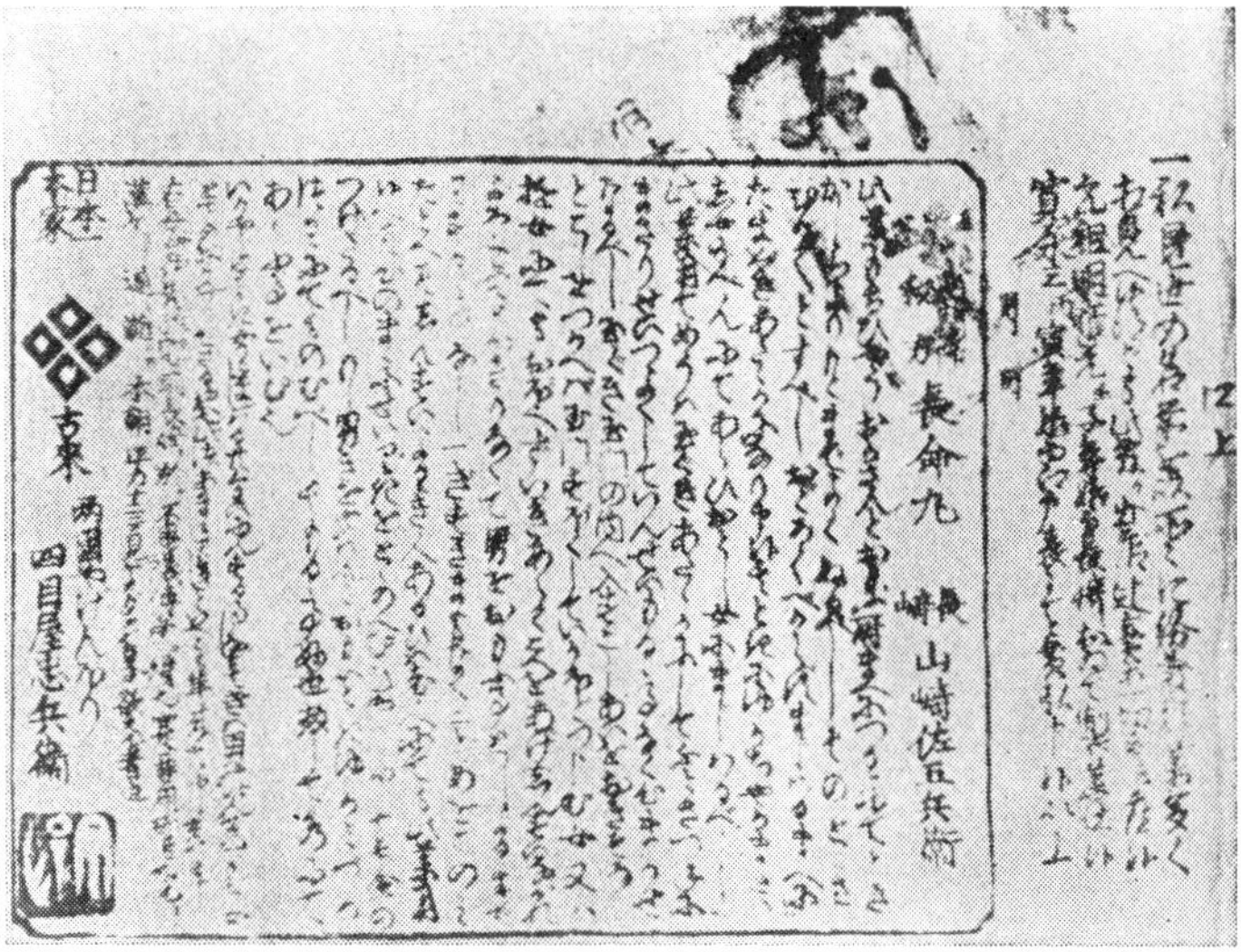

72　長命丸能書

川柳の長命丸　長命丸をはじめとして四つ目屋薬は川柳子の好む題材だっただけに、数多く詠まれている。

乱用すれば寿命を縮めるとして、

長命の薬寿命の毒となり（樽九七）
ひょんな事長命丸で若死し（？）
短命丸と言ひそうな薬なり（樽三九）

塗布すればひりひりとするとして、

能書にひりつくべしは何事ぞ（末摘花一）
少しひりつくを承知で浅黄つけ（同二）
ひりひりを洗ひ落して浅黄待ち（同四）
四つ目屋は付けぬと浅黄情を張り（？）

浅黄は浅黄裏と軽蔑された田舎出の侍のこと

蛤の貝殻に入れてあったので、

丸薬の貝殻残る出合茶屋（樽一三八）
また貝を捨てたと茶屋笑ひ（樽二五）

外用塗布薬なので、

四つ目屋の良薬口に苦くなし（筥一・47）

その効能は、

能書の通りじゃ四つ目安いもの（樽二二）

長命丸の代用として、錦袋円や外郎（ういろう）が利用された。

蓮の茶屋錦袋円で間に合はせ（神の田艸）
四つ目屋へちっと障（ささ）わる勧学屋（安永八・礼一〇）
大助が薬も二つ目屋くらゐ（天明五・智七）
外郎をつけて呉んなと好きな下女（安永七・桜四）
恥づかしく外郎を買ふ土地の者（寛政元・天二）

15 河童(かっぱ)の秘伝膏薬

水中の怪物

河童(かっぱ)といえば、頭の上に皿があって水をたたえ、その水が河童の力の源泉で、皿の水がかれると、とたんに神通力を失う水中の怪物だということになっている。

昔の絵本には、髪はいわゆるカッパ頭、背中に甲羅(こうら)を、手足の指に水かきがあり、肌はぬるぬるしていて青黒いとも赤いともいい、腕は左右がつながっているので、一方を強くひっぱると両手が抜けてしまうとする、やせた童形に描かれている。

カッパの名称は、〃川のこども〃を意味するカワワラワ(川のわらべ)をつめたものとされ、地方によってはカワランベ、カワコゾウ、ガワラ、カウコ、カワタロウ、ガタロなどと呼ばれ、いずれも同じ意味の語である。異称としては、加賀のミズシ、南部地方のメドチなどは、水槌(みずつち)の義で、水中の霊物を意味するように、カッパは〃水神の童子〃だったのが、いつしか妖怪変化のたぐいに零落してしまったのだという(柳田國男)。

各地の秘伝河童薬

このカッパが伝えたという秘伝膏薬が全国的にみられ、その由来もまちまちだし、効能もいろいろだが、つまるところはカッパが悪さをして人間にとらえられ、腕を切り落とされて改心し、秘伝の薬を伝授した、ということになっている。二、三を例示してみよう。

相磯の河童薬　武田勝頼に仕えた軍医・相磯主水守清が天正一〇年(一五八二)三月、勝頼の天目山敗戦のとき、静岡県田方郡狩野・雲金村小塚に落ちのび、ここに永住して農と医を兼ね、晩年は豊臣秀吉より山奉行に任ぜられ、山林支配を司どったとされる。この相磯家に伝わるものとして、次のような話がある。

某年某日、守清が往診の帰り夜、狩野川(大川と呼んだ)を馬で渡ろうとしたところ、馬の尻尾を引っぱる怪しい者があった。かねてからその辺りに河童が棲んでいるといわれていたので、さては河童の仕業かと思い、腰刀一閃手応えがあって、河童の片腕を切り落とした。それをもち帰った夜更け、守清の枕元に現われた件(くだん)の河童が、先刻の悪戯を詫び、腕を返してほしいと懇願した。守清は切った腕を返してもらっても仕方あるまいというと、河童がいうには、秘薬があるので切った腕でも治せるのだという。こうしてその秘薬を河童から教えられるのと交換にその腕を河童に返した（沼田勇『田方郡の医療の沿革』）。

これと同じような伝説が同郡天城湯ヶ島町雲金の渡辺家にも伝わっていて、同家々伝薬を同町青羽根の相磯が受け継いだのだという。

木村博氏（『中部の民間療法』）によれば、この薬は当初は馬の感冒薬だったという話もあり、また感冒と傷と両方の薬を河童薬といっていたともいう。同家には渡辺綱の鬼女退治の話までは伝えていなかったらしいが、それに似た話なので、渡辺家にまつわる先祖伝承と、河童の腕の傷薬の伝承とがミックスされてしまったのかもしれない、としている。

ちなみに、青葱堂冬圃の随筆『真佐喜のかつら』にある同地方の河童薬は別の話を伝えている。

田方郡の別の河童薬　伊豆国田方郡雲が根村に河童薬と称するものがある。打身くじきの妙薬だとされる。この由来は、村の小児が集まって相撲に興じていると、中に見馴れぬ小児がやってきて相撲に加わったが、この児に勝つ者が一人もいなかった。そのとき、一人の小児が出て取り組み、しばし揉み合っていたが、やがてその見馴れぬ児を投げ飛ばした。その時、件（くだん）の見馴れぬ児がいうのには、お前は仏前に供えた御飯を食べたのだろうという。その通りだと答えると、明日はそれを食べずに来い、きっとおのれの方が勝つ、といった。勝った児は子供心に不審に思って家に帰ってそのことを両親に告げた。その児の父親は思うところがあったのだろう。翌日児について行って、件の力の強い児をいましめた。すると、その児がいうのには、われは人間でない。田方川に住む者だという。さては河童かと、大勢でつかみにかかって殺そうとしたところへ一人の老人が来て、銭一貫文で河童を買取り田方川へ放してやった。その夜、河童が老人の許へ来て、助命の礼を述べ、そのとき秘薬の法を伝えた。それを製して試してみるとよく効くので、それを聞き伝えた村人が貰いに来たのではじめは施薬していたが、のちには定価を定めて売るようになった、という。

熊谷の河童薬　埼玉県熊谷に伝えられた「一子相伝河童の妙薬」という売薬も、片腕を切り取られた河童から伝授されたものとなっている。しかしその内容は既述のそれとはまったく違っている（日下部朝一郎『新編熊谷風土記』）。

「河童の妙薬」の本舗が河童から伝授をうけたのは、この薬屋の亭主が世を去ってまだ間もないときで、妻女が今後の経営に思い脳んでいるころだった。

ある夜半、小用のため厠にはいった妻女のお尻を何物かがなでる気配を感じたが、最初は気のせいかと思っていた。翌夜もそれを経験したので、今度こそはその正体をみてやろうと、翌々日の夜の同時刻に短刀を懐中に忍ばせ、小用を足しながら待ちかまえていると、案の定、下から手が伸びてきてお尻をなでたので、素早くその手を捕えるやいなや、件の懐剣で腕を切り落として部屋に持ち帰った。

その次の夕方、一人の若者が訪れて、妻女にお会いしたいという。その若者が挨拶のしるしにと、鯉二匹を持参したと述べる声音がもの悲しげだったのと、右腕がみえず着物が垂れ下っていたことや、対応中何か異様ななま臭さを感じとった妻女は、はて怪しい若者といち早く睨んでしまった。

若者がいうのには、昨夜貴女様は何かの手首を入手されたそうだが、それを私に譲っていただけないかとのこと。妻女はすでに予期していたとはいえ、何物が化けたのだろうか。狢(むじな)か狸か、あるいは獺(かわうそ)か、はてまた他の水族か、化けるくらいのものなら、知恵が働き仇もするが恩も知ると聞く。ここは一つの知恵くらべで、情をみせて反応をうかがってみようと、妻女は次のように問いかけた。

あの手首は獲ろうして獲ったものではなし、いつでも返してあげようと考えている。獲られた本人の方も困っているとは思っても、相手がわからぬので返しようがないのだから、本人以外に譲るわけにはいかない。しかし、本人があらわれても、手首をいまさら返したところで、元通りになるわけではないのだから、さてどうしたものか……。

それを聞いて若者は、実は自分が本人で、悪さをしたことを心から後悔している。その手首を元通り接ぐ秘薬の調合を知っているので、それを伝授するから返してもらえないかと答えた。こうして手首を返し、件の若者から秒薬の伝授をうけた。若者は手首を受け取るやいなや、その秒薬をつけて手首を接ぐと、じきに元通りに手首を動かすことができた。

件の若者は帰り際に、私は荒川に棲む河童だが、今後はこれに懲りていたずらは決してしないと約束して姿を消した。

これと似た話で、若干ニュアンスの違う話が、筑後の柳川藩話にある。

筑後・柳川の河童薬　柳川藩士の妻で、姿色ゆたかな某女が、近村のお寺に詣でる途次、とある茶店に立ち寄ったところ、一人の美しい童子が休憩していて、慇懃に挨拶するので、返礼して話を交わした。童子がいうのには、詣でる寺の稚児だという。妻女がつい気を許していると、童子はしきりに媚びをうり、傍らに近よってきて坐り、妻女の手をにぎって誘い出そうとする気色に、武技の心得があった妻女は、童子の手をねじり込め、こらしめたところ、童子は平にあやまったので、そのまま見はなしてやった。寺に詣でて様子をきくと、その寺には稚児などいないという。その夜、妻女が厠に入ると、下から尻をなでる者がいるので、懐剣でその手を切り落として部屋に持ち帰り、燭に照らしてよくみると、三指長爪、色は蒼黒で、皮膚は滑らかな怪物の手であった。妻女はそれを筐(はこ)中に納めておくと、翌夜、訪れる者があり、二匹の鯉を手土産に持参して面会を乞うた。会ってみれば先日の稚児で、泣いて詫び手を返してほしいと懇願、以下創傷の秘薬を伝授する段は前記のものと同じである。

また、河童が伝えた打身・打撲の薬、あるいは五痔の薬というのがある。

越後・加茂の河童薬　新潟県加茂市上条・青木儀左衛門家の河童薬の由来は、次のように伝えられている。

むかし、加茂川に河童がいて、夕方仕事を終えて馬を川に連れて行って洗っていると、尻尾の毛を抜かれた。そのようなことが度重なったので、おそらく河童の仕業にちがいないと思って、ある日、馬を川に入れて待ちかまえていると、案の定、河童が出てきて馬の尻尾の毛を抜こうとしたので捕えて家に連れ帰り、さんざんこらしめて、果ては殺してしまうとおどした。件（くだん）の河童は平あやまりにあやまって許しを乞うので、今後を戒めて放してやった。翌日夕刻、件の河童がお礼にきて、打身や打撲に効く妙薬の調合を伝授して姿を消した。それが青木家の河童薬だという。

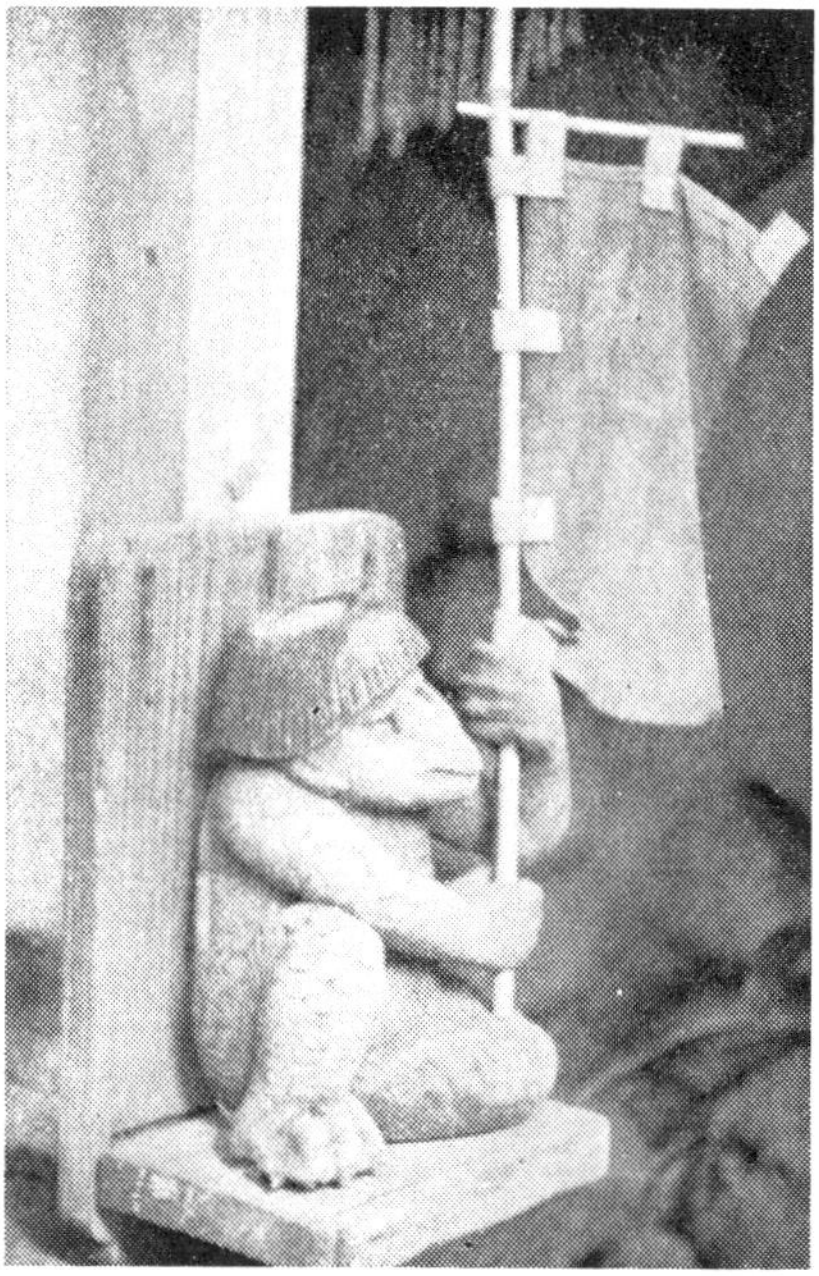

73　河童（がたろう）を看板目印にした売薬例

同じような伝説が、同県猫山の宮尾家、横越の曽我家にもあるという（横山旭三郎『中部の民間療法』）。

他県にもこれと似た伝説がある。

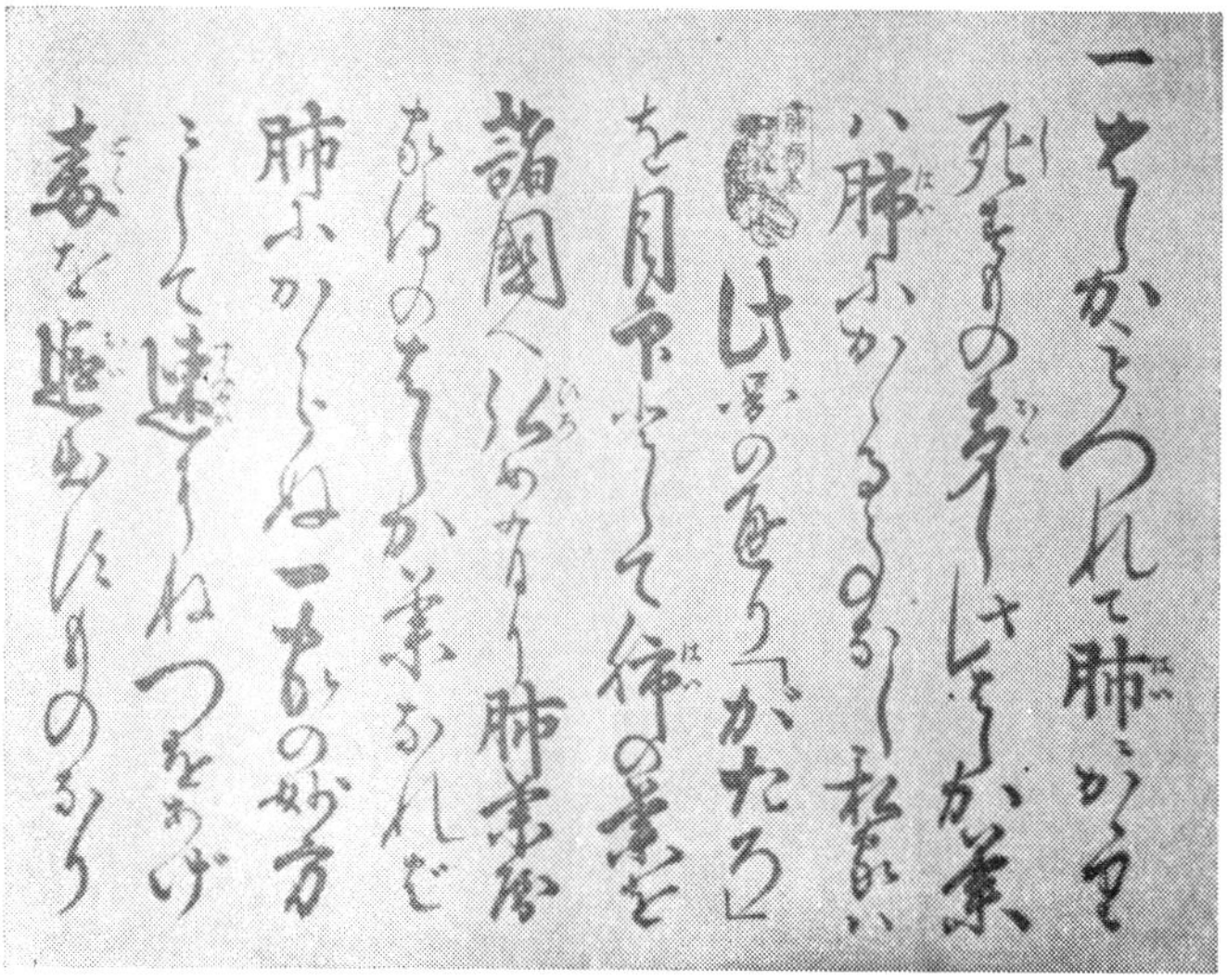

74　上(73)の売薬の説明文（朱刷，内服用の肺病薬）

能登・淵端の河童薬　石川県羽咋郡志賀町字末吉の淵端家の煉薬は、慶長年間、末吉村を流れる神代川の近くに、ある武士が住んでいて、この川に馬を水浴させる習わしであった。この川に棲むミズシ（河童）が馬をいけどりにしようと馬の尻尾に飛びついたところ、驚いた馬はミズシをくっつけたまま いちもくさんに駆け出し、家の前庭まで逃げ帰った。件の武士がミズシを前庭の大タブの木に縛りつけ折檻したところ、ミズシは詫びて、今まで人畜に危害を加えた罪ほろぼしに、煉薬の調合を伝授したので逃がしてやった。この武士の子孫が淵端家で、その煉薬は五疳の薬だという。この淵端家の菩提寺、志賀町字堀松の曹洞宗・宗泉寺には、淵端家代々の墓とならんで、このミズシの墓というのがある（今村充夫『中部の民間療法』）。

『裏見寒話』の河童薬　作者不詳の『裏見寒話』（一七五二）にも類型の話が載っているので原文のまま掲げよう。

「下条村に切疵の薬を売る農家あり。その父たる者は貧窮にて、日々痩馬に薪を付けて府下に売る。ある年師走の末に、その日も薪を鬻ぎて、正月の営みなして帰る。釜無川の河原に来れば、みぞれ交りの風寒く、日にさへ漸暮れ掛れば、少しも早くと道を急ぐに、馬進まずして、騒上々て一歩も動かざれば、打叩きけれど、何分歩行けしきも非ざれば、けしからぬ事と思い、後へ回りて見るに、十一、二なる子が馬の尾にすがり居るを、危なし々々、今に蹴られんと、早く退け々々といへども、聞かずして尾筒を握て放さざる故、馬士大いに怒り山刀を以て、其処を退かずばこれなりと、切付る真似をせしかば、忽ちその子も見えずなり、そして馬を引くに常の如し、宿に帰りて馬を洗はんとするに、猿の腕の如きが切れて、尾房を掴んで有りしかば、偖は先刻の小児は妖物にこそと、その腕を取らんとするに、曽て放れねば、この腕ありと馬の痛みになるべからずと、厩へと引込み、己れも休みぬ。然るに鶏鳴の頃、外に子供の声にて、頻りに主人を呼ぶ。斯く深更及び、小児のくる様なしと思ひながら、戸を開ければ、十一、二の小児と見えて、人間とも見えざるが愁然として立居しが、平伏して申しけるは、我は昨夕釜無河原にて御馬に邪魔せしものなり、その時切られたる片腕を御返し玉はれかし、我かの河原にすむ河童にて有りける、馬の尾を一筋持つときは、色々の妖術を得る故に、御馬に付て候なりといひける。男答うて云ふ、決してその腕を返す事叶ふまじ、己が妖をなさんが為に、人の馬悩まし不届至極なりといへば、河童怒りて云ふやう、御辺その腕を返さずんば忽ち祟りをなし、子々孫々を取殺さんと云ふ。男大いに怒り、いやしくも人間と生れ、畜類の祟りを恐れ、空しく存念を翻さんや、己れ殺して呉れんと、棒を以って追ふ。河童泣いていふ。我は水中の獣類、大丈夫の心を知らず、妄言を出して、君の怒りを発す、願くば人倫の仁慈を以て、獣類御助けと思召し、腕を御返し玉はれかし、その報恩には毎朝鮮魚を献じて、無比の厚恩を謝し奉らん。男聞入れず、水畜の音問を得て志をひるがへさんや、と已に戸ささんとしける。

その妻諫めていふ。大人の志至極道理なりといへども、願くば彼の腕を返し玉く、かの腕、家にとどめて何の益もあるまじ、返せば一畜を助くるの仁恵に候と。男河童に云ふ。この腕を返すといふとも、切られたる腕、再度接げべき理なし、何の為に取返すや。河童云ふ。我腕を接ぐに妙薬あり、人間に於ても大いに益ありと。男云ふ。しからば腕を返さん、その薬方を伝へよと。河童悦んで薬方と腕と取替へて帰る。男此方を考ふるに、その薬種、田地に生る草なり。翌朝夫婦起きて見れば、水桶の中に色々の鮮魚夥しくあり、河童が謝礼と見えたり。男のいふ、薬方にて大いに足れり、実に獣類の食を分けて我食せんやと、かの魚を悉く河に放し、その後薬を調合して金瘡に用ひるに、即効ある事神の如し、今下條切疵薬と国中に名高し。青銅廿四文に売る、この売薬を以て程なく、この家富裕となれりとぞ。」

そのほか、浜松市天竜川の橋場、「橋場の膏薬」も河童の伝授薬だという。竹皮に包んだ白い煉膏薬で、腫物に特効あるとして知られる。また、埼玉県熊谷牛島局の胎毒の家伝薬「牛島膏」も河童の伝授薬で、斎藤茂八氏（『武蔵野百話』）によれば、既述の熊谷の伝承は、牛島家にもあるという。このような話は全国的にまだまだあるに違いない。

（付）土用丑の民俗

旧暦六月の水神をまつる川祭に、河童の大好物のキウリを供えたり、川に流したり、牛を水辺で洗ったりする行事がみられる。

土用の丑の日に、丑湯と称して風呂を立てて入ったり、水浴・塩浴をするのは、右の牛洗い行事を人間に転化したものとする説があるが、これは別のものだろう。

丈我老圃の『天保佳話』に、丑の日の「丑は土に属す、土用中の丑の日は両土相ひ乗ずるものなり」とあり、五行の相剋の理によって、土剋水で土の陽は水の陰をおさえるので、土の陽の高まる日には水の陰の性のものが良いということになる。だから、この日に水浴するのも、水に関係深い牛肉をたべるのも、河童の好むキウリをたべるのも、みなこの理にかなうということになる。江戸期に登場するウナギ（随筆・明和誌に「近き頃、寒中丑の日にべにをはき、土用に入り丑の日にうなぎを食す。寒暑とも家毎になす。安永・天明のころよりはじまる」とある）もそう考えたら良いのかも知れない。もっともこの日ウのつくものなら何でも良いという民俗があり、ウリ・ウドン・ウメなどを食べるところがあり、キウリも（キ）ウリとみれる。これは庶民に定着してからの語呂合せみたいなものとみてよいのだろう。

16 越後の毒消し

由来の諸説

紺がすりの筒袖・手甲・脚絆（きゃはん）姿の女性の売子による行商売薬「越後の毒消し」売りは、中部・関東方面で長年にわたって親しまれてきた売薬である。しかし、その行商が女性の仕事として定着したのは明治に入ってからで、そのはしりは万延元年（一八六〇）ころからみられるという。それ以前は男性による行商で、その最初の記録は嘉永二年（一八四九）だとされる（小林弌『越後の毒消し』）。

越後の毒消しの正式名称は「毒消丸」と呼ばれ、その由来は四系統が小林氏によってあげられている。ただし、確かな文献、史料の裏付けがあるわけでなく、いずれも信は置きがたいという。

上杉謙信持薬伝播説　上杉謙信が弥彦（やひこ）神社に必勝祈願文を奉納の帰途、その使者が腹痛をおこし、吉田下町で寝込んで長期滞在をよぎなくされた。その間、件（くだん）の使者が土地の娘とねんごろになって婿となった。その侍医が謙信持薬の薬方を伝えた。それが毒消丸で、吉田町今井家（香林堂）がその縁続きのところからその秘法を得て、当時港として栄えていた角（かく）海浜（みはま）で製造販売を行ない、製造を寺の一室を借りて行なっていたので、いつしかその地に製造技術が伝わった、という。

弥彦神霊授与説　野積の猟師の夢の中に弥彦の神霊が現われて秘薬の製造を授けられた。猟師は忙しくこれを作って施薬することができない。それで師匠寺である称名寺に伝え、同寺で製造施薬し、のち販売されるようになった、という。

肥後遍路伝授説　称名寺の寺伝によれば、同寺は延元二年（一三三七）能登国鳳至郡滝深村に創立され、慶長年間（一六世紀末）に時の住職・泉慶順によって戦乱をさけるため越後国角海浜村に移転し、ここで初代住職となった。ある夜、枕元に気高い姿の人が現われ、与うる霊薬で衆庶の疾病を医すべきことを告げて立ち去った。その直後、一人の難渋した旅僧が宿を乞うて訪れたので歓待し数日看護したところ、御礼にと霊薬一包を差出し、その秘方を明らかにして旅立った。慶順がこれを試用してみたところ霊験あらたかなものがあったので、寺で製造をはじめ一般の治療に用いた。その名声が四隣にとどろき、誰いうとなく〃仏教は心の毒を消し、称名寺の薬は身の毒を消す〃との評判を高め、毒消丸と称するようになった、という。右の旅僧は『称名寺施薬略縁起』には身元が記されてないが、俗間では肥後の遍路だと伝えている。肥後から諸国遍路の旅に出た僧が、角海浜と五ヶ浜の間の峠道で行倒れになったのを、通りかかった称名寺の住職に救われた、としている。

唐人伝授説　寛政三年（一七九一）春、角海に漂着した唐船で一人だけ生存していた者を城願寺で寺男として使ったが、同人が三年後に帰国する際、御礼に秘薬の方を伝授した、という。

これら諸説を整理してみると、称名寺に関係ありとするものがいちばん多く、称名寺がその中心であったものとみられる。小林氏は、毒消丸の製造は古くは称名寺のみであったが、寛政～文化（一七八九～一八一七）ごろ同地の城願寺、天保一二年（一八四一）越後浜の関口道伯（毒消丸・家伝順気散・金証丸の三薬の調製）、さらに弘化三年（一八四六）には床左衛門（滝深家）に称名寺が毒消丸の製造販売の権利を許し（称名寺への融資の代償としての株分けらしい）、これが加わって幕末までに四ヵ所の製造であった、としている。

ところが、明治になって村外にも毒消丸の製薬者が増え、明治初年、五ヶ浜村・明楽寺、角田浜の医師・青木宗益が相前後して開始したが、量的には滝深家と城願寺が他を圧していた。明治二七年（一八九四）ごろには富山より製丸機が導入され、近郷に製薬者が輩出して製薬量が急速に増加し、互いに行商隊を県外にくり出して販路の拡張、顧客の獲得を競って一大発展期を迎えた、という。

行商の背景

毒消丸は、新潟市の西南約一五キロの西蒲原郡巻町を中心に製造された。この地域は越前浜、角田浜（かくだはま）、四ッ郷屋を中心とする海岸集落で、近世初頭には漁業と塩業に生活の糧を求めた漁村であったが、漸次砂丘地の開拓がすすみ半農半漁村へと変質した。しかし、用水が雨水と沢水しかない砂丘地であったので、その農業は零細であり、このため幕末には出稼ぎや離村農民が相継ぎ、明治になって移動制限がなくなるにつれて急速に廃村化した。

出稼ぎの多くは男の大工や木挽で、毒消丸の当時の売子に大工の名がみえるのは、これら大工・木挽が持薬として携えた毒消丸が他国で知られるようになって、行商圏の形成にあずかったことと考えられている。

角海浜の大工・松太郎が信州松本に出稼ぎに行って食あたりで七転八倒の苦しみをしたとき、携えていた毒消丸でたちどころに治ったのが評判となり、その注文があるようになったという話が伝えられているのも、大工から毒消丸行商への転換者のあったことを示すものだろう。

毒消丸最初の行商の記録は、小林氏によれば、嘉永二年（一八四九）とされ、女性の出稼ぎは万延元年（一八六〇）の記録があるという。明治以降、女性の進出が目立ち、毒消し売りの特色となった。しかもその女性の行商は、未婚女性の半年以上にもわたる長期の、しかも遠隔地への出稼ぎ行商であった。

これは、江戸期におけるこの地方の塩業労働を支えた女性の立場の反映で、明治に入って全国の塩田の自由競争で生産過剰と塩価下落のため打撃を受け、塩業労働から売薬行商へ転業したためである。

日清戦争後の外国塩の輸入、日露戦争後の塩専売制実施（明治三八年一月塩専売法公布、六月施行）による塩田の整理が売薬行商転向に拍車をかけ、さらに大正期に至って沿岸漁業の衰退が加わり、大河津分水の完成でさらにその仕事を失ったことが、この地域の毒消し売り販売を推進させる経済的要因となった、とみられている。

長塚節の『弥彦山』には、明治四〇年代の毒消し売りの労働背景の実態を次のように描いている。

「此五箇や角浜の浜々からは、毎年夏になると一群の女づれが関東を指して来る。草鞋を穿いて、紺の大風呂敷に葛篭を背負って、皆一様に菅の爪折笠を冠って、毒消しという薬を売って歩く。田舎の百姓家を戸毎に尋ね廻って、一種の調子を持った言語で、押し強く薬を勧める。日が暮れれば、炊ぎの手伝いをして民家へ泊めてもらうので、商いの高が少ない割合には相応に利益を見て行くという。笠のうらから見える彼等の容貌は極めて美しいものがある。彼等のほとんどすべては謡が上手であるので、要りもせぬ毒消しを買うて米山甚句を唄わしたと自慢するものがある位である。遠征隊を組織して出るほどあって、彼等は家にあっても労働が激しいとのことでその角浜の浜から出たという一人に嘗て聞くところによれば女が十六になって六斗の米俵が背負えなければ、仲間に交際が出来ぬほど恥かしいとしてある。正月の小遣を得るためには、各自に八九貫目の蛸を篭で背負うて、夜角田の山を越えて、夜明に底樋川を渡って、その川口の内野の市で銭に換える。それで一睡もまどろむことなしに、また山を越えて引っ返すのだという。幾十人が打ち揃うて、高張提灯を先へ立てて、声のかぎり唄いながら行くのはそれは賑かなものだといった。秋も彼岸になれば散り散りになった女群は、以前の如く一つになって関東を後にして去る。その彼岸は既に来って居るのである。あるいは女群は今、この見える連山の一角を志して越えつつあるのかも知れぬ。驚くべき健脚を奮って彼等が山坂を辿る時は丁度沖の波がしらが揺る如くに、打ち揃うた幾十の白い爪折笠が、高低しつつ、ずんずんと進んで行くのであろう。山坂幾つ攀ぢ尽してこの蒲原平野が表われた時には、今この頃から連山を見る目に遮るものがないようになつかしいこの山が先ず目につくであろう。何処かの一角にその俤が見えるような心持がする。浜々の漁人は今その茅屋に久しい間の妻や娘を待ち疲れつつ居るに相違ない。」

菊名石配合の薬方

毒消丸由来の一つに肥後遍路伝授説がみられる点で、小林氏は江戸期に肥後の毒消丸があったことを暗示的だとしながらも、「万病解毒丹」「解毒万病丹」なる売薬が山城、武蔵にもみられるから、伝来についてはなお検討を要するとしている。

肥後熊本には「毒消丸」があり、現在も「諸毒消丸」の名で松花堂（吉田順碩）から発売されている。しかし、その薬方は麝香・牛黄・熊胆・竜脳・阿仙薬・丁香・甘草の配合で、越後の毒消丸の硫黄・白扁豆・菊名石・天花粉・甘草配合とはまったく異なる。

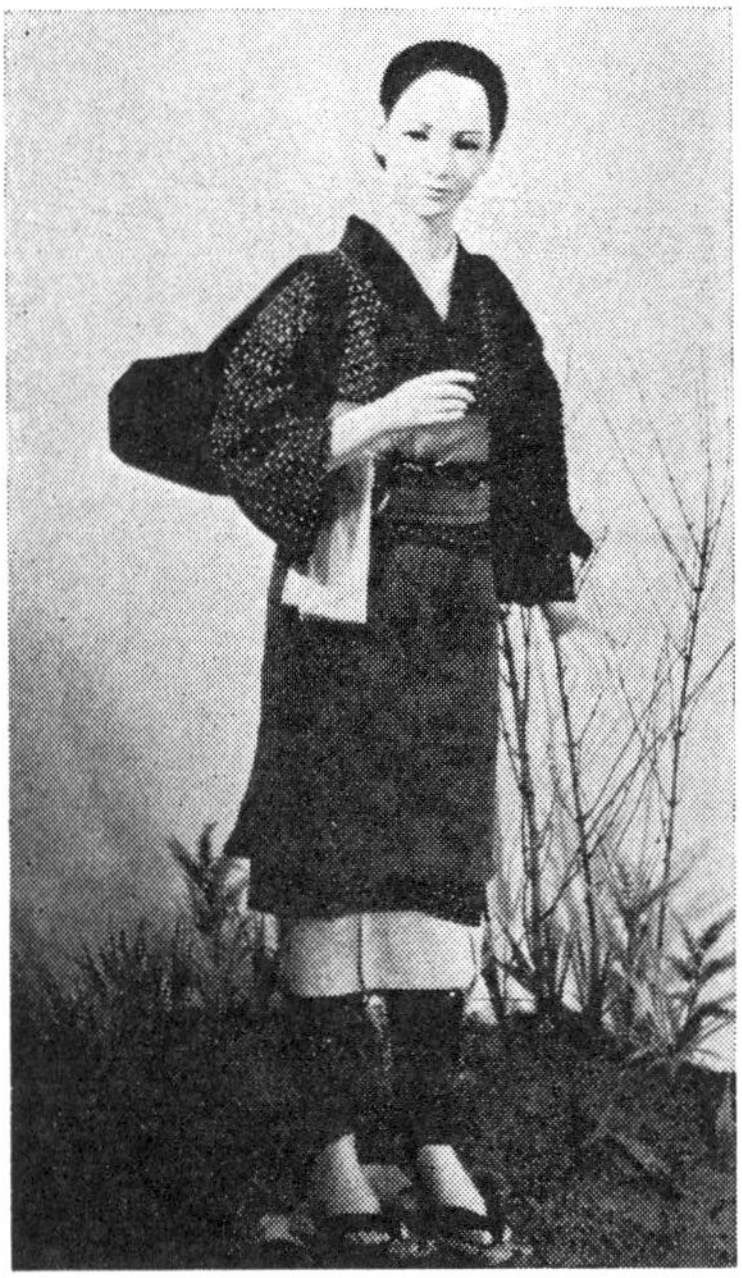

75　越後毒消売り風俗

越後のそれに配合の硫黄製剤としては、華岡青洲の『禁方録』に「薩州真方」の「本方消毒丸」として、山茲胡・五倍子・続随子・硫黄・朱砂・大戟・雄黄・麝香配合の薬方を掲げているが、これも越後のそれと違う。

越後の毒消丸で注目さるべきは、菊名石の配合であろう。菊名石は、菊銘石、菊明石、菊目石とも書かれ、キクメイシ科の腔腸動物で、イシサンゴの一種である。暖海に産し、わが国では房総以南の黒潮暖流域にみられるものだから、日本海側の北の海の新潟附近には産しないものである。

『雲根志』後編には「諸国浦々にありといえども、熊野浦もっとも多し。黒白の二種ありて、黒色のもの得がたし、多く白色なり、全体菊花の紋あり……」とあるように、一センチほどの個体が集まって半球の群体をつくり、個体のついたあとが菊花のようにみえるのでこの名がある。

『和名集並異名製剤記』（一六七二）にも「きくのはなのやうなもんある石也。日本にては紀伊国にををくあるなり」とし、『本草弁疑』（一六八一）には「南海紀州ヨリ出ツ、本草ニ見ヘズ、故ニ主能ヲ知ラズ、和方金屑丸ニ入ル、毒解シナリ、石ニ菊ノ紋アリ」とあるように、中国の本草書にはみられないが、和方の金屑丸（後述）に配合されている。

ちなみに、菊名石は中国の本草書には出てこないが、『広東新語』にいう海花石と同じものだが「金魚を養うのに甚だよいものだ」とするだけで、解毒についても何もふれていない。

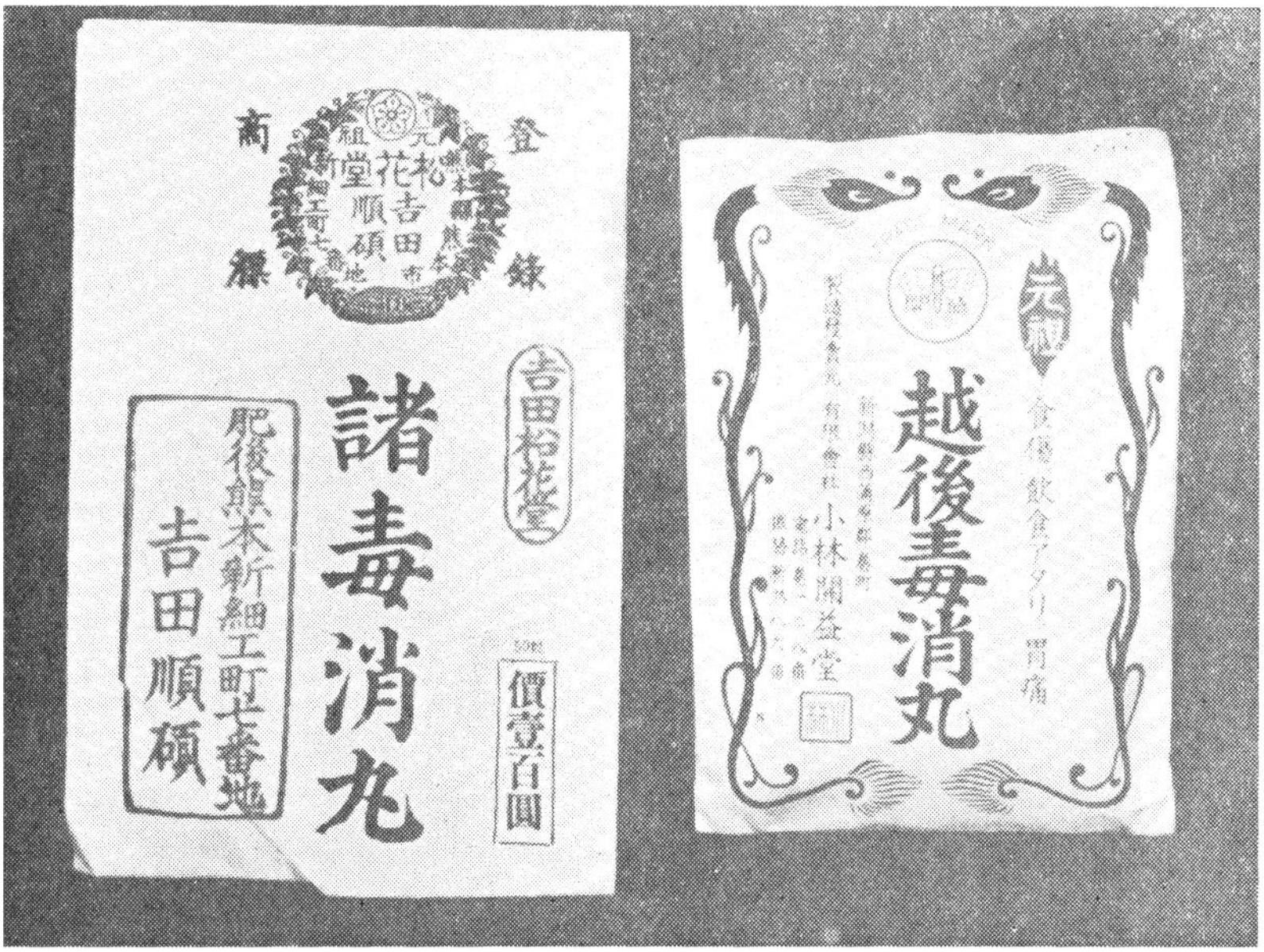

76　越後毒消丸と熊本・諸毒消丸薬袋（現代）

寺島良安の『和漢三才図会』（一七一三）には「多ク南海紀州ヨリ出ヅ、蓋シ此石芝之類カ、倭方ニ用テ食傷解毒薬トナス。金屑丸、解毒ノ神方ナリ、菊銘石（酸ニ浸シ研末）、青黛、硫黄（如製調末）、金箔以テ丸トナス、相伝フ蛮人之ヲ高山氏ニ授ク、如ニシ然ラバ則（チ）菊銘石ハ異国ニモ亦多クコレ有ルカ……」とでている。

このように菊名石は金屑丸配合の解毒薬として、わが国で知られたものだった。

この金屑丸は京都山科の有名売薬で、菊名石と硫黄を配合した毒消し薬である。『雍州府志』（一六八六）の土産門（薬品部）に詳しく載っている。

「金屑丸、山科田宮村ニ之ヲ製スル家有リ、京師人之ヲ倣テ処々之ヲ売ル、専ラ食傷腹痛等ヲ治ス、世ニ山科薬ト称ス、或ハ様金屑丸ト謂フ、倭俗之ヲ試ルニ様ト謂フ、此薬之ヲ試ルニ験有ルノ謂也、山科之ヲ製スルノ人数家有リ、然ルニ其内滋井田氏様ノ字ヲ加フ、其余ハ様ノ字ヲ書スル能ハズ、此家金屑丸家乎」

三宅意安の『延寿和方彙函』にも、霍乱・嘔吐・心腹痛を治し百物毒を解すとし、菊明石・硫黄・金箔の三味を梧桐子大の丸薬とし、金箔で丸衣とするとあり、以下前記と似た記事がある。

越後の毒消丸がこの系統のものであることはその薬方から明瞭であろう。越後のそれが浄土真宗系の称名寺に伝えられたとすること、称名寺が能登から越後に転移してきたこと、浄土真宗の本山が京都であることを思うと、京都と北陸・越後を結ぶ本山・末寺の関係や京都の情報伝播の宗教ルートという点がここに考えられる。

もっとも、京都山科金屑丸は、元禄三年（一六九〇）刊の『袖珍医便』にもみえ、

「山科金屑丸、又シテノキ薬トモ云リ、毒消ノ秘方ナリ
菊銘石一両、硫黄一両半、葛粉
右細末シ丸ジ金箔ヲ衣トス、秘スベシ秘ベシ」

と薬方が明記されており、この書物はかなり普及したものだから、このような刊本の医書からの情報源も可能である。それにしても、菊名石を配したのが他にみられない独特の山科金屑丸の由来が、いま一つわかっていない。

奈須恒徳の『本朝医談』（一八二二）では、金屑丸を『和剤局方』の金液丹の変方だとするが、金液丹は硫黄一両、蒸餅一両を梧桐子大の丸薬としたもので、菊名石は配合されていない。中国本草書にもない菊名石の薬用がどこから来ているのかがわかれば、このカギが解けるかと思われる。

ところが、それを推定させるものとして、菊名石のないとき、カル石（浮石・軽石）を使うと指示した村井琴山の『和方一万方』の記事がある。

「（胸虫ヲ治ル方）又方、菊銘石（ナキトキハカル石ニテモ）、硫黄、右二味等分細末ニシテ飯ニテヨキ程ニ丸シ、衣ハ丹ニテモ茶ニテモヨシ、一度ニ二十粒ホド湯ニテ用ユベシ」

わが国のカル石は、海中火山で生じたものが海に漂着するのを多く採取したものらしく、関西方面での主要な産地として、紀州が挙げられている。菊名石の産地が紀州であることを考えれば、両者に何らかの関係があったのではないかと推定させるものがある。

カル石は薬用として、疝気、瘀血、小児驚風等に用いられ、中国名で海石、水花の俗名があり、菊名石が海花石と呼ばれるのと近似性がある。また、共に多孔質である。

カル石が俗間一般で足の裏を磨くのに利用されたものであるだけに、売薬配合のものとして、カル石に代えて菊名石の採用があったのかも知れない。

なお、金屑丸の薬方に白扁豆がみられるのも注意される。マメ科フジマメの成熟種子を扁豆といい、薬用には白花、白皮のものを使うので白扁豆と呼ばれるが、フジマメは隠元禅師のもたらしたものとしてインゲンマメ（関西方言）の名もあり、健胃・消炎・解毒の効がある。

ちなみに、金屑丸と呼ばれるもので、金礞石配合の別系の薬方のものがある。広島の恵美三白家の秘方というのがそれで、金礞石・百草霜（かまどから出るすす）・硫黄・辰砂四味配合の丸剤で、恵美家の一方に菊名石配合のものもみえるが、菊名石・硫黄・伏竜肝（かまどの中の土）配合で、山科薬とは異なっている。

17　奥州斎川・孫太郎虫

ヘビトンボの幼虫

奥州斎川（宮城県白石市字斎川）名産・孫太郎虫は、小児疳の薬として全国に喧伝されてきた。孫太郎虫の基源動物ヘビトンボの幼虫は、谷川清流の川底や石下に棲息し、カワゲラ・トビゲラ・カゲロウなどの幼虫を喰べる肉食性で、全国各地に分布するので、とくに斎川特産というものではないが、なぜ斎川産が名産となったのかは、ヘビトンボの幼虫の薬用がわが国独自のものである点とともに、興味深いものがある。

ところが、孫太郎虫の薬用に関する由来はほとんどわかっていない。売薬としての販売が仙台では『嚢塵埃拾録』（一八一一）に見られるというし、江戸の薬種屋・大坂四郎兵衛の『増補手板発蒙』（一八二三）に「奥州勝田郡白石領斎川ノ産ナリ。石蚕ノルイ也」とあって、江戸での販売がこのころすでにあったことが知れる。後書にいう石蚕とは、和名イサゴムシで、トビゲラの幼虫の名で、ヘビトンボの幼虫がこれを食べることは前述した通りである。石蚕は『神農本草経』に収載されているから、中国で古くから薬用にされていたものだが、その効能は五癃（五淋に同じ）、石淋を破り、胎を堕す。その肉は結気を解し、水道を利し、熱を除く、とされているから、利尿作用が主効で、孫太郎虫のそれとは違っている。

孫太郎虫は、春虫・夏虫・秋虫・寒の虫と、四季を通じて捕獲できるが、とくに春虫は体長も大型で、製品にしても品質がよいとされる（三崎一夫『宮城県の民間療法』）。一方、栗原愛塔はその採集期を九月ごろから翌年四月ごろまでがよく、だいたいにおいて夏虫は小さく秋虫の方が大きいとする（「薬局」六巻一号）。

捕獲には、半月型の木枠に仕込んだ網を川に仕掛け、上手の石を起し、石の下に棲む虫を追い込んで掬い上げる（三崎）とか、網を一定の場所に張っておき、川底の砂目の所や大きな石のある所を、熊手のようなもので引掻いて行くと、この虫は泳げないので水中に浮き上がり、網に容易にひっかかるので簡単に採れる（栗原）という。

掬った虫は洗浄され釜で茹であげ、竹串に五匹ずつ刺して乾燥すれば出来上る。この煮上げた湯も風呂に入れ婦人病の薬湯にするという。

由来の両説

斎川では、まったく異なる二つの由来が伝えられている。

強精・強壮薬としての由来　『斎川古路旧跡』（一八二七）の頭註には、孫太郎虫を常食している老夫婦の間に、孫のような男の子が生まれたので、孫太郎と名付けたとする由来が次のように記されている。

「孫太郎虫は当村の名産で、この虫の由来は駅内に孫右衛門という七六歳の老農がいて、常に老妻ともども斎川で獲れる名も知らぬ虫を好んで食べていたところ、老妻が懐胎して玉のような男児を安産した。そこでその児に孫太郎と命名した。この話が仙台侯の耳に入り、まことに珍しい事なので、詳しい事情をきくため、孫右衛門を仙台に呼び寄せ、老夫妻に夫婦の交りの事実があったのか、また日常どんな食事をしていたのか等々を、藩の侍医から聴取させたところ、孫右衛門は老体だから夫婦の交りは心ばかりだが、斎川に棲息する虫を老夫妻が常食している旨を答えた。

その虫を『本草綱目』で調べたところ、九香虫が載っているので、恐らくその虫というのは、これだろうということに

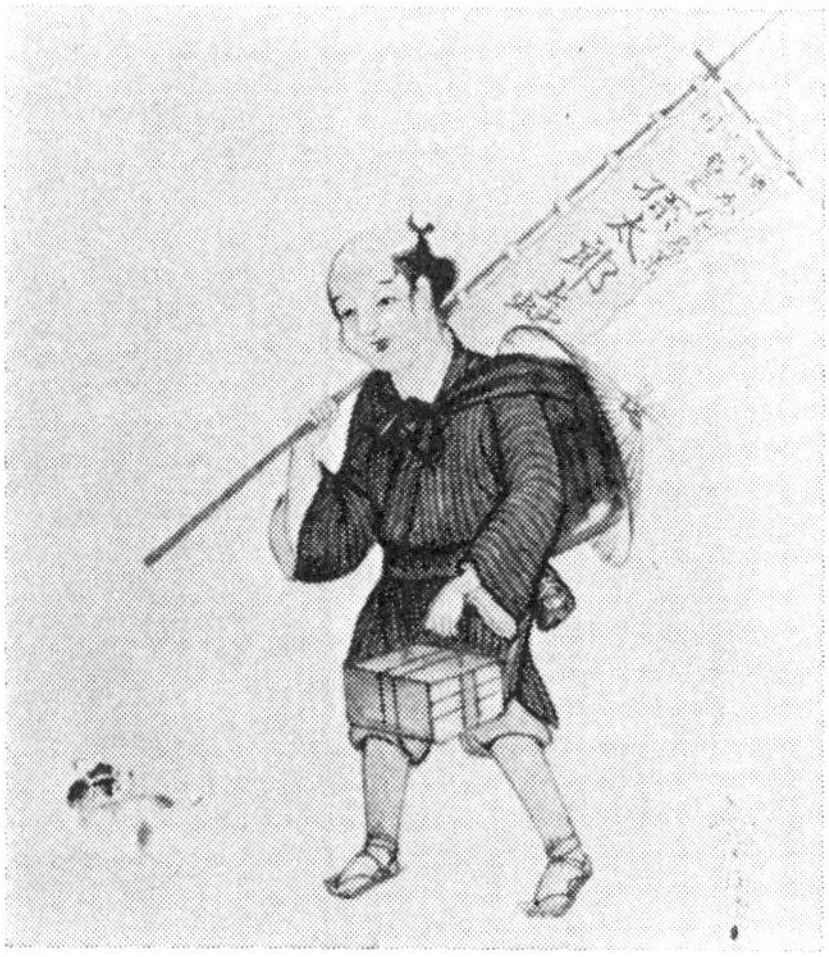

77　奥州斎川孫太郎虫売り

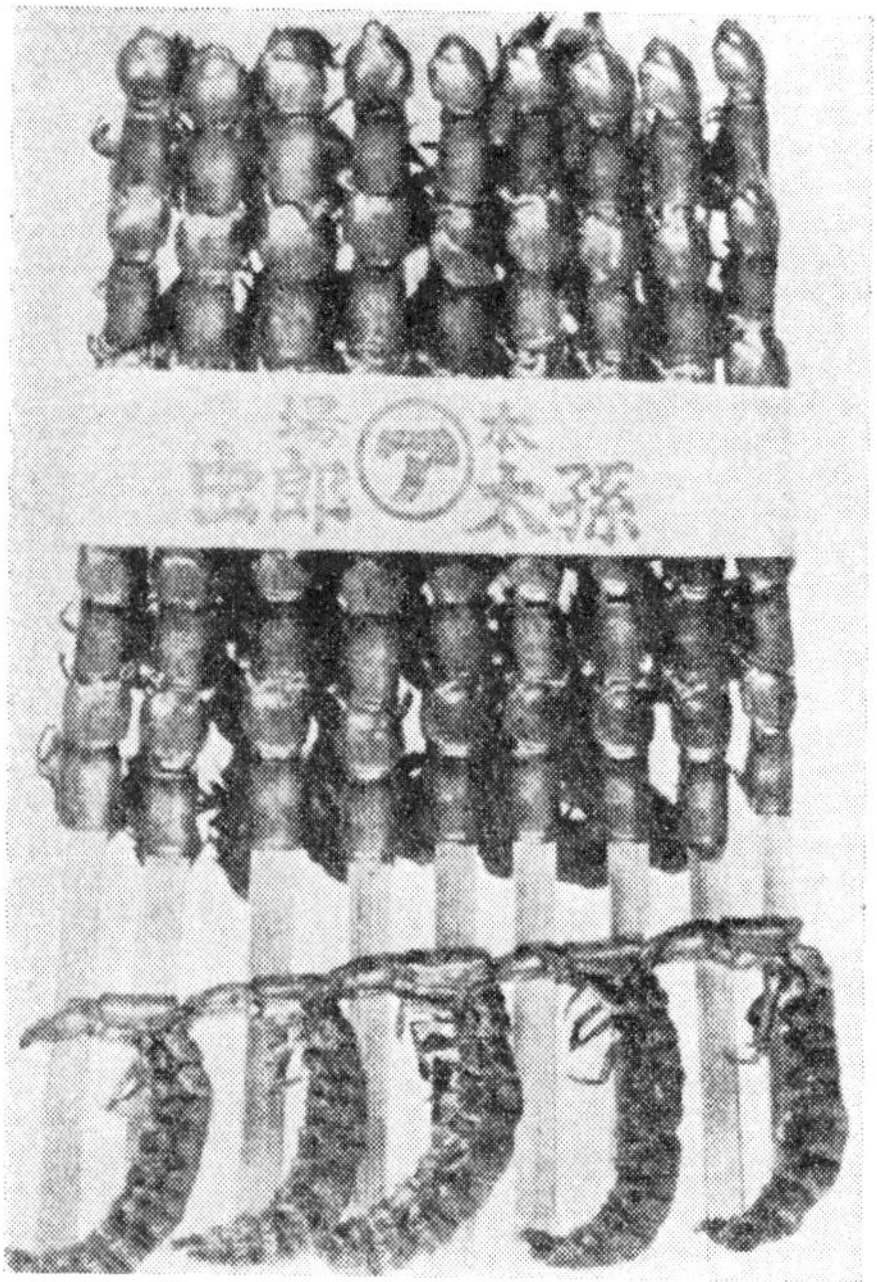

78　孫太郎虫製品（現代）

なった。このことを侍医から殿様に申し上げ、この虫は甚だよい薬で、それで懐胎したものと思われると言上した。

　この老夫婦の間に生まれた孫太郎は、五疳の症もなく無病であったので、その虫を孫太郎虫というようになった。

　このことは藩の諸録（御留書）に載ってないというが、小関仁兵衛と申す物書役が記録に確かにある筈だと、仙台の御屋敷で御振舞の折、山谷助太夫御留守居の時に、われら両人で聞いたから、ここに記しておく。」

　ここでいう九香虫は『本草綱目』に確かに載っていて次のように書かれている。

「貴州永寧衛の赤水の河中に産する。大きさは小指の端ほど、形状は水黽のようで、身は青黒色、冬季には石下に蟄伏する。それを地方民が多く取って贈答品などに用いる。」

　この九香虫の効能には「膈脘の滞気、脾・腎の虧損、元陽を壮にする」として強精・強壮がうたわれているが、これはカメムシの類で、孫太郎虫とは別のものである。

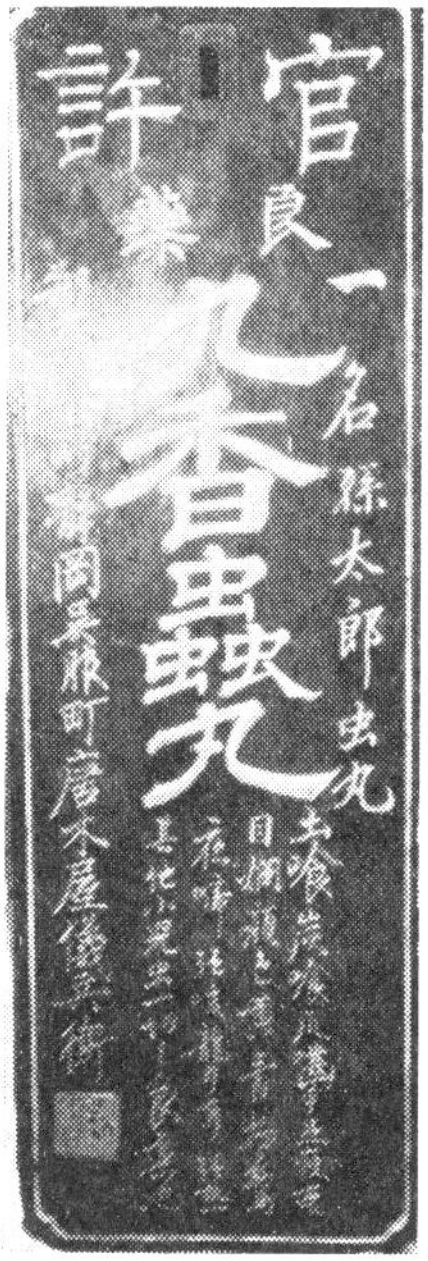

79　九香虫丸看板

『封内風土記』（一七七二）に「土俗婚姻必ずこの虫（孫太郎虫）を炙りて酒肴となす。その子孫あるを祝す」とあり、孫太郎虫が子孫繁栄のための強精・強壮食品として、この地方で古い習俗をもっていたことがうかがわれる。

仇討にちなむ由来　永保年間（一〇八一〜一〇八三）白河天皇の御代、丹波国の管領、大江太郎左衛門時廉の家臣に、橋立倉之進という扶持高二千石の軍学武芸の師範がいた。年齢六〇歳。妻小夜との間に一人娘の桜戸姫がいて、艶麗花をあざむく佳人であったので、領内の若侍たちのあこがれの的であった。

　この桜戸姫は奥州磐城の判官政氏の家臣・大和田兵衛、八百石の一子要人をみそめた。要人が丹波国平沢寺に身を寄せて文武の道を修業中、彼岸の中日に菩提寺へ仏参に詣でたときのことだった。この要人が桜戸姫の父・倉之進のめがねにかない、養子縁組して二人はめでたく結ばれたので、おさまらないのは領内の若侍、とくにかねて桜戸姫に横恋慕していた大柳一角であった。

　一角は、倉之進が君命で鎮守・出雲明神へ詣でる途次、闇討で倉之進を殺害、家宝の名刀・鶏鳴丸を奪って遂電してしまった。ときに、天仁二年（一一〇九）一一月二二日丑の刻のことだった。

　君主・時廉は、倉之進が武芸師範の身で闇討にあって命を落とすとは不覚の極みとして禄を没収、橋立家はお家断絶となった。ために要人は丹波国を離れ、郷里奥州斎川の里に住む乳母・佐々木郷助夫妻をたよって、ここに桜戸をあずけ、仇討の旅に遊国しようと思っていたところ、刈田郡小原村と戸沢の山中で、目指す一角のなれの果て、山岡太郎と称する山賊に種ヶ島銃で狙撃されて悲運にも死亡、桜戸は断崖に転落してあやうく一命をとりとめ、忽然として現われた虚空蔵菩薩の化身の大熊に導かれて郷助夫婦の家にたどり着いた。その夜、桜戸の夢枕に血まみれの要人が現われ、桜戸の腹に宿る子に仇討を托した。

こうして、桜戸は月満ちて男児を出産、孫太郎と名付けたが、孫太郎は生まれ落ちて以来、虚弱で疳症が高く、七歳の冬大病を患って重態に陥った。桜戸は寒中に斎川に沐浴して、鎮守の田村明神（征夷大将軍、坂上田村麿を神格化し祭祀）に祈念、三七日断食満願の夜を迎えたところ、田村明神が現われて、「汝の一子孫太郎は、前世の約束定業ですでに定命になっているが、汝の信心に感じ延命してあげよう。斎川の上流蛇篭の中に、汝の亡夫・要人の屍がいま白骨となり頭部に幾百もの霊虫が宿っているはず。これは亡夫の一念が虫になったもの。この虫を服用させれば、孫太郎の病いは即座に全快するだろう」とのお告げで、桜戸は大いに喜び、さっそく松明の灯りをたよりに斎川の上流に辿りつき、件（くだん）の虫を捕えて孫太郎にのませると、たちまち回復して九死に一生を得た。

孫太郎はその後虫気一つなく成人をとげ、元服の日、田村明神の社前で仇敵にめぐり合い、郷助の助太刀で仇を報じ、孫太郎は主家に帰参が許され、ほかの者は頼義寺（大義寺）に奉仕し、桜戸は泰賢尼と称して念仏三昧し、亡父・亡夫の菩薩をとむらった。郷人はこれを徳として佐々木山に薬師如来を勧請して桜戸を祀り、桜堂と名付けた。

こうして孫太郎虫は小児疳の薬として世に知られるようになった。

ところで、この薬師堂は『安永風土記』に「薬師堂、佐々木山にあり、誰れ勧請と申す儀、並に年月共に明らかならず、本尊は石仏座像一尺六寸、但し作者相知れず」とあって、前記の物語にあるような話は記されていないが、孫太郎虫のことが産物の項に「一、孫太郎虫、右は当地斎ヶ川に在り、小児疳の薬に御座候由伝候……」とあって薬用の記事がある。

右の物語を書いた記録は、現地の斎川では幕末や明治に入ってからのものばかりで、そんなに古いものは残されておらず、その内容も大筋では一致するが、細部はかなりの出入りがある。

右の安永期の現地での伝承にこれが現われてないことをもっても、この物語はそれ以降のものと考えざるをえない。ところが、山東京伝作の黄表紙に『敵討孫太郎虫』（前編三巻、後編三巻、一八〇六）があり、既述の『安永風土記』より後代のものである。この物語は、どうも昔から斎川に伝わる伝説というよりは、山東京伝あたりの戯作者のつくり話がそのソースらしい。

食用から薬用へ

孫太郎虫の利用が、東北・関東・信濃と特定地域に限定されていることから、これの食用としての発見を東北地方の凶作に結びつけて考える視点がある（高橋真太郎「薬局」八巻一号）。江戸期の本草学の勃興が、農村対策としての薬用植物・救荒植物の栽培奨励の目的と藩財政の崩壊をせき止めるためにとられた手段としてみるとき、享保以来の全国的大飢饉と東北地方の人口減少は、凶作や飢饉による農民の窮乏をうかがわせる。

救荒食品として、蛋白源としての孫太郎虫の食用が、このような飢饉の際にはじまり、それが斎川産に限定されたのは、斎川の地名が塞（さい）の神に関係あるものとすれば、塞の神―道祖神―生殖神の信仰に結びつき、塞の神の防疫、斎川の孫太郎虫の強精・強壮の薬効と一連の関係をもつためではないかとする高橋氏の推定はともかくとしても、動物蛋白源の慢性的不足に悩むこの地の人々にとって、その資源利用は当然食用からはじまったとみてよいであろう。その地域の古い記録では、食用のみが記されているのもそれを裏付ける。それが小児疳の薬へ転化するのは、もともと小児の疳は栄養不良の幼弱に起る病気であり、慢性の消化不良、栄養の吸収障害が基底にあるから、良質の動物性蛋白源としての孫太郎虫が当然のことながら結びつきえたのである。

この利用を経済史の立場からみれば、貧寒な斎川宿が他にみるべき産業がなかったことから、孫太郎虫の売上金は宿民の有力な財源として、小児の良薬であったというより、むしろ宿の貧しい懐への妙薬とみる指摘がある（風間観静『奥州街道宿駅制の研究』）。

風間氏があげる天保一五年（一八四四）の斎川宿財政の救済復興の方策として、孫太郎虫売却利益金と村の産出米を自由販売することによって得る利益金を積み立てて、新人頭を建言した古文書があり、斎川宿は他駅と異なって商人・荷物などは白石から出るもの以外になく、駄賃稼ぎより農業が主体である。まして他領入口にも当たる場所柄でもあるので、このような対策で自力復興したいから、藩の特例を認めてほしいと嘆願している。

さらに同氏があげる孫太郎虫販売のための協同組合組織（一揆契約講）は重要なので、以下に引用しておきたい。おそらく上記嘆願書の出た天保年間前後かと思われるが。

「宿内に一揆、すなわち組合が出来、宿の人々にだけこの虫をとる特権を定め、そのとった虫を一手に集荷、製作、販売するために専属の販売人が指定され、指定を受けた者が組合の寄合によって定められた一定金額を納入する形式で営業が認められ、昭和の今日まで存続しているが、一種の農業協同組合というべくまことに珍しいことである。今でもこの制度は厳守し斎ヶ川内の捕虫権は一揆（組合）参加の村民だけにあって、彼等はそのとった虫を茹でて指定人（現在は佐藤・保科両氏）に持参し売却する。指定人はこれを乾燥調製して販売する。指定人は一揆所定の契約金を納金するということで経営が続けられているのは面白い事と思う」

ちなみに、孫太郎虫は行商人が一箱売ると二晩は宿に泊れたというから、利益率の高い高価なものだったようで、この薬の最盛期には、斎川宿のほとんど全戸がこの薬に何らかの関係をもち、その時期には部落全体がこの虫で経済的に成り立っていたというし、孫太郎虫で産をなし蔵を建てたという家もあったとされる。

強精・強壮薬のこと

強精・強壮食としての孫太郎虫にふれたついでに、昔の強精・強壮薬について一言しておきたい。

天平の昔、五月五日に薬猟（薬狩）を行なう行事があった。これは野山で薬草を摘むのではなく、鹿の袋角（毎年生えかわる牡鹿の柔らかい角）をとる行事で、この薬は鹿茸といって、昔から朝鮮人参とならんで強精・強壮薬の代表的なものとされた。鹿の角の生長が爪や頭髪のそれにくらべて異常に早い点で、それの神秘的な生命力にあやかろうとしたとか、鹿の牡が多くの牝を集めてハーレムを形成するといわれていたので、その牡鹿の精力にあやかろうとしたのが、鹿茸を薬用にした起源かといわれる。のちには鹿のペニスも鹿鞭の名で強精薬に登場する。

ナマコの加工品、熬海鼠（いりこ）は、中国で海参の名で強精・強壮薬として診重される。海の人参の名が示すように、朝鮮人参にまさるとも劣らぬ薬効があるとする。それもその形に由来するものだろう。

このように、強精・強壮薬といえば、動物性のものが多く、既述の赤蛙、オットセイ、孫太郎虫もそうである。動物性蛋白源が慢性的に不足がちの日本人にとって、動物性の強精・強壮薬は、蛋白不足を補うことで薬効が期待されたはずで、別掲の〝薬喰〟としての肉食と表裏一体をなすものと考えてよい。

その延長線にあるものとして明治の文明開化期の牛肉・牛乳の滋養・強壮・強精の強調が普及に一役かった面でもあろう。後述する「干牛丸」は干牛肉に地黄を配したものだが、地黄はゴマノハグサ科のアカヤジオウまたは同属の植物の根で、江戸期に代表的な植物性強精・強壮薬とされたもので、川柳にも多く詠まれている。地黄を配した六味・八味の地黄丸はその代表的製剤として著名である。

地黄煎飴といえば、米からつくった堅飴（膠飴）と同一視

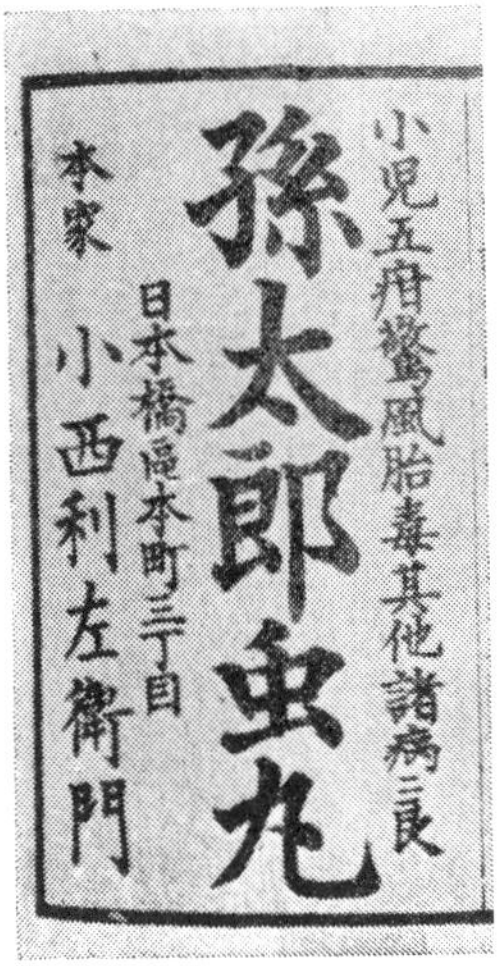

小児五疳驚風胎毒其他諸病ニ良
孫太郎虫丸
日本橋通本町三丁目
本家 小西利左衛門

80　孫太郎虫丸広告
（東京買物独案内）

されるが、もとは地黄からつくったもので、平安期には朝廷の供御につくられていた。後世の名称はこの外観からの転用で、七五三の祝の「千歳飴」はその名残りで、薬用飴だったのである。

江戸期の薬飴には滋養強壮・強精をうたった多くの種類が知られる。朝鮮人参配合の人参飴、黄精（ユリ科ナルコユリの根茎）配合の黄精飴、松の実飴、さらにはオットセイ飴もあった。

中国で強精薬に使われる紫河車は、人間の産後の胞衣で、胎盤性性腺刺激ホルモン剤ともいうべきものだが、わが国では強精の目的にほとんど使われなかった。しかし、外用に使って「肉血ヲ納メ」る効があるとして〝愈薬〟に使われた。鷹取秀次の『外療細塹』の「薄色」の薬方に、紫河車霜を髪の油で付けることがみえ、これは「源氏方ニ用ヒタル薬ナリ」とあり、平家方の〝八幡ノ膚守〟（鹿茸白焼と霊天蓋灰をハコベ汁で付ける）とともに、源平時代から用いられたと伝えられるものだった。もっとも、〝源氏のうす色〟の薬方には各種のものがあって、紫河車を含まぬものもある。たとえば、黒蛤灰・光明丹配合のもの、天南星・竹糞・石灰をハコベ汁で付けるもの、石灰・韮葉・黄柏配合のものなどがみられる。

なお、羊の強精に由来する伝説名をもつ淫羊藿（メギ科のイカリソウの地上部）は、江戸期にわが国で薬酒として利用されたが、中国でも仙霊脾酒に配合され有名である。

（付）薬酒のこと

薬酒といえば、薬を酒に溶かしたものと単純に考えがちだが、それは加薬酒で、そのほかに酒の中に薬を入れて一定期間浸出させたもの（浸薬酒）があり、また浸麹と仕込み水の中に薬を入れて醗酵させた醗酵薬酒があって、醗酵菌によって薬の含有成分が変化し、別種の成分になるから、この種の薬酒は、まったく新規の薬をつくる方法の一法とみることもできる。

中国で発達した多彩な薬酒は、わが国にも伝えられて、多くのものがつくられ各地の名産となっている。その主なものを挙げると、忍冬酒（名産は紀州和歌山・肥後・筑後・伊勢・備後三原・美濃犬山等）、豆淋酒（煎った黒豆でつくる）、竜眼酒（ムクロジ科リュウガンの果実でつくる）、桑椹酒と桑酒（前者は桑の実、後者は桑枝や根皮を用いる）、生姜酒、菊酒（加賀・肥後が名品）、楊梅酒、榧酒（カヤの実を用いる）、鳩酒（ハト肉を用いる）、蝮蛇酒、烏蛇酒、蚺蛇酒（うわばみを使う）、枸杞酒、黄精酒、地黄酒等のほか、梅酒もあり、また、諸薬を配した保命酒（熟地黄・山薬・茯苓・肉桂の四味で備後、鞆、美濃知多郡大野村などが有名）、持薬酒（地黄・金銀花〈忍冬の別名〉・枸杞子・五加皮の四味）等が知られる。

18　薬喰（くすりぐい）とくすり

近江の「返本丸」

牛肉の味噌漬といえば、彦根藩の井伊家から毎年徳川将軍家や親藩、老中職へ寒中見舞に薬用として贈る彦根のそれが有名だった。これは元禄年間に『本草綱目』の牛肉の効用にヒントを得て、黄牛（コウギュウ）（コブウシ）の良肉を味噌漬にし「返本丸」と名付けて製造したのがはじまりとされるが、『本草綱目』に載る「返本丸」は味噌漬ではなく、次のようなものだったから、薬料を配合した丸薬である。

「返本丸、諸虚百損を補す。黄犍牛肉を用い、筋膜を去って切片し、河水で数回洗ってから一夜浸し、翌日再び三回洗い、水が清くなるまでを程度とする。かくて無灰好酒と共に罎中に入れて重泥で封じ固め、桑柴の文武火で一昼夜煮て取出す。……それを焙じ乾して末にし、適宜使用し得るのであって、山薬を塩で炒り、蓮肉を心を去って塩で炒り、いづれも塩を去り、白茯苓、小茴香を炒って各四両を末にし、牛肉半斤毎に薬末一斤を入れ、紅棗を蒸熟して皮を去ったものを和して搗いて梧桐子大の丸にし、一日三回、空心に五十丸づつを酒で服す。」

この返本丸はまた、中国の宋代の医書『婦人良方』にすでに薬方が載っていて、江戸期に医家がこの薬方を用いていて、蓮肉に代え枸杞（クコ）を配した処方もみられる。

もともと近江の国は渡来人やその子孫が大陸の風習を伝え継いで肉食の風習をもち、それが元禄年間に歴史の表面に現われたものとみれば、保存食として牛肉の加工品は古くからこの地方に存在していたとみてよいだろう。

忠臣蔵の大石良雄が堀部弥兵衛に彦根のこれを慰労のために贈ったという手紙が遺っていて、既述の井伊家からの贈物の例と相まって、当時、薬用（薬餌）として珍重されたことがうかがわれる。ちなみに、井伊家の伴の贈物が直弼（なおすけ）の代に止んだことがあった。牛肉好きの水戸の烈公が殿中で献上の催促を直弼にすると、殺生は嫌いだといってすげなく断ったのが、直弼と水戸公の感情のもつれのはじまりだと、幕末の瓦版にも書かれ、『牛鍋通』にも載っている。食い物のうらみは恐ろしいというたとえ話だろうが、上流階級でも肉食が好まれていたのは確かだろう。

このような高級品でなくとも、薬餌としての肉食は、庶民の間にも〝薬喰〟として定着していた。薬喰は、古くは乾鮭・鰻・鶏卵までを含めていたことは、井原西鶴の『好色一代男』に「干鮭は霜先の薬喰ぞかし」とあるのでも知れるが、一般には寒中に保温や滋養のために、猪・鹿など狩猟でとった獣肉を食べることを薬喰といい、川柳にも多く詠まれている。

薬の利きも牡丹散る頃（武一八・7）

牡丹は猪肉の隠語、その肉色に由来した。

薬喰人目も草も枯れてから紅葉なべ（拾四・11）

紅葉は鹿肉の隠語、鹿に紅葉はつきもの。

薬喰見て居る顔のうつくしさ（樽二九・31）

強精への期待か……

庖丁を淋しくつかふくすり喰（樽一・21）

かくれて一人でごそごそ……

毒になるやつか煮ている薬くい（樽六一・24）

河豚（フグ）も薬喰になる……

麹町芝の屋敷へ丸で売れ（拾十・20）

芝に薩摩藩邸があり、薩摩人は獣肉を好んで食べたと川柳のよい材料にされた。

いのししの口は国府でさっぱりし（明六・智4）

国府煙草も薩摩の名産。

赤犬が紛失したと芝で言い（明五・鶴3）

赤犬は食いなんなよと女郎言い（明八・義6）

薩摩人は赤犬を好んで食べたという。

朝鮮名方・干牛丸

庶民の間にみられた薬喰の風習とその効能への期待は、とりもなおさず、牛肉を原料とする薬への期待へつながる。そのような売薬としては干牛肉を原料とする対馬藩の「干牛丸」が有名だったが、既述の彦根藩にも「干牛肉」の製法が伝えられていて、『井伊家御用留』の寛政九年（一七九七）の条に「牛医師差出候製法」として次のようにある。

「寒中に肉を割き筋を取り去って清水に浸し臭穢を去ってから蒸して糸に繋ぎ風通しのよい所で蔭乾にする。寒明けで寒冷のときでも塩を加えなくてはならない。湿気のある時はいけない。塩加減は多くてはだめで、味が悪くなる。寒中でなくては製造できぬものだ。」

売薬の干牛丸は、大坂天満、なにわ橋北詰一丁目西の対馬藩浜屋敷門口の舟越新七を本舗とし、正徳元年（一七一一）の創業という。朝鮮名方とうたい、朝鮮秘伝というのも、朝鮮貿易を独占していた対馬藩ゆかりの売薬をうかがわせ、ここでは干牛丸のほかに、干牛肉、同煉薬も発売していた。

干牛丸は、朝鮮牛、なかんずく無病壮健の黄牛を数カ月黒胡麻で飼育し、皮膚が潤沢になるのをまって屠殺したものを原料とするとされる。黄牛は朝鮮では高位高官の人にしか用に供しえなく、みだりに殺すことが禁ぜられていたから、価もまた高かったという。その能書に次のようにある。

→ 81　干牛丸看板

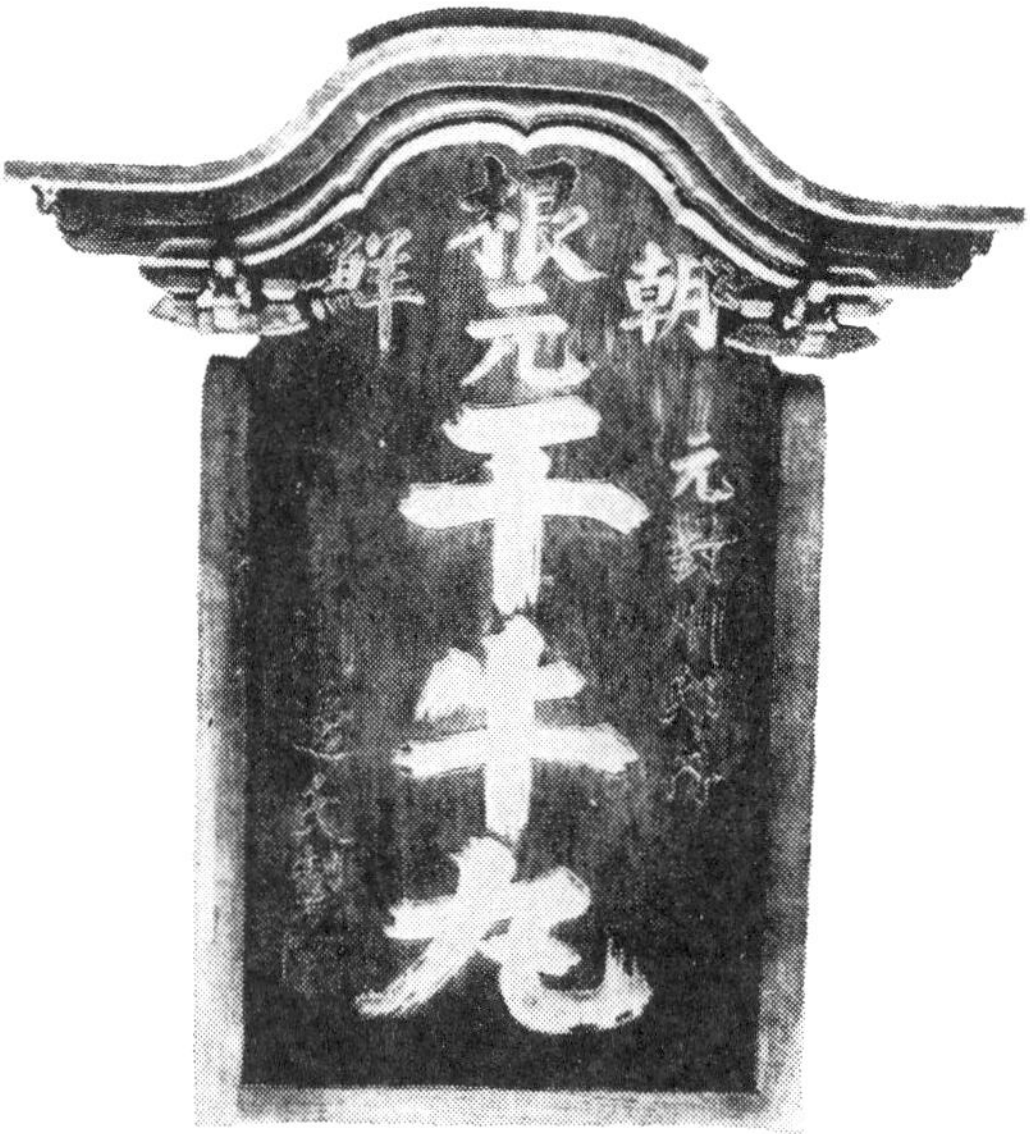

↓ 82　大阪・干牛丸本舗

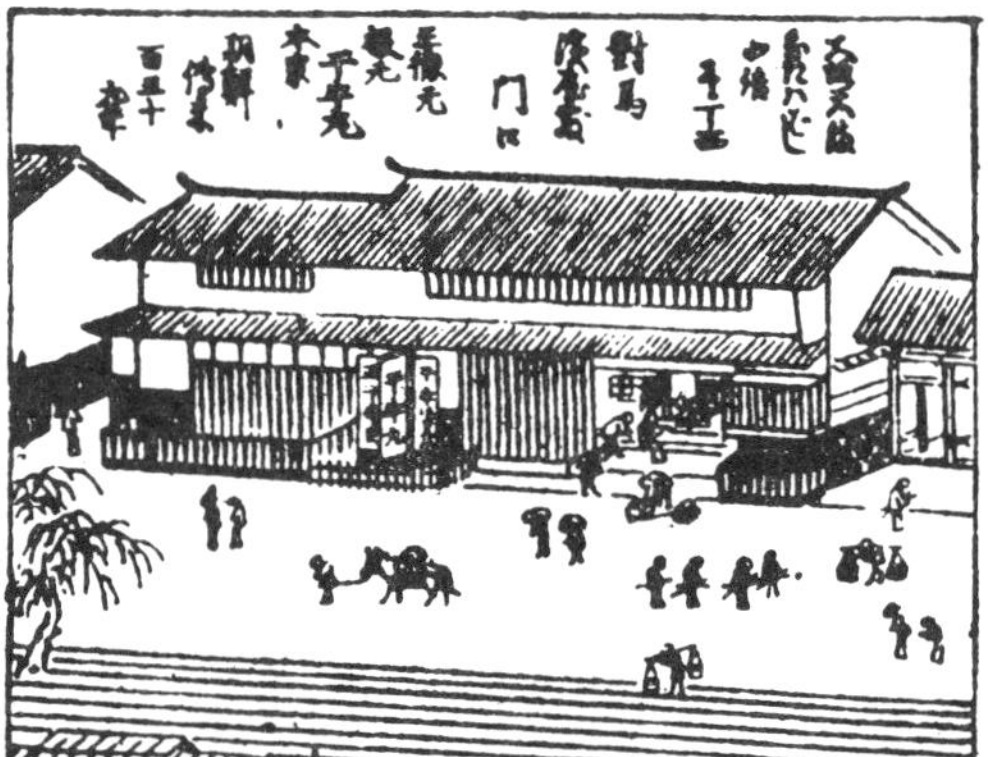

↓ 83　干牛丸能書

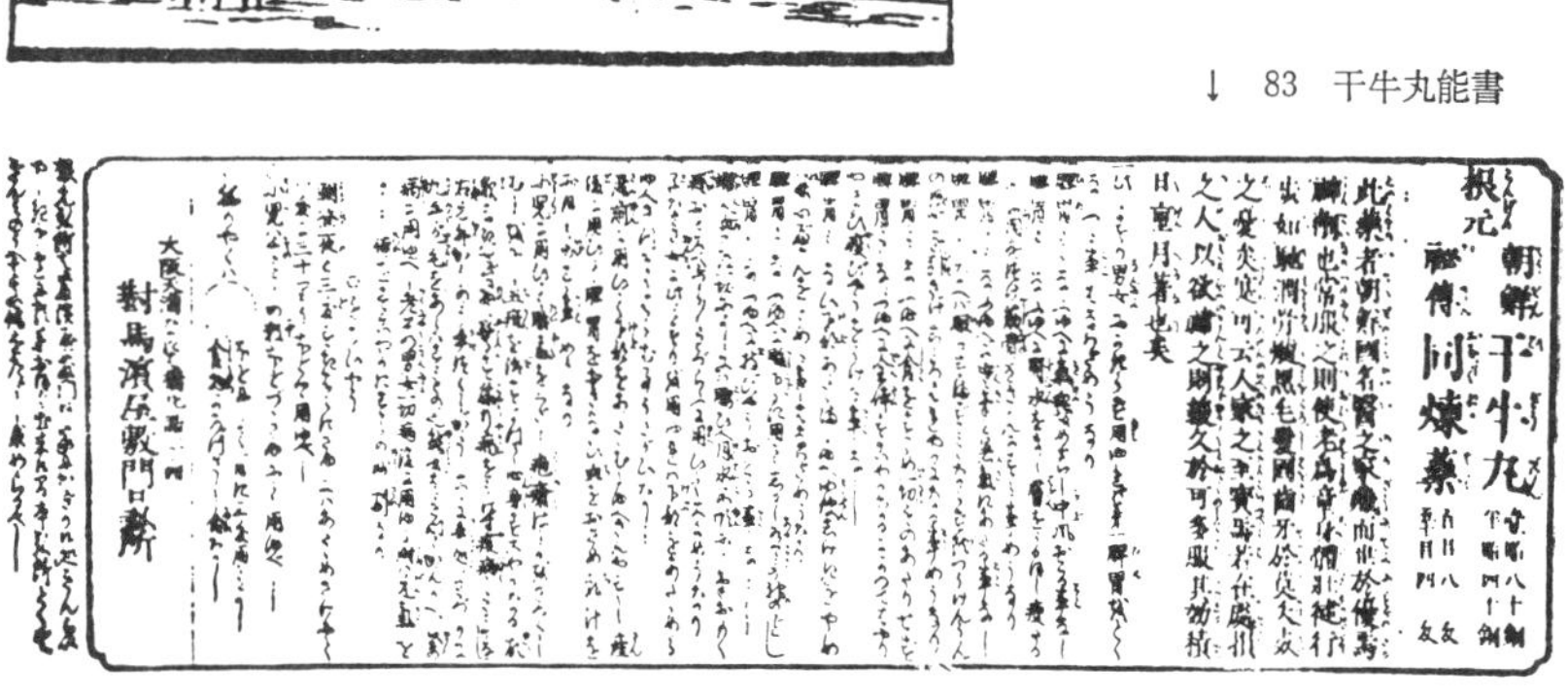

「此丸薬、第一脾胃を調え、元気を増、食を進メ、筋骨を強くし、行歩を健に、諸虚百損を治す良方也
一、男女脾胃虚弱にして常に腹中下り安く或ハ渋り又ハ痛によし
一、男女手足冷、腰膝痿癖、或ハいたみ、又ハ老人寒気に堪ず通夜小便茂く摎疼下ルによし
一、虚労、虚熱、自汗、盗汗によし
一、婦人月水調らず、腰膝疼、白血、長血、或ハ下性冷衰て久く孕ことなき症によし
一、小児一切疳症によし
一、中風一切によし、
右服用ハ酒又ハ素湯にて一度に三十粒づゝ一日三度服すべし。小児は其年数に応ずべし、食物方食合（よろずくいあわせ）なし……」

なお、「尤も神前仏等のけがれなし」と記しているのも、時代相を示して興味深い。

舟越の干牛丸は「予が家に伝る加牛地黄丸ハ朝鮮国の名方にて……」とあり、干牛肉に地黄を配した薬方であり、このほか京都、対州屋敷・井口延寿堂でも販売していた。京都ではそのほかにも別所健胃堂、川辺増太郎の両店が河原町三条の対州屋敷の近くにあり、四条小橋の回生堂でも同名のものがあった。

干牛丸に似た名の「朝鮮名法牛肉丸」というのが、大坂対馬屋敷内中村重次郎店で発売、同名のものは江戸室町・対馬屋七右衛門、両国横山町三丁目吉右衛門でも発売、さらに本町三丁目近江屋兵助では「朝鮮牛肉反本丹」があった。

牛肉・牛乳の効能

文明開化の時代相を示すものとして、明治一二年（一八七九）の『団団珍聞』に、「新発明牛肉オボロ」の広告が次のように出ている。江戸期の薬喰の明治版である。

一、虚弱の症に用いて大いに神魂を補う
一、老衰の人用いて血気を益す
一、産後衰えに用いて内を調う
一、房事の虚損に用いて腎気を養う
一、小児の虚症に用いて元気を出さしむ

牛乳も「妙薬牛の乳」と呼ばれ、〝腎薬には牛の乳を朝晩呑〟めとされ、京都府の牛乳飲用の勧誘文に、「身体を保護滋養せざるべからず、牛乳は内を養ひ石鹼は外を潔くする……」とあるように、薬餌としての色彩が強く、牛肉も「御養生牛肉」と看板にみえ、県令の諭達に、「牛肉ノ儀ハ人生ノ元気ヲ脾補シ血力ヲ強壮ニスルノ養生物ニ候……」とある。

天皇も牛乳を飲用するとする記事が特掲されているのも、当時の世情を示し、次のようなものが散見される。

明治四年一一月発行の『新聞雑誌』第一九号に、「房州嶺岡ニテ牧養セシ白牛ハ最モ美乳ヲ出ス由ニテ、此節雉子橋勧農役邸ニテ右ノ牛乳ヲシボリテ宮内省ヘ御買上ニ相成、主上日日両度宛御服用遊サル由」とあり、明治六年一一月発行の陸軍一等軍医・石黒忠悳の『長生法』にも、「主上さへ牛羊

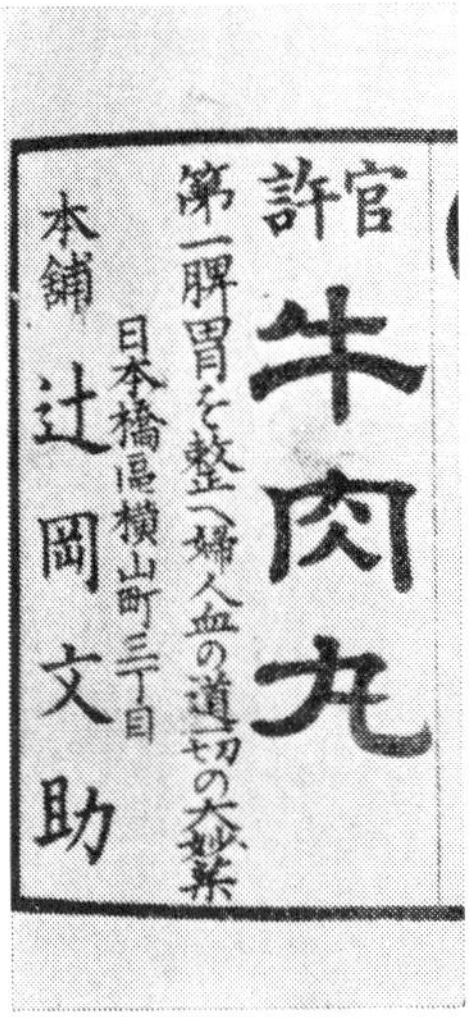

85　牛肉丸広告
（東京買物独案内）

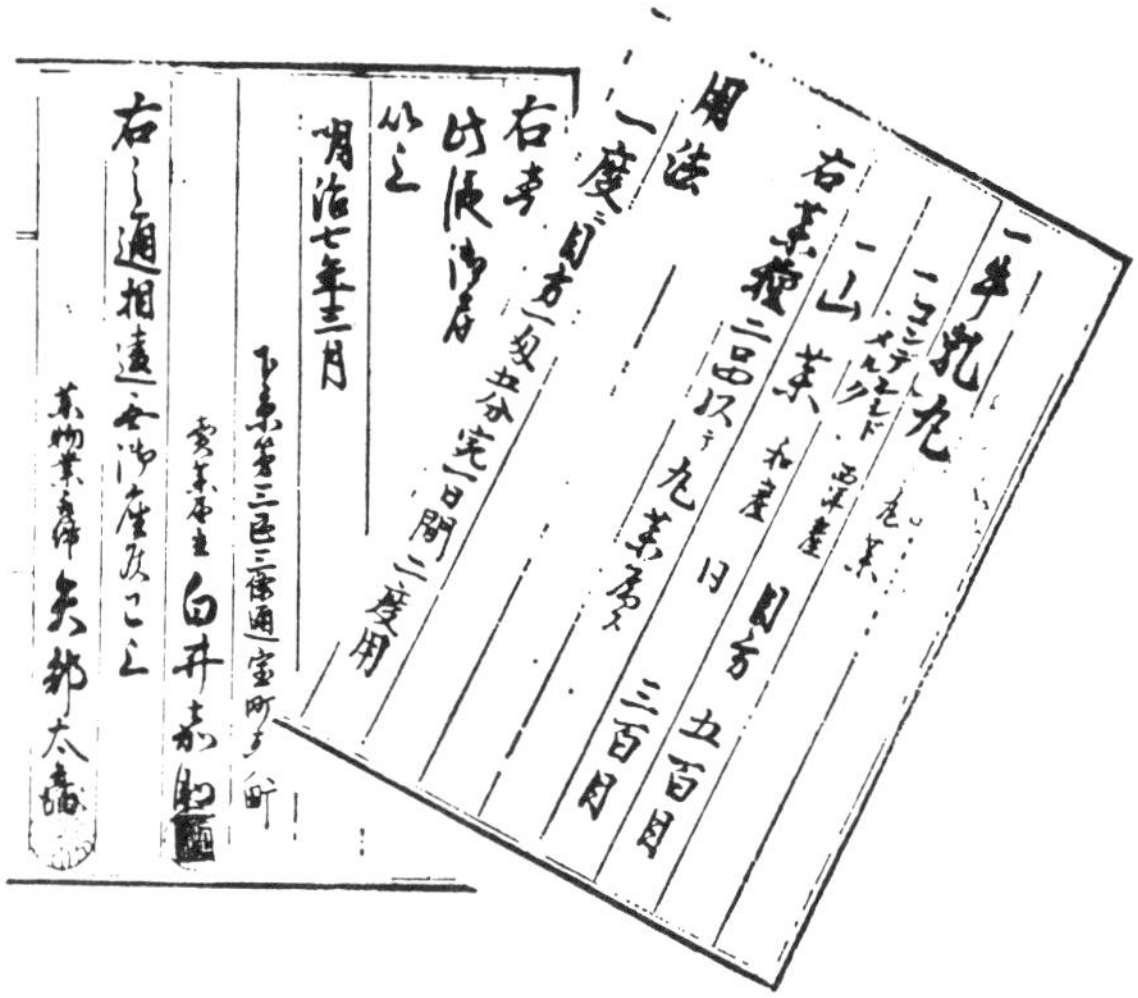

84　牛乳丸届書

の肉を御膳に供へ日々牛乳を召上られ玉ふなり……」とある。

さらに後書には、煉乳について次のようにある。

「又生乳なき所にてはコンデンスミルクという牛乳をにつめてブリキ箱に入れたるものなれば、之を求め湯に溶かして与ふべし、功能生乳には及ばされども随分小児を養ふにはよき品なり……」

コンデンス・ミルクは、当時アメリカ舶来の鷲印（ゲール・ボデン社製）のものが有名で、これはわが国では稠厚牛乳、蜜乳、牛乳の缶詰、煉乳などといわれ、まだ一定の名称はなかったが、明治一八年ごろから煉乳（練乳）の名に統一

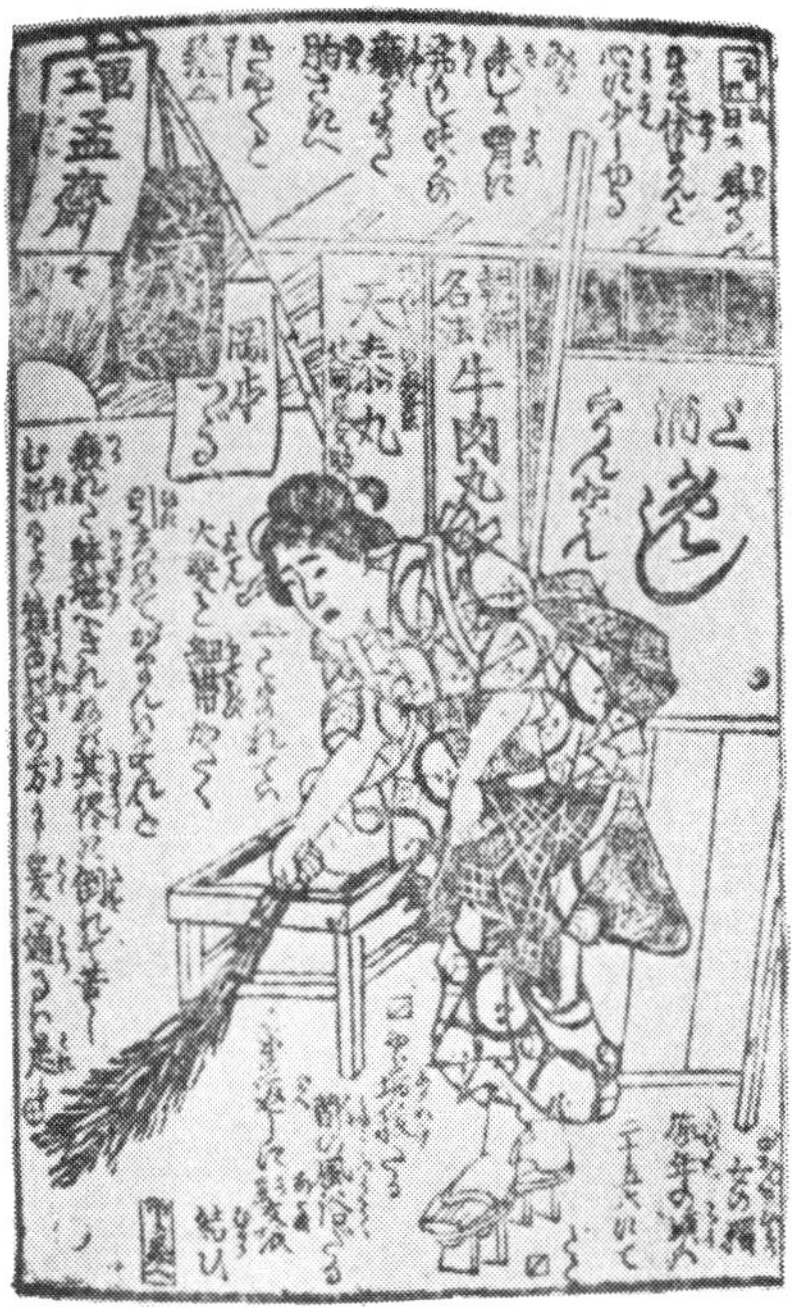

86　牛肉丸他の看板のみえる『夜嵐阿衣花迺仇夢』

されるようになった。

牛乳丸　京都では府営の京都牧場で、明治七年ごろから国産のコンデンス・ミルクがつくられたが、明治七年京都の白井嘉助が売薬免許を願い出た「牛乳丸」は、舶来のコンデンス・ミルクと山薬（ヤマノイモ科ナガイモの根茎）を配合した丸薬で、京都舎密局へ届け出た書類には次のように記されている。

「一、コンデンシドメルク（西洋産）目方五百目
一、山薬（和産）目方三百目
右薬名二品以テ丸薬ト為ス
一度ニ目方一匁五分宛一日間二度用、平常虚弱ノ人亦ハ大病ノ者ニテ精力衰弱ノ人此丸薬ヲ用ユレバ精気ヲ増シ壮健ナルベシ」

その後の効能（明治一五年ごろ）には次のものがみえる。

「功能、総テ身体虚張之症、諸病快復期之精力衰弱、精虚、盗汗、諸学芸研究之労、健忘、産後ノ疲労、驚悸不寝、疳労」

この牛乳丸については面白いいきさつがある。牛乳丸は乙第五七一一号で明治九年三月二〇日に内務省より売薬免許鑑札が下付されたが、翌一〇年七月同省から疑義が出て、これは滋養品であって売薬鑑札を返納するよう命ぜられ、一〇年七月二〇日にいったんその売薬鑑札を返納、それに伴って「滋養物発売御願」を出して許可されている（一〇年八月）。

ところが、一五年一二月一五日に、他の売薬二方とともに牛乳丸を「売薬御検査御願」として請願、同月二三日に牛乳丸は売薬部外品として許可発売しているのを誤って願い出たものだから、その分を取り消してほしいと、訂正願いを出した。ところが、これは売薬の域外とは認めがたいとして却下され、牛乳丸も府から売薬として認可されている。

江戸期の酪農系薬

前記の『新聞雑誌』に出ていた房州・嶺岡牧場は、旧幕時代の幕営牧場であった。享保一二年（一七二七）将軍吉宗は、オランダから乳牛三頭を輸入せしめて嶺岡牧場で飼い、牛乳をしぼり乳製品の「酪」をつくらせ、将軍用として大奥で薬餌として珍重した。寛政年間には、七〇余頭に達して酪の量も増したので、大奥消費外の余剰の酪を一般に薬用として下賜し幕政の仁徳を示すため、官医の桃井寅に命じて『白牛酪考』（一七九二）を編せしめた。もっとも下賜といっても無料の施薬ではなく販売したのだから、この書はそのためのPR誌の性格があった。当初、幕府は竹橋の厩でのみこの酪を払い下げていたが、幕末には御用商人に卸して一般販売している。日本橋本町二丁目角の紅問屋・玉屋九兵衛（通称角玉）が唯一の御用商人で、一個一朱の売価だったという。

ところで、この酪は今日のバターとは違い、またチーズでもなく、牛乳を煮つめて水分をとばし、砂糖を加えて煉り固めたもので、鰹節を削るようにして削り、茶などに入れて飲んだという。いっぺんにたくさん飲むと強すぎるので少しず

つ服用したというから面白い。

なお、嶺岡牧場では、酪のほかに牛に蓬（よもぎ）を食わせ、その間水分以外の食物を与えず、最初の一週間の糞は捨て、二週間目から糞をあつめて黒焼として薬をつくっている。この薬も将軍家のみの御用薬で、外用にされたという。

牛の糞（屎）の薬用は『本草綱目』に、「時珍曰く、牛屎は熱を散じ、毒を解し、溲（そう）を利す。故に能く腫、疸、霍乱、疳痢、傷損の諸疾を治す。灰に焼けば湿を収し、肌を生じ、毒を抜く、故に能く癰疽、瘡瘻、爛痘の諸疾を治す……」とあり、多くの使用例を諸書から引いて掲げている。

上代の酪農製品

牛乳の飲用や酪・酥などの酪農製品は仏教の伝来とともにわが国に伝わり、律令制下において、薬餌として上級階級に利用された。

孝徳天皇の御代（六四五）に、呉人知聡（ちそう）の子・善那（ぜんな）（福常）が牛乳を搾り薬餌として天皇に献じ、天皇がこれを嘉し善那に和薬使主（ヤマトクスリノオミ）の姓を賜わったというが、わが正史の初見で、薬餌としての牛乳を確保するために、典薬寮に「乳ノ戸」が設置され、供御（くご）の搾牛乳が制度化された。『医心方』に、唐の陳蔵器の『本草拾遺』を引いて、牛乳はいったん煮沸した後に服用すべきことが指示されている。

搾乳の残ったものは、煎熬して「酥」（蘇）と「酪」（ニウノカユ）がつくられた。そのほかの乳製品に「醍醐」がある。酥・酪・醍醐を今日の酪農製品に比定するについては、多くの異説がある。

今日のバター（酪）、チーズ（乾酪）の当字は江戸期の蘭学者以来のもので、『遠西医方名物考』（宇田川玄真訳述・同榕庵校補）には次のようにある。

「按ニ和蘭『ボートル』と呼で者ハ漢説ノ酪ノ如ク酥ノ如シ、『ローム』ト称スル者モ酥ノ如ク或ハ醍醐ノ如シ、『カーズ』ト名ノル者ハ乾酪ノ如シ、然レトモ酥、酪、醐醐ハ皆煎煉シテ製シ、『ボートル』『ローム』『カーズ』ハ煎煉セズシテ造リ彼我製法ヲ異ニスルユヱニ、訳名妥当セズ。然レトモ其物相似テ先輩モ亦アテ来ルヲ以テ『ボートル』ヲ酪トシ今又『ローム』ヲ酥トシ『カーズ』ヲ乾酪ニアツ」

酪を漿状チーズ（中江）、コンデンスミルク（滝川）とし、酥をクリームの類（中江）、バターに近いもの（滝川）、醍醐をクリームの濃厚なもの、バター脂肪（中江）などに当てる説がみられ、乾酪をチーズに当てることにはほとんど一致している。なお、現在のモンゴルの乳加工品の形態から比定した次の説（西山・熊代『斉民要術』下）がある。

酪は今の酸奶（アイラグ）＝一種のヨーグルト類似酸乳、乾酪は今の奶豆腐（ホロート）＝一種のコテイジ・チーズ、酥のうち好酥は今の黄油（シャル・トス）＝バター・オイル、酥は今の黄油札子（チャガン・トス）＝Working前のバターに乾酪成分の混った独特のもの、醍醐は好酥と同じでバター・オイルに近いもの、という。

19 目薬(めぐすり)

江戸売薬のはしり・五霊膏

豊臣秀吉の小田原攻めで、天正一八年（一五九〇）七月北条氏が秀吉の軍門に降り、関八州文化の中心であった小田原はその他位を江戸にあけ渡すことになる。秀吉から関八州を与えられた徳川家康は、翌八月江戸城に入り、直ちに城下の橋普請に取りかかった。当時、新たにかける橋は二七三橋を数え、そのうち一〇五橋の新架が急がれ、江戸城普請と相まって、近郷から狩り集められた人足の数はたいへんな数字にのぼった。その人夫の間に流行した眼病によく効いて評判を高めたのが目薬・五霊膏であった、という。

五霊膏は、小田原で眼医者の流れをくむ薬種商の益田氏の分流が、家康の江戸入りのころ、小田原から移って江戸城下町割りの最初であった本町四丁目に住み、簡便な小屋がけ、根来矢(ねごろや)の敷物の上にこの目薬を並べて売って、江戸で最初の売薬となった。

菊岡沾涼の『続江戸砂子』（一七三五）の目薬の部に、「五霊香、本町四丁目益田家三家あり、元小田原の士寛永年中に江戸にも之を弘む」と、三軒の益田家をあげているのは、子供を左右の家に入れ、中央に隠居して住んだからだという。

五霊膏は、寒水石・炉甘石・竜脳・黄連等を白蜜で煉ったサシ薬（点眼薬）で、同名の薬方は諸書によって出入りがある。白色のほかに桃色のもあり、後者は辰砂を少し加えて色を出した。後代、この種のサシ薬は、赤い布で包み糸で結んであった。この結び目の端をつまんで少量の水に浸し、その滴たる薬液を目にさすもので、一般に貝殻入りだったので、貝殻が水を入れる容器になった。後に各地に同名薬が続出している。

炉甘石　五霊膏に配合されている炉甘石は、中国明代の『本草品彙精要』に出てくるのが本草書収載の初見で、金元医学から採用され、炉眼石、炉山生、炉先生などの異名がある。本体は水亜鉛鉱である。

炉甘石を薬用にするには、炭火で紅く焼いて童尿に浸すこと七回、のち水洗して粉末とし、水飛して晒し用いるとされ、『本草綱目』には、「目を明にし、翳(えい)を去り、赤を退け、湿を収め、ただれを除く。竜脳と共につければ目中一切の諸

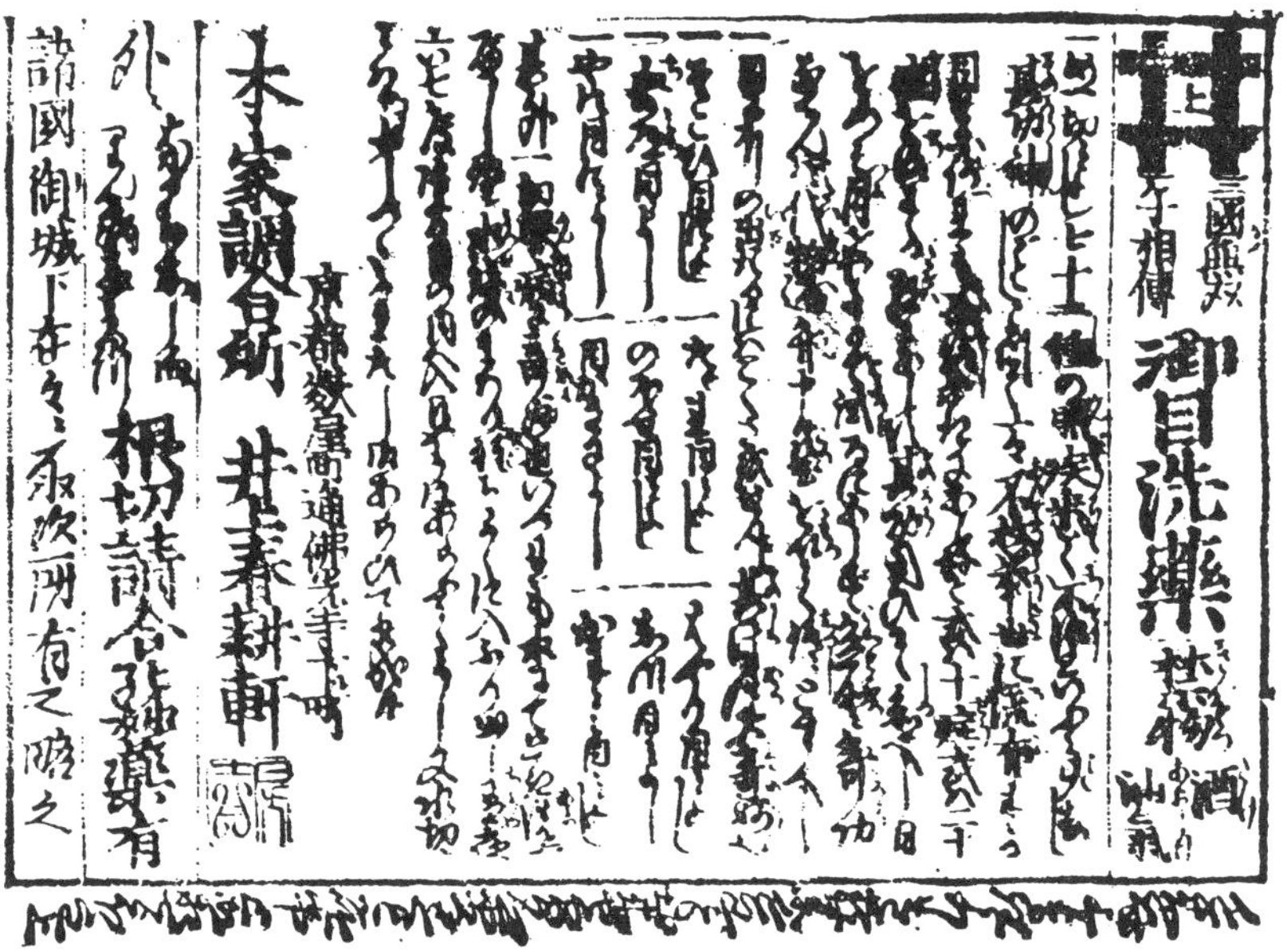

87　同名品が多くあった京都・井上御目洗薬能書の一例

病を治す」とある。

眼科医の本庄普一（?〜一八四六）は『眼科錦嚢』（一八二九）で次のように国産のことにふれている。

「爐甘石、此ノ主治ハ翳ヲ去リ膜ヲ除キ爛ヲ収メ湿ヲ治スルノ貴薬也。故ニ専門家家毎ニ点剤ニ配シテ使用ス。是ノ物元来金銀抗中ノ産スル所也。曩昔豆州之銀抗ニ出ツ。然トモ今其ノ所存ヲ失スルコト既ニ久シ。近今取用ル所ノ者ハ即チ舶来之品物ニシテ未ダ国産有ルヲ聞サル也。往年東奥之一友人一塊之爐甘石ヲ贈与シテ曰ク。我カ邑金抗之内ニ獲ル所也。其ノ然否ヲ知ラスト雖トモ品質遠ク漢産ニ優レリ。市戸鬻ク所ノ物ハ優劣相ヒ混シ精粗相互ニ半ス。亦撰用セサル事ヲ得ス。……」

ちなみに、京都・井上の目洗い薬の中にも炉甘石配合のものに、梅肉を加えて特長とするのもある。

寒水石　『神農本草経』以来の古い薬で、凝水石一名白水石とあり、本体は石炭芒硝石である。凝水石、寒水石、凌水石、塩精石、泥精、塩枕等の異名がある。凝水石・寒水石・凌水石の名は、ともに水を凝らす性質を表わしていて、この石を粉末にして水中に入れると、加水分解して硫酸ナトリウムは水に溶け、過飽和状態になるやいなや多量の結晶水をもった氷のような結晶を析出する性質を表現したものとみられている。

寒水石は中国唐代にすでにその本体が不明となり、盛唐の最中にわが国へ将来された正倉院薬物中の寒水石は凝水石ではなく方解石である。李時珍も、唐・宋代の諸方にみえる寒水石は石膏、近世の方は長石・方解石だといっている。

竜脳と樟脳　竜脳は仏教伝来とともに香薬としてわが国に伝わり、同時に『新修本草』などの本草書、医書によって医薬として認識され、『本草和名』、『倭名鈔』、『医心方』などに記載をみる。この竜脳の代用として中世から登場するのが樟脳である。

大槻玄沢・宇田川玄真訳校の『厚生新編』に、スマトラ・ボルネオの両熱帯地方からとれる竜脳（ボルネオール）を、日本人は自国産の樟脳より優れていると貴重視していると記している。

薬用には、ともに眼科用に欠かせぬもので、竜脳はそのまま使用できるが、樟脳は焼き返し（昇華精製）して使用することが指示されていた。

ところが、文化文政ごろのわが国薬市場で、「白様（しろで）竜脳」と呼ばれるものが流通していた。これは、中国で樟脳を精製した贋造品で、舶来の竜脳ともいわれるものの中ではいちばん廉価であった。これに対し、わが国で樟脳を精製したものが、片脳また反脳とよばれた。もともと、片脳の名は竜脳の最上級品の「梅花片」（大型でうすく花弁の形をしているのに由来）の俗称で、氷片脳ともいわれた。反脳の名は樟脳の焼き返し品の意味だったのが、片脳と音が似ているところから混乱し、和製の竜脳だということになってしまった。これに対する対応として、享保七年（一七二二）八月制定の『和薬種六ヶ条』では、「只今まで片脳とばかり申来り候」ところの品を「和香具片脳と改め、薬用以外の香具用のものに限定した名称にしたり、幕府が長崎大村町に唐和竜脳座を設けて統制したりしている。

笹屋目薬

江戸本郷四丁目の笹屋新五郎発売の笹屋目薬（調合所・山中真隆）には数種のものがあり、光明膏、真珠散かけ薬、霊円膏さし薬、竜現湯むし薬、真珠明眼散、竜麝虎丹散、吹雲散粉薬などの名称にみられるように、真珠を主薬とする目薬があった。

『御府内備考』に「目薬売、光明膏、家持新五郎、右新五郎は正徳元年の頃京都より、罷越、当町にて家持の由、光明膏と申す目洗薬商ひ始、追々売弘り当所に響候目薬に御座候」とあって、光明膏がその代表で川柳にも多く詠まれている。

真珠　真朱の名で宋代の『開宝本草』に新収載され、珍珠の名もある。インド伝来の薬用という。炭酸カルシウムが主成分である。

本庄普一『眼科錦嚢』に、「珍珠、此ノ物多種、本邦処々之レ有リ、惟、肥勢二州ニ出ツル物ヲ絶品トナス。蓋シ今世眼科之徒専ラ眼疾通治之貴薬トナシ、点薬ニ配セサル者ナシ」とし、点眼薬に真珠が賞用されていることをあげているが、その効能が良いので誤って内服する者まで現われた風潮があったとしている。

古文銭　江戸・市ヶ谷御門外の笹屋紅店販売のものに、銹び寛永銭の文銭を紙に包み、用にのぞみ水で煎じてその煮汁で目を洗うとする目薬があった。

青銅製古文銭の薬用は、中国・唐代の『千金方』にみえ、李時珍は「翳障に用いて目を明にする。風赤眼を療するには塩鹵に浸して用いる（大明）。大青銭を磨って目に入るれば、盲障に主効がある（臓器）」と引用し、「宗奭曰く、古銭には毒がある。目中の障瘀を治し……予が若い頃、嘗て赤目腫痛を患い数日間目を開き得なかったが、たまたまある他郷人から、生薑一魂を洗浄して皮を去り、それで古青銅銭を磨ってその汁を点けるがよいと教えられ、試みたところ、はじめは非常に苦み、熱涙が顔一面に流れるようだったが、そのために目を損じることを免れた。その後患者に対してこれを教えてやるが、往々にして疑惑し、ただ真面目に信ずる者のみこれを点けるが、一点だけで癒えぬものなく、再び用いるの要はない」と紹介している。それは緑青の収斂作用と静菌作用の利用である。

乳汁　既述の笹屋の光明膏は、用に臨んで乳汁に溶いて使うものだった。

『聖恵方』に、眼熱赤腫の場合、「人乳半合、古銅銭五文を銅器で磨って変色させ、稀稠適度の煎にして瓶に貯え、日に数回つける。あるいは人乳に黄連を浸し煎熱して洗う」とあって乳汁が眼病に用いられた。川柳にも多く詠まれている。

うなぎ薬

点眼薬ではないが、江戸本郷五丁目、佐渡屋勘兵衛発売の「黒瞳散」という〝うなぎ薬〟は、五疳の虫、眼病、小児諸病に効くといい、「ようかんにつけてのませる」というから、ウナギの汗脂を固めたゼリー状のものだったかもしれない。川柳にもみえる内服薬である。

京都の〝うなぎ薬〟（小児疳眼並疳一切ニ良）は、「合歓皮、車前子、右二味酒ニヒタス事七日、霜ニシテウナギノカバヤキニフリカケテ用ユ」とあるから、振りかけである。

岸田吟香の精錡水

明治前期の目薬では、岸田吟香の精錡水が有名で、吟香が米国宣教医ヘボンから伝授してもらったものである。吟香とヘボンの出会いを「目薬精錡水功験書」（一八七五）は次のように記している。

「。元年（一八六四）四月、予（吟香）眼病を煩らひ江戸にていろいろ治療を尽したれども更にその効なき折から、或る人申すには、此節横浜に在留せる美国（アメリカ）医師ヘボン先生は日本には殊に眼病人の多きことを見て、何とぞ是を救はんとて朝八時より一〇時までの間、日々眼病の療治を施さるるに、一人として全快せざる者なく、其効実に神の如しと聞けり。速かに行て療治を乞ひ玉へと勧られ、夫より直に駕篭に乗りて横浜に至り、翌朝ヘボン先生の館に至りて診察を受しに、即チこの精錡水を一二滴づつ眼中に点れたりしが、其日旅宿に帰りて臥したりしに、其日の夕かたに至り眼中大に痒味を覚え、其翌朝に至り両眼に多くの眼脂を生じたり。冷水を以て是を洗ひ落し眼を開けば爽涼なる心地せり。此朝も又ヘボン先生の医館に至り療治を受け帰りしが、夫より僅かに七日ばかりにして全く平癒せり。予この時すでに眼病に苦しむこと一月余にして心中甚だ是を憂ひ、若し明を失なふに至らば読物は勿論、すべて人間の楽事七八分を失なはんと嘆息し居たる折からならば、其嬉しき実に譬ふるに物なし。然れどもヘボン先生は日々三、四〇人より多き日は六、七〇人の病人を診察して是に薬を与へながら、更に一銭の謝儀を受ける事なく、悉とくみな施し療治なり。故に人々僅かに鶏卵等の類を贈りて微意を表するのみ。」

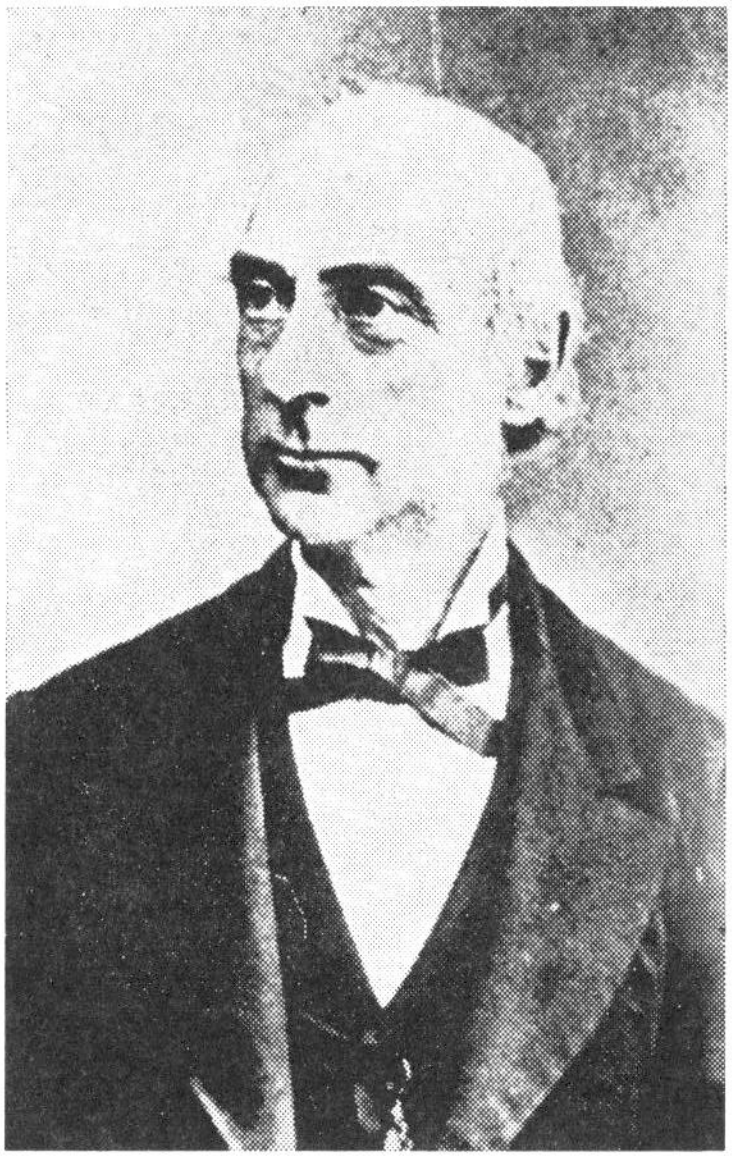

88　ヘボン像（65歳）

その後、吟香はヘボンの和英辞書の編集を手伝うことになり、ヘボン邸に住み、辞書編集の傍ら医館の方も手伝っていて、薬の調剤も知るようになった。

「……然るに予が曽て長くヘボン先生の処に在りしを知る者多きを以て、予に精錡水を求むる者少からず。依て此歳（慶応二年、一八六六）八月に始めて此めぐすり精錡水を製して之を発売す。然れどもその薬品もとより高価にして昔より

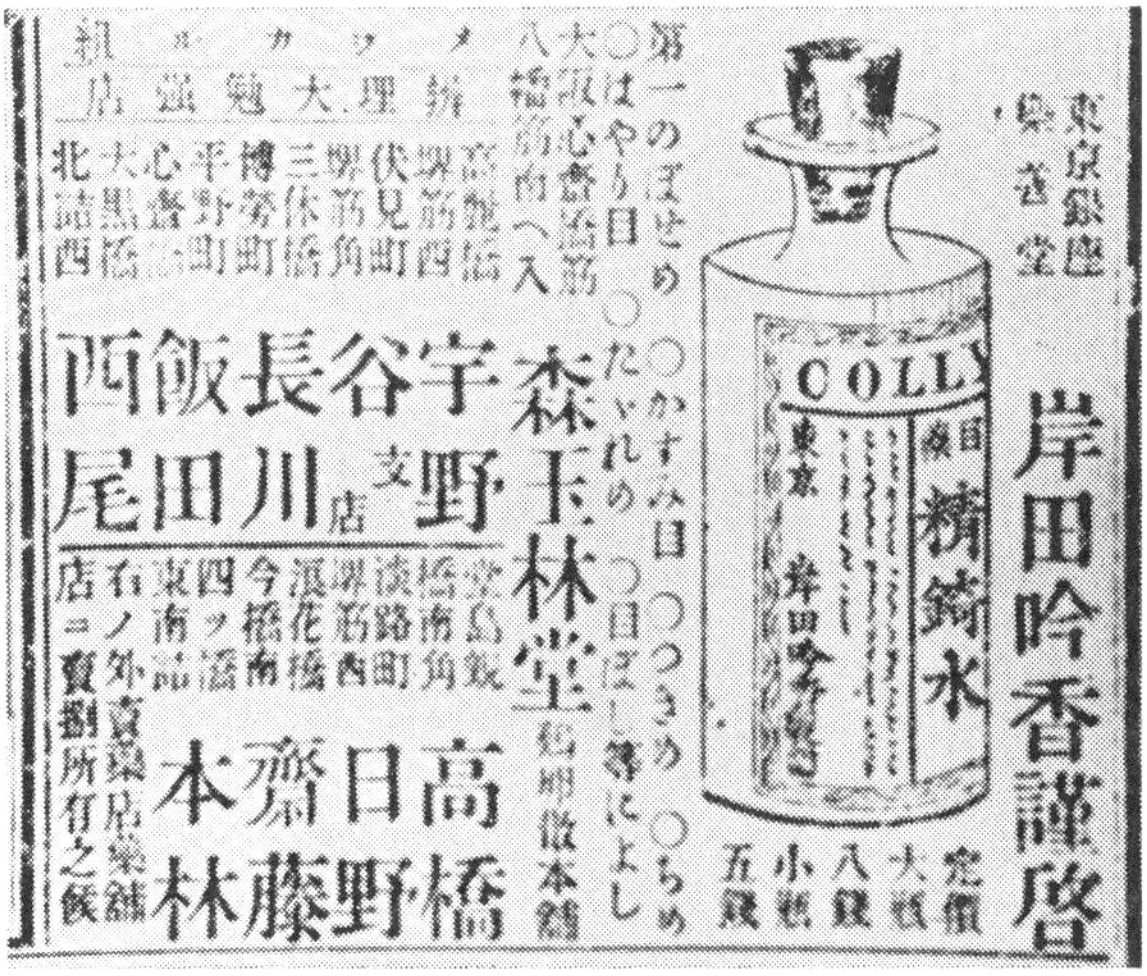

89　岸田吟香精錡水広告

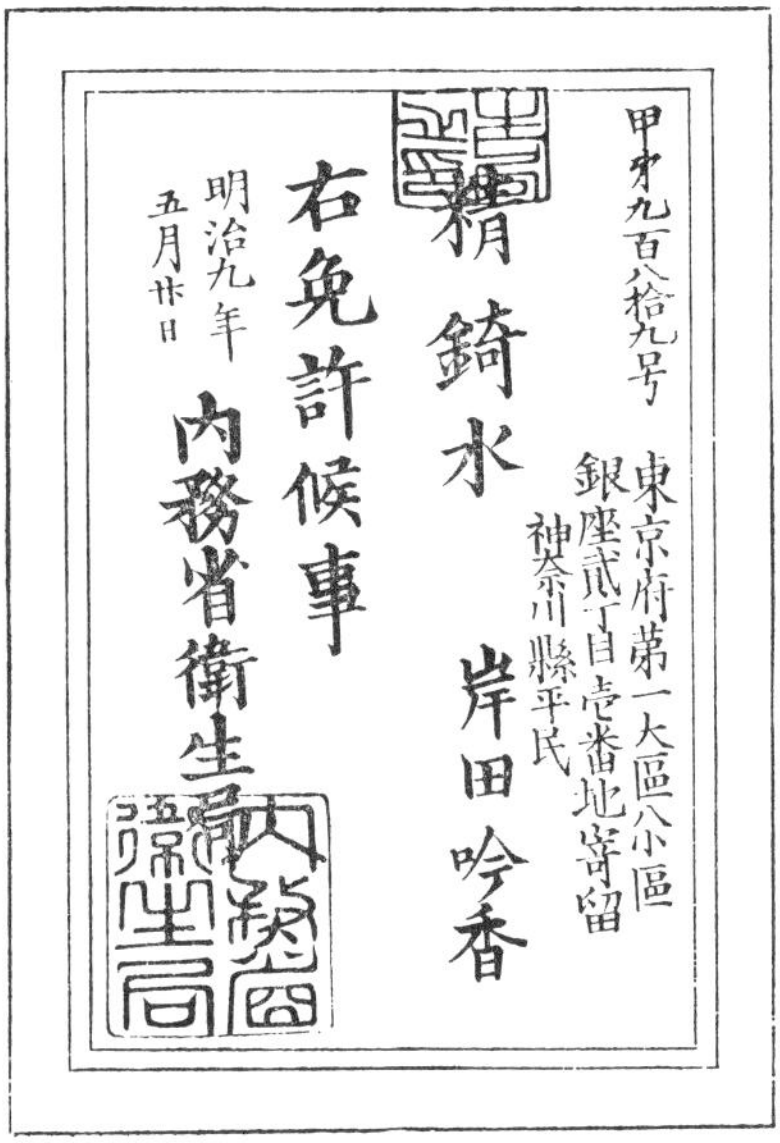

90　精錡水売薬免許証

日本にて云い習はしたる薬九増倍などの利益あることなく又予が力も未だ全く人の為に施薬するに足らざるを以て一旦この薬を製し出すことを廃止せり。」

しかし、この取次を依頼していた人たちが再開をすすめたので再び発売に踏み切り、さらに上海に取次所をつくって大当りとなる。その後、吟香の経営する海運業が、明治五年の品川・横浜間の鉄道仮開業に続く新橋・横浜間の鉄道開業の影響を受けるようになり、その前途に見切りをつけた吟香は、売薬専業に切り替え、八年には東京銀座二丁目一番地日報社北隣りに楽善堂薬舗を設け、精錡水の評判が高まり需要がのびたのに乗じて楽善堂三薬という補養丸(強壮薬)、鎮溜飲(胃病薬)、穏通丸(便秘薬)を売出し、さらにキンドル散などの発売している。明治九年二月には守田宝丹と提携して交換取次契約を結び、これ以後は両剤の連合広告が活発にみられるようになった。

宝丹とともに西南の役の陣中に携行され、そのころ陣中でまれにみる婦女を呼ぶのに兵隊は「向うから精錡水が来た」などと〃目のくすり〃にかけていう隠語が流行したくらい、知名度の高いものとなった。

ところで、この精錡水は、硫酸亜鉛を主成分とする濃紫色の小瓶入りで、精錡の名は中国語で硫酸亜鉛のことだった。中国語ではシンキと読み、洋名の音訳である。

平文の目薬　ヘボンの目薬というのが、このほかにもう一つある。明治二五年(一八九二)一〇月ヘボンが帰国に際し、永らく側に仕えた牧野粂七の労に酬い、さらに彼の老後の資の一助にもと、目薬の薬法を伝授したので、これに基づいて横浜市内の里見松泉堂が発売した「平文の目薬」がそれである。平文はヘボンの当て字である。

その目薬の由来として次のように述べられている。

「明治二五年一〇月帰国、しかるに病院開設以来三〇余年の久しき先生の傍らに立ちて……牧野粂七氏に対し……先生独得の調剤方法を教授せられたれば、同氏は之を公にし博く眼病に苦しむ諸人を救済し一面先生の厚志に酬いんがため、この目薬の発売方を小生に謀られしかば、小生其意を諒とし、明治二八年二月官許を得て発売を創始せり、其後改良、大正四年八月官許を得て発売……」

20 起死回生・守田宝丹

岸田吟香の精錡水と並んで明治前期の売薬の双璧にあげられるものに「守田宝丹」がある。

「宝丹」の薬名は、中国書にも出てくるが、守田宝丹はそれらとは違った薬方のようで、その薬方はつまびらかでないが、明治七年守田治兵衛が記したものに次のように書かれている。

「拙家祖先儀ハ摂津国住吉郡我孫子ノ産、其先〔山本晴幸〕が遠裔也、時ニ延宝八年（一六八〇）薬肆ヲ以テ当地ニ開業シ血統連綿今既ニ九代ヲ嗣グ、玆ニ去文久二年（一八六二）該業勉強ノ際、故アリテ一種稀有ノ奇方ヲ自得ス、コレモト荷蘭陀（オランダ）ノ大医〔ボードイン〕先生ノ方剤ニ出ルト云フ……」

守田宝丹は右によれば、ボートウィンの方剤だというから洋方薬になるが、定かではない。文久二年八月発売である。発売時の文章から、コレラ流行に際しての発売だったことがうかがわれる。

「夫レ暴瀉の病たるや蛮名アヂャチセコレラといふ（俗にコロリといふ）。原異邦より起て近来其余殃　皇国に伝染する所といふ。皆急症にしてしかも伝尸の大患あること皆人の知る所なり。按ずるに此疫、去ル安政度一時大に流行し後ハ絶えず行ハれて、是が為に死するもの少からず、今時再び大に行るるといへども、既に先年衆医其治方を得たれバ狼狽して人を異物となすにいたらず、然ども若し僻邑ハ勿論、たとへ繁華の地といへども、深夜卒に此疾を発するとき直に防の薬なれバ、医師をまねき治療を求むる間、忽然十死の形勢をなし、終に良医も救ふべからざるに至る。故に凡そ平日此薬の防薬を貯へ置く、宜く急卒の用に備へ其横夭の禍を免るべき也」

もっとも、守田宝丹がコレラの治療薬だというのではなく、一時的に応急の手当をし、あとは医師にまかせるとするもので、明治一六年の能書ではこの点がいっそう明瞭に記されている。

「抑此宝丹ヲ創メテ拙家ニ発行セシハ今ヲ去ル事十有八年、載チ文久二年壬戌八月ナリ、此際ヤ我カ全州各地ニ於テ偶（マ）麻疹及ヒ吐瀉大ヒニ行ハル為ニ鬼籍ニ就ク者頗ル多シ、幸ヒニシテ当時発行スルニ実効アルヲ以テ、其際一時世ニ声誉ヲ得リ、然シテ亦此宝丹ノ効用啻ニ其吐瀉ヲ治スルニ止マ

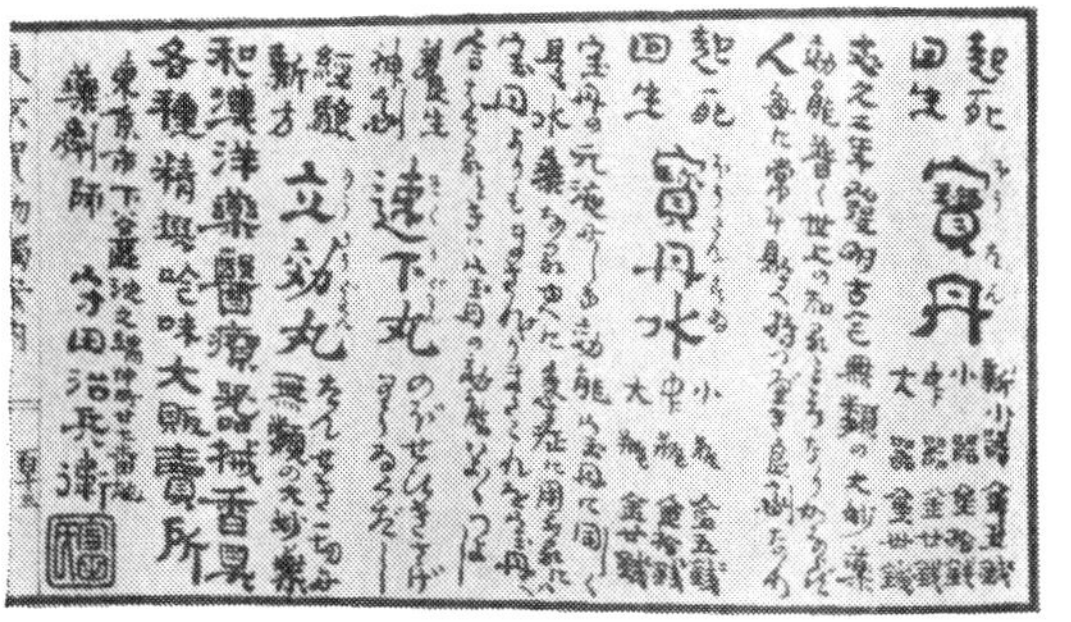

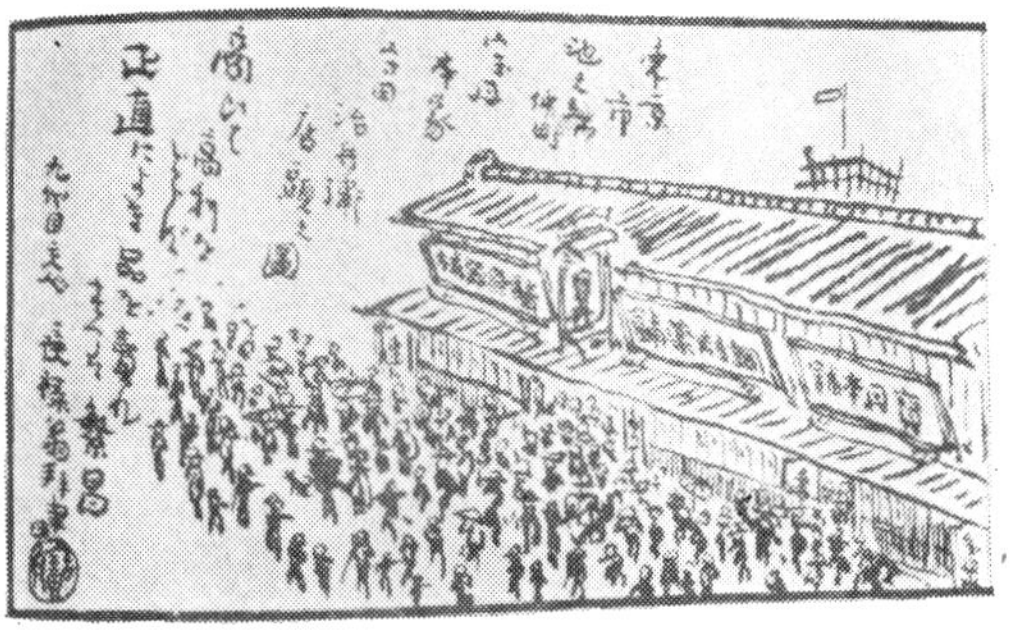

91　守田宝丹広告（東京買物独案内）

ルノミニアラス、或ハ中暑・霍乱・胸腹煩悶・一切気絶・中毒・感冒・眩暈・歯痛・船車酒害・下痢・瘧疾等、諸症ニ亦能ク奇験ヲ奏スルヲ以テ追次漸大江湖ニ行布シ……

今ヤ開明ノ聖世ニ遇シ衛生ノ道日々ニ進ミ到ル所病院ノ設ケ国手ノ備アラザルハナシ、真ニ衆庶ノ幸福ト云フベシ、然リト雖モ恐ラクハ若シ辺土ノ人々ニ於テハ論ナク縦ヘ都会一人ト雖モ深夜卒然急症ヲ発スルニ際シ直チニ之ヲ防クノ薬剤有サレバ或ハ医療ヲ求メンニモ其機ヲ失シ貴重ノ生命ヲ忽棄スルコトナキニアラズ、故ニ摂生ノ君子宜ク常ニ此宝丹ノ如キヲ備貯シ玉ヒ、若シ人アリテ其危険ノ証ニ罹ラハ速ニ之ヲ施シ以テ一時ノ急迫ヲ効ヒ然シテ後病院ニ托シ或ハ良医ニ仰キ的実ノ治療ヲ受シメバ必スシモ其天寿ヲ全フスルコトヲ得セシムベシ……」

守田宝丹は明治三年一二月二八日付で売薬取締規則が布達され大学東校の管轄となるや、いち早く翌一月一五日出願し、同年二月二四日に免許を受け、官許売薬第一号となっており、明治六年一二月に売薬検査が文部省に移管されて、再提出の上、翌七年一二月一二日文部省免許、さらに八年売薬取締が文部省より内務省第七局（のちの衛生局）に移管されて、翌九年二月一〇日内務許可と、再々にわたって免許の取り直しをしていることは、他の売薬と同様であり、その都度、能書の改正を行なっているが、前述のように伝染病に効能が認められている。伝染病や感染症にはかなりの効能制限があったはずの当時において珍しいことといえる。明治一〇年の西南の役では警視庁買上品に指定されて陣中に携行されている。

21 コレラの施薬

コレラの流行史

わが国へコレラが侵入し大流行をきたしたのは、文政五年（一八二二）を第一次とし、安政五年（一八五八）、文久二年（一八六二）、文久三年（一八六三）と続き、明治年間には一〇年（一八七七）以降ほとんど毎年のように流行し、多くの生命をうばった。

文政五年の第一次流行の伝播経路を世界史的にみれば、インダス河上流を根源地とみられるコレラが一八一七年以降国外に出て、一八一七年ベンガル地方に流行、翌一八年インド本土からセイロン島にひろまった。

コレラの東漸は、一八一九年ベンガル地方から後インド方面、ビルマ、タイへと進み、同年五月マラッカ半島を襲い、二〇年南洋諸島に侵入、一方中国広東に伝わり、寧波・浙江・西北各省にひろまった。二一年には南京から北京に進み、ついに中国全土に波及した。これが山海関を通り遼東近海の地に沿い東南下し、鴨緑江をわたって朝鮮半島に侵入、平壌・京城に流行し九月に南下して慶尚道に達しここで越冬、翌二二年再び京城で大流行し半島全道にひろまった。わが国へは、対馬経由で八月に馬関（下関）に侵入、山陽道を東行して大坂・京都に大流行、伊勢路から東海道は沼津あたりまで達し、箱根を越えることなく止んだ。

次の安政五年の第二次流行は、長崎入港のアメリカ軍艦ミシシッピー号が中国から持ち込んだものが全国的に流行したもので、今回は箱根越えして江戸に大流行し、東北にまで及んでいる。

虎頭殺鬼雄黄円

大阪・道修町の少彦名神社、俗に神農さんとして市民に親しまれている神農祭に頒与される〝張子の虎〟に、次のような説明がついている。

「文政五年の秋、三日亡（コロリ）（コレラ）流行して大に苦しむ、よりて薬種商相識り疫病除御薬として虎頭骨等を配合し虎頭殺鬼雄黄円と云ふ丸薬を施与し合せて張子の虎を製し、神前に供へて祈願を篭め病除御守として授与す。古人、病を療するに薬も服用すると共に又神の加護を祈る用意の周到なる、誠に想ふべきものなり」

この「虎頭殺鬼雄黄円」の薬方は、雄黄・白朮・菖蒲・雌黄・皀莢・竜骨・白芷・虎頭骨・鬼臼・蕪菁の配合で、当時大坂住の八〇歳になる雲松庵如古という老医者の方剤だといい、如古の師、吉益東洞に出るともいう。

現存する虎頭殺鬼雄黄円は、第二次コレラ流行時（安政五年）のものが知られ、茶褐色豌豆大の丸剤で、その能書には次のように書かれている。

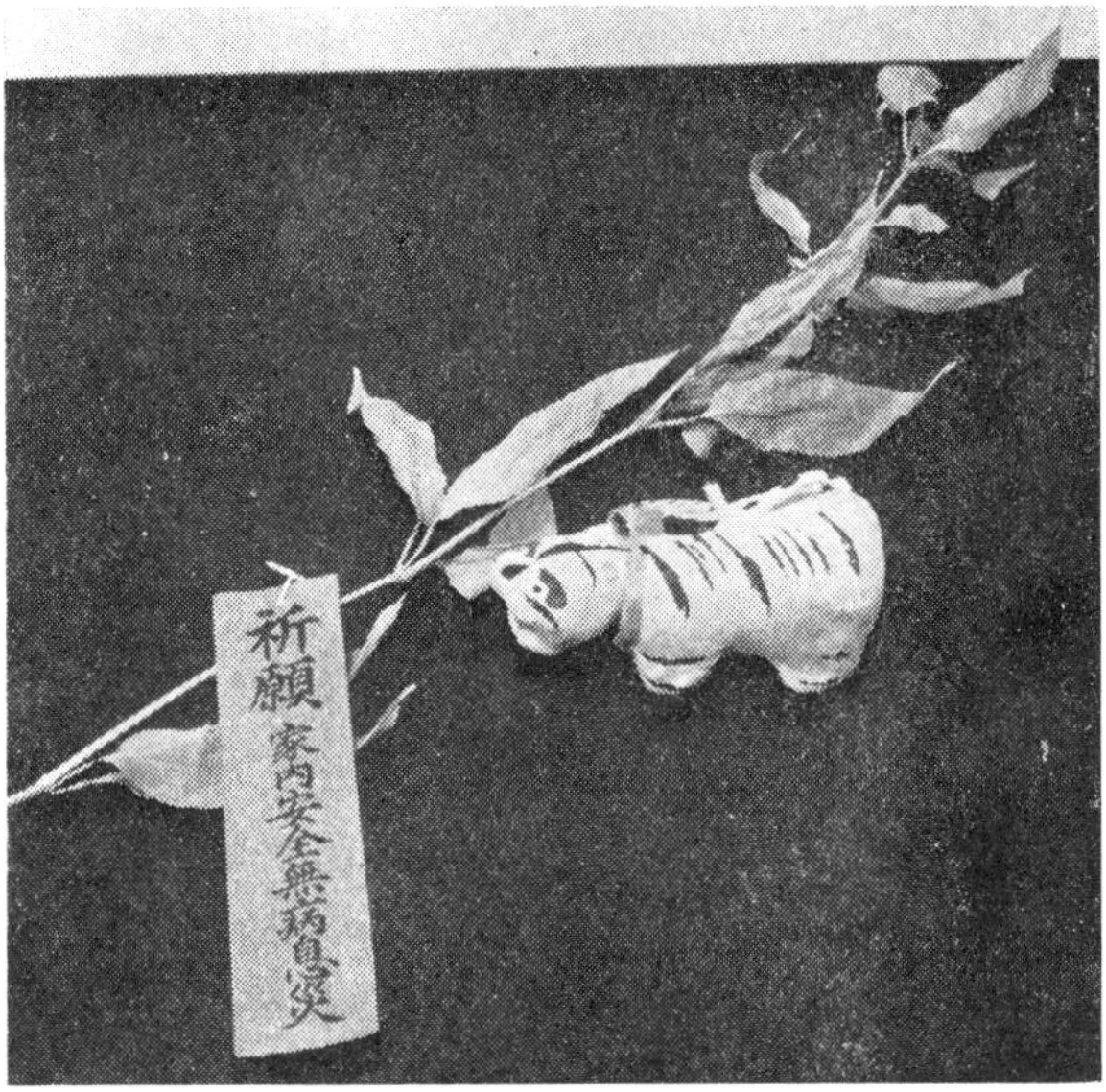

92　大阪道修町神農祭神虎

「　除疫病御薬　虎頭殺鬼雄黄円
一、此御薬壱人前壱りう(粒)づゝ紅絹(もみ)袋に入（れ）、男は左、
女は右のはだ（肌）に附（け）置（く）べし
又急成時はさゆ（白湯）にて用ひてよし
但常々懐中して百邪を除く事如神
戊午八月
道修町
施薬　」

この神社の説明にあるように、内服もできるが、主目的は呪術的薬物で、身につけたり、室内で薫蒸したりするものだった。張子の神虎と一緒に神社が施与したが、安政五年の記録には、惣会所から町会所へ伝達して、町々に百粒ずつを限って施薬している。

「此度流行病に付、惣会所より施薬百粒町々へ御下げ相成候間、右病気の萌有之者、町会所へ御出可被成候事

此度流行病に付、於道修町に施薬有之候所、多人数群集致、及混雑に候に付、右施薬町々へ百粒づゝ、惣会所より御下げ相成御座候間、御銘々竝借家中共、自然右病気の萠し御座候はゞ無御遠慮取に御出可被成候、尤百粒に限り候に付、御一統行届候儀は無御座候間、其御心得にて借屋中へも御達可被成候

以上

安政五午年八月二十七日

会所　」

また、大坂・岡村新兵衛から江戸の蘭方医・大槻玄沢宛の書簡に、「道修町売薬家共申合（せ）医家に相談、薬方組立（て）夥敷（く）諸所へ施薬竝薬方施印仕候……右薬、江戸石町薬店にて売出し候由……」とあり、江戸でも売り出されたようで、玄沢によれば、湯島天神門前近江屋某でも売出した能書一枚摺をみたという。

京都二条の薬種街でも施薬したことは次の能書から知られる。内容は道修町のと大同小異である。

「此頃一朝一夕の内に死亡する病流行して世上の人気ただやうならず因之其治方弘め且つ此薬を施して世の厄災を救はんことを希ふ

虎頭殺鬼雄黄円

右丸薬をきれの袋ニ入、男ハ左リ女ハ右の肌に付け万一時毒にあたる心ちすれハ大人ハ三ッ割一分小児ハ四ッ割一分さゆにて用ゆべし又朝夕一粒づつ家内のうちにてくすべてよし

二条薬種屋

施薬　」

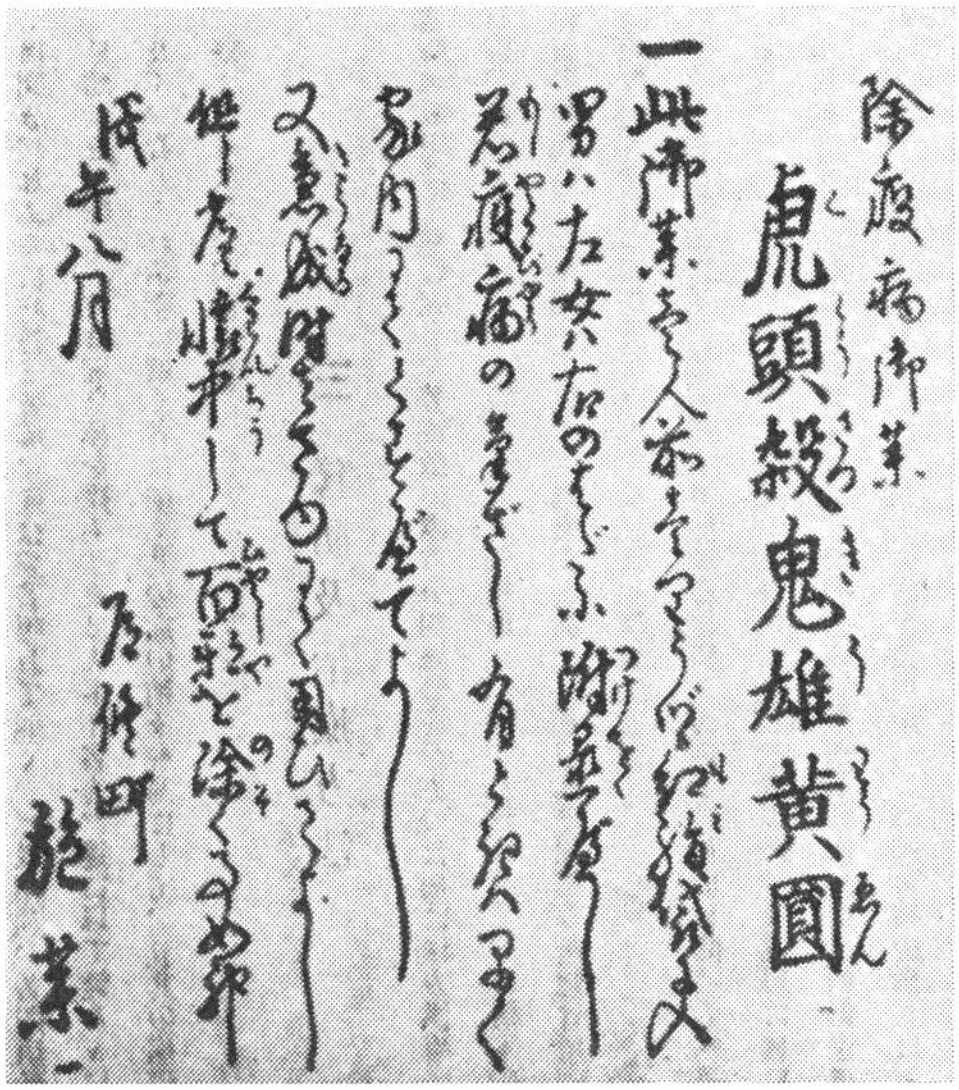

93　大坂道修町施楽・虎頭殺鬼雄黄円能書（安政５年）

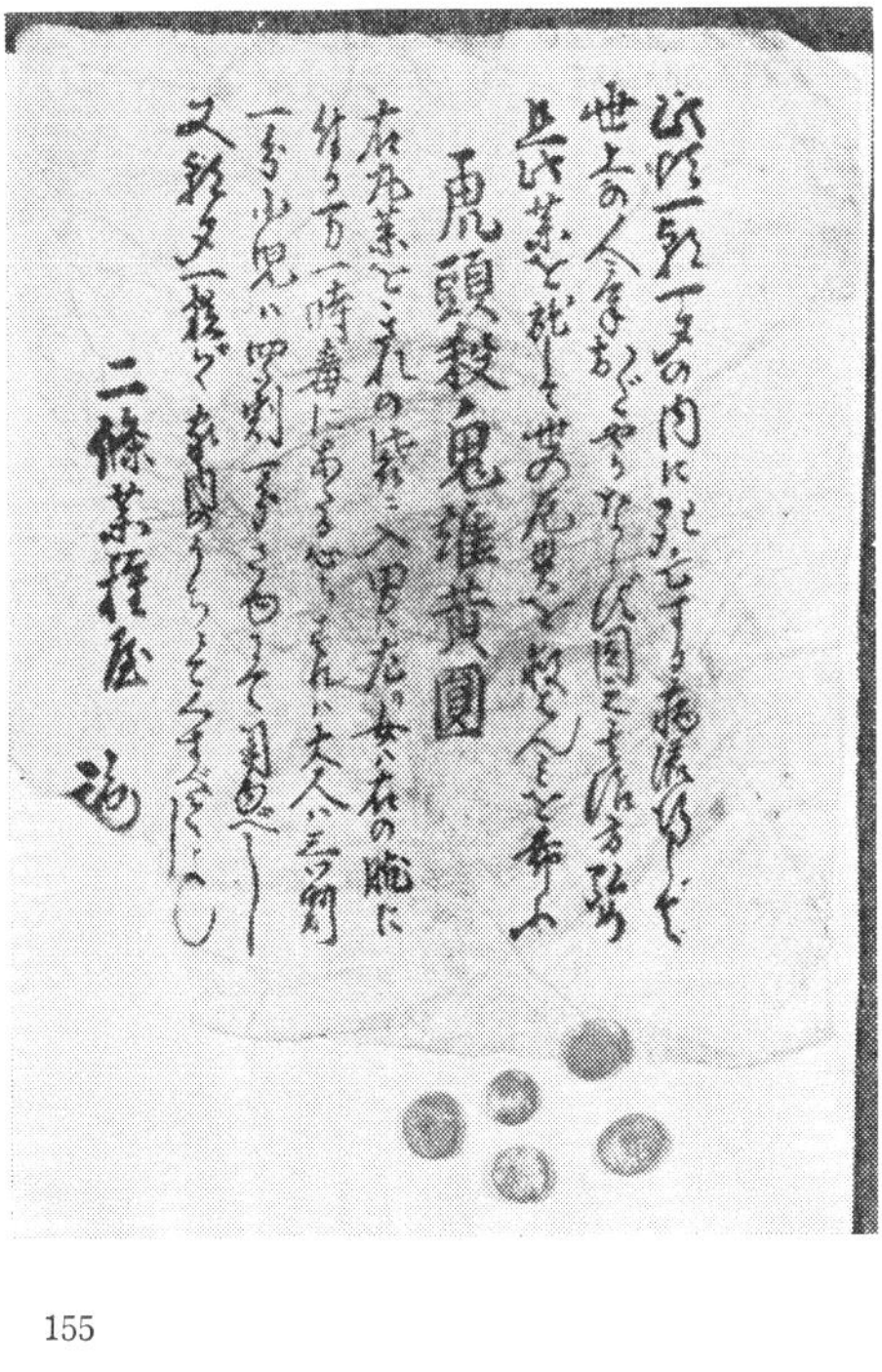

94　京都二条薬種屋施薬・虎頭殺鬼雄黄円能書と現物

幕府推奨の芳香散

安政五年八月、幕府は御触書を出して「此節流行病甚しく諸人難儀致し候ニ付、其症に拘ハらず早速用て害なき薬法諸人心得のため無急度相達候事」として推奨した薬法の中に「芳香散」があり、「芳香散上品、桂枝細末、益智同、乾姜同、

各等分

右調合いたし売弐はいづゝ時々用ゆべし」とある。

翌六年七月には、この芳香散を施薬することが布達されている。

「暴瀉病（コレラのこと）流行に付、難渋人共へ無依怙贔負芳香散差遣候様可致事」

文久二年（一八六二）八月にも施薬のことがみえ、芳香散がいかに重視されていたかがうかがわれる。

「此程御触有之候芳香散今十二日惣会所へ呼出之上、二十九服被下候に付、家別相賦り度候得ども、右服数に而は迚も委（悉）く難行届、依之右御薬町内会所に差置有之候間、自然流行病に而入用方有之候はゞ無遠慮何時成共会所へ取に御遣し可被成候、此段承知之上点御掛け早々御順達可被成候」

この芳香散の普及用引札と思われるものがあり、当時の武鑑型式に似せた内容にしているのも、幕府御推奨薬方であるためだろう。

コロリ病を狐狼狸家（本国無闇）とし、「神代国常立尊七代之後胤、素盞雄尊病疫全快ノ為成卿末孫、芳香散ノ長男」として薬方を家系に相当するようにして「桂枝―益知―乾姜―細末―調合」とし、安政五年家督狐狼狸行之守死安、内室を昼夜泣居卿娘、御著八月上旬、御暇九月下旬、御嫡を狐狼狸去之進とするなど、江戸期庶民のユーモアが感じさせられる。

笹の葉や割箸十字、盥の紋所、八ッ手の葉などがみえるのは、当時のコロリ病の呪禁を示すものであろう。おそらく、笹の葉は虎につきものだから、虎の威力で退散させるものだろうし、割箸十字は悪疫封じ込めのものだろう。盥も同考。八ッ手の葉は門口につるしておき疫神払いで、天狗関連の呪であろう。

22 アイヌの薬

イケマ（牛皮消）

山野林中いたるところにあり、エゾ地の霊草としてアイヌが好んで用いた薬草にイケマがある。アイヌはこの根を煮て食するが、生煮のものは中毒し酒に酔ったような状態になり、皮膚知覚が鈍麻するので注意された。

これを乾して貯えておき、腹痛のときに水に浸して内服し、食物中毒の解毒に用い、また感冒のときに薬用とし、さらに根を細截して煎汁をつくり傷面にすり込んで切傷に効ありとされた。

なお、これはガガイモのように噛めば臭気が強いので、妖怪がこれを嫌うとして病人の枕頭で根を噛み、その液汁を病人の体や病床にはきかけ、また病室の内壁や外囲などに散布して病魔退散の呪術的薬物とした。疫病の中でも、とくに恐れられた痘瘡（ほうそう）の場合に大効ありといわれたのも、このような意味からだった。

このように、イケマはアイヌに汎用されていた重要な薬草だったので、早くから日本人の耳にも入っていた。

イケマの基源植物を推定した最初の人として平賀源内があげられる。源内は某日、藩主讃岐侯の江戸藩邸で仙台侯所蔵の草木図をみて、その中にイケマの生草図があるのに示唆され、植物採集の折に心掛けていたところ、讃岐でよく似たものを発見した。また後に日光産の方言ヤマカゴメがこれであると考えたが、実際にエゾ産の生草をみてないので断定をひかえ、『救荒本草』の牛皮消か、『本草綱目』の白兎藿の類であろうと、『物類品隲』（一七六三）に記載した。その後の本草家の多くは源内推定説に賛意を表し、牛皮消と白兎藿をこれに比定するようになった。

しかし、小野蘭山はこれを牛皮消と断定し、白兎藿に当てるのは穏当でないとした。もっとも、蘭山はイケマの名をアイヌ語であるとは知らず、イケマ＝生馬というのは奥州の方言で馬の薬になるからこの名があると間違った説を提示している。

一方、蘭学者の大槻玄沢は、牛皮消、白兎藿のいずれも妥当でないとして、蘭書の中にこれを求めた。

「余オランダ書中ニ其説ヲ求ル事久シ。嘗テゼルマニア鏤刻本草図説ヲ閲スルニ、『セイナンシコム』ナル者アリ、即此物ナリ、然レドモ其説解スベカラズ。……同盟安岡玄真(のちの宇田川玄真、榛斎)ドドネウス本草書ヲ斉シ諸レヲスガモノウエキヤニ示ス。其ノ諸図ヲ出シテ生植諸品ニ謀ル。ウエキヤ某曰ク、其レメコアカンナト名ル者即此レイケマ也。余亦其書ニ就テ其ノ図説ヲ審ニスルニ、所謂山ゴーガミナル者ト相近シ。然シテ蘭山曰ク、イケマハ葉形山薬ノ如シ。但シ其筋条有ル事ハ蘿藦ニ似タリ。穂茎両岐ヲナス、花小ニシテ徐長卿ノ如シ。色白クシテ実蘿藦子ニ似テ小ナリ。メコアカンナハイケマニ似テ花実之ト合セズト云。然レドモ余意フニ、此物亦其同種族タル事ヲ免レズ。因ヲ諸ヲメコアカンナ条下ニ説クトコロノ主治ニ試ルニ其功用全ク相同ジ。毎ニ奇効ヲ取ル者多シ……」(『蘭畹摘芳』、一八一七)

現在、イケマは牛皮消に当てられ、根を牛皮消根とし薬用(利尿薬)にされるが、その形が同じカガイモ科の商陸(ヤマゴボウ)に似ているところからイケマ商陸といわれることもあり、商陸と混同され、市場で商陸と称するものの中にイケマが混在したこともあった。そのため明治期に長井長義が商陸成分を研究して発表したものは、実はイケマを原料としたため誤った成分をあげたことが後の研究で判明した例もある。なお、白兎藿は現在その本体が不明とされている。

エブリコ(落葉松蕈(ショウジン))

イケマとともにアイヌの代表的薬物で、煎じて疝気・腹痛にひろく用いられ、汚水飲用時の中毒にも賞用され、また外用に火傷・創傷薬とし、眼病にも用いられた。

寺島良安『和漢三才図会』(一七一三)に「按ニエフリコは古く韃靼(だったん)の地に生ず。其処をカラフトと名く。蝦夷地之北界也。沙浜の中に生ず。鎖陽之類の如し、大きな塊をなし、外灰白、内白色、茯苓に似て濃からず、枯菌理の如く其味苦し……」とし、大坂の医者で本草家の戸田旭山が主催した宝暦一〇年(一七六〇)の薬品会の記録『文会録』をみてもエブリコは珍品扱いでその本体が不明であった。

松前藩の家老・松前広長の『松前志』(一七八一)はこの点明確に記している。

「エブリコ、守重曰、南部方言トボシ、出羽方言トヲボシ。

方俗コレヲ夷松ノ耳ナリト云ヘリ、是即チ唐桧本耳ナリ、茯苓ニ比スベシ、蓋シ朽木ヨリ生ズ……沙浜中ニ生ズト云ハ誤ナリ……此物性熱大毒ヲ解ス、夷人ハ発散ノ剤トモナスト云、血熱ノ眼疫ニ此物ニ石菖葛根ト茶ヲ加味シ、之ヲ煎ジ重湯ヲ以テアタタメ、目ヲ洗フニ験アリ。牛馬ノ腹痛或ハ解毒薬トシ甚妙ナリ、金瘡ニ伝テ良シ、夷人コレヲカルシト云、唐檜ヲシュグト云、故ニ此物ヲシュグカルシト云ヘリ、東部夷地シコツニ多シ、エブリコトハ方俗ノ詞ナリ。寛文九年、台命ニヨッテ是ヲ呈上セシ事アリ、山州八幡新善寺僧正曰、病犬人ヲ噛タルニハ速ニ此モノヲ用ユベシト、奇功アルニヤ」

蘭学者もその本体がわからず、安永五年（一七七六）三月に江戸参府に随行してきた蘭館医ツュンベリーに桂川甫周がエブリコを見せて質問し、ツュンベリーがこれをアガリコスと同定してはじめて本体が知られた。

こうして、大槻玄沢は『六物新志』（一七八七）に、エゾ松の木耳と明記し、蘭書を多数読破してその性功をつまびらかにし、これを実際に臨床に用いて奏効することを確認している。

「若しその錠なるものは則ち効を奏すること殊に速かなり。またエブリコ乾姜二味……各々之を末にして合せ糊丸にし之を用いまた効くあり。また四物湯にエブリコを加え、婦人の経行毎に期に先て腹中急痛するものを治すに甚だ効くあり、これ即ち俗間相伝うところの方なり。然れども余屢々之を試みるにその効神の如し」

この四物湯加エブリコは緩経湯の名で、産科医奥劣斎の『達生園方穀』中にもみえるので、月経痛によく活用されたものなのだろう。ちなみに、シーボルトはこれを寝汗の薬としての効を教えている。

テレメンテイコ　寺島良安はエブリコの別名にテレメンテイコの名をあげている。

この名は、遠藤元理の『本草弁疑』（一六八一）に「天連女(テレメ)牟天伊古(ンテイコ)、地利女牟天伊古(チリメンテイコ)、初ノ名ハテンフリコトモエフリコトモ云ソ。茯苓、猪苓等ノ形ニ似タリ、味甚苦シ、五積、六聚、疝気、寸白、腹中諸痛等ニ湯ニ煎シテ用ユ。夷島(エゾカシマ)ヨリ出ルト云」とあるので、かなり早い時期からその名が使われていたものらしい。

佐藤玄六郎の『蝦夷拾遺』（一七八六序）には、「エブリコ、此物未詳、松前乃俗、薬とす、状(カタ)ち桑茸性乃ごとし」として、この時点ご本体不明とするのはともかくとして、それについで「気味は紅毛人の持来るテレメンといふものに等し」とあるのが注目される。

松岡玄達の『用薬須知』後篇（一七六五）では「チリメンテイコ、檜木ノ香アリ味苦シ、或人云、ヒノ木ノ節ヲ煎シ取タル油也ト」として油状のような記載がみえる。外用の売薬にテレメンテイコの名のものが確かにあった（『続江戸砂子』に江戸・芝口二丁目大坂屋七兵衛発売とある）。

テレメンテイコに似た名のものとしては、テレメンチナ、テルメンチナがある。その名は南蛮医学時代からあり、それぞれポルトガル語の **terebenthina**、スペイン語 **termentina** で、現称ではテレビンチナ（生松脂）である。マツ科の植物の樹幹に傷つけて得られる含油樹脂（オレオ・レジン）である。一方、マツ材やバルサムを水蒸気蒸留して得られる精油がテレビン油であり、南蛮膏薬に使われたことは既述した。

これらとエブリコは、どこでどう呼称の混乱が起ったのかは明らかではないが、マツ科の木の幹に寄生し木材を腐らせる担子菌の固いキノコのエブリコは、マツ科に関連あるものとしてテレメンチナに関係あり、しかも外観や臭気が共通するものとして混乱したのかもしれない。

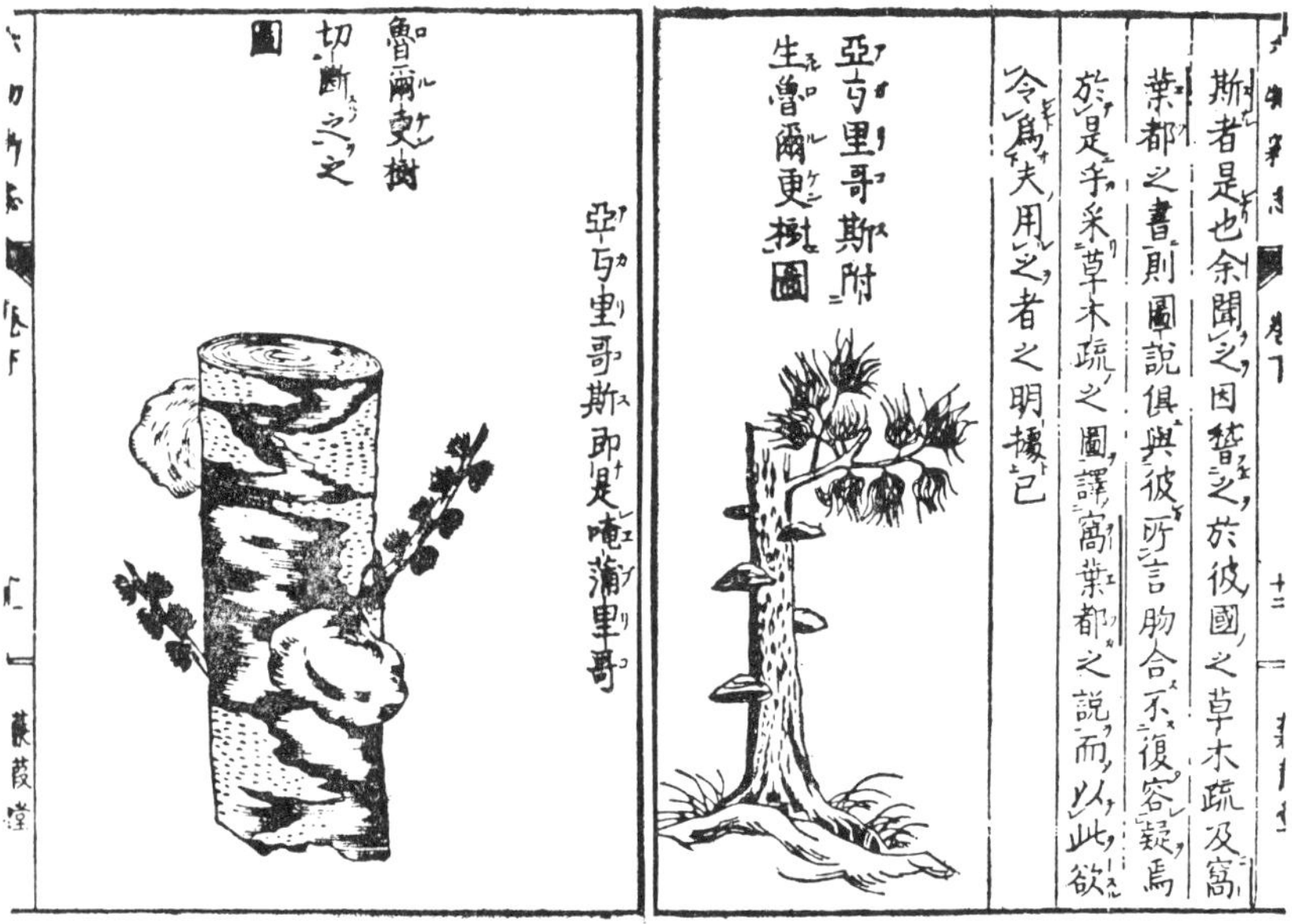

90　アガリコス，エブリコの図（六物新志）

瀝青とチャン　瀝青は中国で松脂の別称で、松幹から採った松脂に対し、松枝から採ったマツヤニは淄(ゲイ)といわれる。

千野良岱の『和蘭制剤』（一八〇五）に、「瀝青は松脂を煎煉して作る。蛮人呼んでヒシス・ナハリスとなす。又ベッキと呼び又チャムと呼ぶ」とあり、大坂屋四郎兵衛の『増補手板発蒙』（一八二三）では「チャン、番瀝青、淄」とあり、瀝青を舶来のチャン、ベッキに当てている。

宇田川榛斎・榕庵の『増訂和蘭薬鏡』（一八三〇）では、淄を正名とし、「淄、チャン、ピキス羅、ペッキ蘭。テールを鍋に入れ火に上せて手を住(やす)めず攪せ煮て凝固せしむ」とあり、ラテン名 Pix、オランダ名 Pek は英語のピッチ(Pitch)に相当するもので、テレビン樹脂のほかに、テール（teer）、つまり木タールからも作るものだった。チャンの名称については後述する。

橋本宗吉訳『三法方典』（一八〇五）も、「蘭ペキ、羅ピクス、多脂ノ樹木ヨリ採タル脂ナリ。松、落葉松、樅及篤耨香ノ木等ヨリ火ヲ用（ヒ）流シ出セルヲ採ル。……。始テ先出ルモノ柔ナリ。此ヲ軟瀝青ト云フ。其後堅キヲ出ス。是硬瀝青ナリ。。硬軟二品効験同ジ、性急ニ緩メ瘍腫ヲ熟シ膿ト為シ、而之ヲ癒スノ効アリ、故ニ硬軟二膏必之ヲ配ス」とある。

では、チャンの名はどこからきたのか。

松岡玄達の『用薬須知』後篇（一七六五）に、チャンと似た名のチャオルスの名が出てくる。

「チャオルス、片片トシテ小石片ニ似タリ、色淡紅色ニシテ光有リ、又砕ケタル琥珀ノ如ク、稲子（稲生若水）云疑ハ是レ松脂ヲ酒ニテ煮タルモノカト」

エーゲ海キオス（Chios）島はテレメンチナの産地として知られ、そこの Distacia terebinthus から採ったテレビン樹脂が往時舶来し、〃キオス島〃（Chian）の名を冠したテレビン樹脂が略称されてチャンの名で通用するようになり、それに瀝青、番瀝青（舶来の瀝青の意）、湍などの名が比定されたものらしい。

ところが幕末にアスファルトが輸入されたとき、オランダ語で一名 aard Pek（土から採ったペッキ）ともいったので、これに地瀝青の字をあてて瀝青（チャン）の類としたので瀝青概念の拡大が起った。こうして、瀝青＝テレメンチナ（生松脂）＝チャンの本来の意味が、のちには忘れ去られて、瀝青といえばアスファルトのことになってしまったのである。

ちなみに、日本語のペンキは、前述のオランダ語のペッキ（Pek）が転じて、英語のペイント塗料の意味になってしまったものである。

参考文献（成書）

引用書は各項に記しておいたが、全般的にわたる参考文献も含め主な成書を以下にあげておく。（ただし江戸期刊本・写本類は除く）

益富寿之助『正倉院薬物を中心とする古代石薬の研究』（一九五八）
清水藤太郎『日本薬学史』南山堂（一九四九）
日本学士院編『明治前日本薬物学史』学振（一九五七〜五八）
上田三平・三浦三郎『増訂日本薬園史の研究』渡辺書店（一九七二）
池田松五郎『日本薬業史』薬業時報社（一九二九）
東京薬種貿易商同業組合編『東京薬種貿易商同業組合沿革史』同組合（一九四三）
斎藤幸男『静岡薬史考』静岡薬大（一九六七）
深谷義雄『愛知県薬業史』名古屋薬業倶楽部（一九六五）
ミエ薬報社編『三重県薬業史』同社（一九四〇）
和歌山県薬業史刊行会編『和歌山県薬業史』同刊行会（一九七〇）
滋賀県薬業協会編『滋賀の薬業史』同会（一九七五）
三浦孝次『加賀藩の秘薬』石川県薬剤師協会（一九六七）
高岡高商編『富山売薬史史料集』岡書院（一九三五）
村上清造『富山市薬業史』同市商工労働部薬業課（一九七五）
小林式『越後の毒消し』巻町役場（一九六三）
細谷孫一『売薬と総社市』岡山県総社市役所（一九五八）
花咲一男『江戸売薬志』近世風俗研究会（一九五六）

花咲一男『江戸のくすりや』近世風俗研究会（一九六六）
木村捨三『絵入江戸行商百姿』近世風俗研究会（一九五七）
『新註校定国訳本草綱目』春陽堂（一九七三〜七八）
三浦三郎『くすりの民俗学』健友館（一九八〇）
風間観静『改訂増補奥州街道宿駅制の研究』巌南堂（一九六六）
天王寺村編『天王寺村誌』同村公同会（一九二五）
富山県売薬同業組合編『富山県売薬同業組合沿革史』同組合（一九四二）
植物元覚『行商圏と領域経済』ミネルヴァ書房（一九五九）
高瀬重雄『薬種問屋松井家の歴史』松井伊兵衛（一九七五）
樋口清之『梅干と大福帳』祥伝社（一九七六）
玉川信明『風俗越中売薬』巧玄出版（一九七三）
玉川信明『反魂丹の文化史』晶文社（一九七九）
根塚伊三松『売薬版画』巧玄出版（一九七九）
北日本新聞社編『先用後利』同社（一九七九）
二反長音蔵『罌粟栽培及阿片製造法』同済号書房（一九一五）

あとがき

わが国近世医療史の中で、重要な位置を占めるものに、いわゆる〝売薬〟がある。売薬という呼称は、いまでは正規の名称ではなくなっているが、わが国医療史において、医療の大衆化にはたした役割は、良かれ悪しかれ大きい。

わが国における売薬の発生は、文化の大衆化が興った室町期にみられる。この期の寺院における薬種加工生産が、一部は庶民のために施薬されると同時に、一部は寄進者である戦国大名や富豪層への贈り物として生まれ、のちには頒薬・売薬として荘園寺社領を失った寺院経済をうるおすに至った。

一方、相続く戦乱の世にあって、戦時の陣中携行薬として簡便性が要求された製剤の中から、平時の効能が付加され、金創薬から産婦人科薬への転用がみられたことは、本文に例示した通りで、時代が要求した薬の性格の変貌である。

しかし、何といっても売薬が業として発展するのは、殖産興業策の一環として国産薬種の開発研究がはじまる元禄・享保期である。街道筋の名物の一つに数えられたり、土産物になったり、さらには行商圏の拡大によって全国的に普及した売薬が出現し、医療普及の一翼を担うことになったのである。

江戸期に発達した薬の学問は本草学といわれる。日本の本草学は博物学的色彩が濃厚で、医療の場から離れた方向に進み、その研究対象は単味の天産物がほとんどで、実際の医療の場で用いる多味の配合製剤にまでは及んでいない。これは、日本の薬の主要な部分を占めた中国系の輸入薬（漢薬＝唐薬）に、国産薬を同定、あるいは類似の同効薬を比定したりするのが、本草家と呼ばれた人たちの任務であったからである。商業経済ベースにのせるための薬種・薬材の真疑鑑別、品質確保を時代が要求し、重視してきたからである。こうして、配合製剤の研究（いわば処方学と製剤学とも称すべきもの）は別の場でなされてきたのであった。そのような実体はこれまで余り知られていない。

そのため、往時の薬を対象とした成書も、多くは単味薬（生薬）か、その基源動・植物（薬用動・植物）に言及するのがほとんどで、また一部で売薬製剤を取りあげても、商業経済史・広告宣伝史・風俗文学史の視点からのものが大部分であり、日本文化の歴史―医療文化史の中に売薬製剤を位置づけする作業は、過去にほとんどなされていなかった。

このような点で、本書では一般によく知られている〝有名売薬〟の中から任意のものを選んで、それらのルーツを探り、相互の関連を考察するとともに、日本の医療文化史の中に売薬製剤を位置づけするための橋渡しをしようと試みてみた。それがどこまで達成されているかは、大方の読者の批判に待ちたい。

なお、本書は売薬製剤の実務書ではないので、薬方の細かい配合量は、必要なものを除いては掲げなかったし、配合薬の修治・加工の細かい指示や加減方等も一切省略してある。しかし、できるだけ代表的な諸書から薬方を集録したので、相互比較の便が得られるかと思う。

本書で今回取りあげなかった有名売薬は、まだ多く残されているので、それらについては、次の機会にまとめたい。

一九八一年一〇月

洛西・桂の寓居にて

宗田一

ら　行

わ　行

ま　行

や　行

な　行

は　行

た　行

さ　行

か　行

索　　引

あ　行

著者略歴

宗田　一（そうだ・はじめ）

1921年生まれ。金沢医科大学薬学専門部卒。
専攻：医学史・薬学史。日本医史学会常任理事などを歴任。1996年死去。
主要著書：『日本製薬技術史の研究』（薬事日報社）、『近代薬物発達史』（薬事新報社）、『図録日本医事文化史料集成』全5巻・企画共編（三一書房）、『江戸科学古典叢書』25·26·27·29·30·32解説（恒和出版）、『近世漢方医学書集成』29·55解説（名著出版会）、『渡来薬の文化誌』（八坂書房）。

日本の名薬　（新装版）

2001年5月30日　初版第1刷発行

著者　宗田　一
発行者　八坂安守
印刷所　（株）平河工業社
製本所　（有）高地製本所

発行所　（株）八坂書房
〒101-0064　東京都千代田区猿楽町1-5-3
TEL.03-3293-7975　FAX.03-3293-7977
郵便振替口座　00150-8-33915

ISBN 4-89694-477-1